高等中医药院校 西部精品 教材

U0746459

中西医临床皮肤性病学

（供中西医临床医学及相关专业使用）

主编　许鹏光　叶建州

中国医药科技出版社

内 容 简 介

本教材是高等中医药院校西部精品教材之一。全书分总论和各论，共 24 章。总论介绍了皮肤性病学的基础理论，中医、西医治疗，中西医结合治疗思路，预防调护及皮肤美容。各论介绍了常见皮肤性病的中医、西医病因病机，临床表现及诊断，鉴别诊断，中医、西医治疗，中西医结合治疗思路，预防和调护及典型病案等。编者参阅了古今中外皮肤性病学大量资料，中医以临床表现为主线，体现了因、机、证、治的整体性；西医以现代皮肤病学理论为指导，吸收先进的诊疗技术；中西医结合治疗思路以临床治疗效果为依据，优势互补，相互融合。

本教材主要供高等医药院校中西医专业、中医专业使用，亦可作为中医师及中西医医师参考用书。

图书在版编目（CIP）数据

中西医临床皮肤性病学／许鹏光，叶建州主编．—北京：中国医药科技出版社，2012.7

高等中医药院校西部精品教材

ISBN 978 - 7 - 5067 - 5494 - 1

Ⅰ.①中⋯ Ⅱ.①许⋯ ②叶⋯ Ⅲ.①皮肤病学 – 中西医结合疗法 – 中医药学院 – 教材 ②性病学 – 中西医结合疗法 – 中医药学院 – 教材 Ⅳ.①R75

中国版本图书馆 CIP 数据核字（2012）第 090366 号

美术编辑 陈君杞
版式设计 郭小平

出版 中国医药科技出版社
地址 北京市海淀区文慧园北路甲 22 号
邮编 100082
电话 发行：010 – 62227427　邮购：010 – 62236938
网址 www.cmstp.com
规格 787 × 1092mm ¹⁄₁₆
印张 20 ¼
字数 386 千字
版次 2012 年 7 月第 1 版
印次 2012 年 7 月第 1 次印刷
印刷 北京市松源印刷有限公司
经销 全国各地新华书店
书号 ISBN 978 – 7 – 5067 – 5494 – 1
定价 39.00 元

高等中医药院校西部精品教材
建设委员会

本书编委会

主　编　许鹏光（陕西中医学院）

　　　　叶建州（云南中医学院）

副主编　杨恩品（云南中医学院）

　　　　王思农（甘肃中医学院）

　　　　吴晓霞（陕西中医学院）

　　　　周　萌（广西中医药大学）

　　　　欧阳晓勇（云南中医学院第一附属医院）

编　委　（以姓氏笔画为序）

　　　　王用峰（陕西中医学院）

　　　　孙丽萍（陕西中医学院附属医院）

　　　　杨　凡（贵阳中医学院）

　　　　陈会茹（广西中医药大学）

　　　　周　波（宁夏医科大学）

　　　　郝平生（成都中医药大学）

　　　　赵高斯（甘肃中医学院附属医院）

　　　　黄　虹（云南省中医医院）

　　　　黄德铨（成都中医药大学）

秘　书　王用峰（兼）（陕西中医学院）

编写说明

　　《高等中医药院校西部精品教材》是由"高等中医药院校西部精品教材建设委员会"统一组织编写的全国第一套针对西部医药院校人才培养特点的精品教材。"高等中医药院校西部精品教材建设委员会"由西部十一所高等医药院校的校长、副校长及医药系统专家组成。

　　随着《国家中长期教育改革发展纲要（2010~2020年）》的颁布和实施，高等教育更加强调质量、能力为先的教育理念，高校办学进入了以人才培养为中心的结构优化和特色办学的时代，因此特色教材、区域教材及校本教材的建设必将成为今后教育教学改革的发展趋势。西部地区作为国家"西部大开发"战略要地和"承接产业转移，优化产业结构，实现均衡发展"的后发区域，对创新型、复合型、知识技能型人才的需求更加旺盛和迫切。本套精品教材就是在学习了《国家中长期教育改革和发展规划纲要（2011~2020年）》、《医药卫生中长期人才发展规划（2011 ~ 2020年）》的相关精神，并到西部各院校调研座谈，听取各校有关中西医临床医学教学与人才培养现状的介绍，以及各校专家及骨干教师对中西医临床医学教材编写的思路和想法，充分了解当前该专业的授课与教材使用情况的基础上组织编写的。

　　教材编写既要符合"教材内容与职业标准深度对接"的要求，又要高度注重思想性、科学性、启发性、先进性和实用性。既要注意基本知识、基本理论、基本技能的传授，又要注重知识点、创新点、执业点的结合，实践创新能力的培养。本套教材在中西医已经融合得比较好的科目，我们采用现在比较通行的编写大纲，以西医病名为纲，中医特色病种辅之。在中西医临床内科学的编写上，采用以中医内科为纲，在具体的诊断及治疗部分加入西医内容，真正使中西医临床内科学教材能够在教学过程中使用，并指导学生临床工作。本套教材首批建设科目为以中西医临床医学专业为主的18个科目（附表）。

　　教材建设是一项长期而严谨的系统工程，它还需要接受教学实践的检验。欢迎使用教材的广大院校师生提出宝贵的意见，以便日后进一步修订完善。

高等中医药院校西部精品教材建设委员会

2012年6月

前 言

　　教材是教学的基本工具，是学校教学成果的集中体现，是课程建设的重要组成部分，是课程改革成果的固化。鉴于中西医临床专业教育特色和发展状况，为满足医药行业人才知识构架需求，高等中医药院校西部精品教材建设委员会按照教育部、医药行业对人才的培养要求，组织了西部高等中医药院校理论和教育实践水平高、责任心强、临床经验丰富的教师编写中西医临床系列教材。在编写过程中本着"传承创新，与时俱进，体系完整，特色明显，学以致用" 的理念，遵循"精理论、重实践、强技能、求创新"的总体思想，贯彻"夯实中医，贴近临床，衷中参西，突出特长"的总体方针，体现以学生为中心的教育发展理念，培养临床需要的"应用型"人才总体目标。

　　《中西医临床皮肤性病学》是中西医临床系列教材之一。分为总论和各论，共24章，每章前有要点导航，后有复习思考题。总论介绍了皮肤结构和功能，皮肤性病学的基础理论，中医、西医治疗，中西医结合治疗思路，预防和调护及皮肤美容。各论介绍了常见皮肤性病的中医、西医病因病机，临床表现及诊断，鉴别诊断，中医、西医治疗，中西医结合治疗思路，预防和调护及典型病案等，附有中医治疗皮肤性病的常用内、外治疗方剂。为加深感性认知，配有皮损照片，便于记忆与理解。在其编写过程中力求简洁，条理清楚，贴紧中西医临床或结合的基本要求，但由于各位编者中西医临床或结合编写风格、临床体会的差异，甚至可能有不足或错误，恳请各位专家、同道或读者批评指正。

　　该教材的编写会和定稿会得到了陕西中医学院、云南中医学院、中国医药科技出版社的大力支持，在此表示衷心的感谢。其他中医药院校也对教材的编写作了大量的工作；教材参考了大量的皮肤性病学资料，由于篇幅所限，在此对原作者及其辛勤劳动表示衷心感谢，请相关专家给予支持和谅解。

编者

2012年5月

前　言

目 录

【 总 论 】

【　各　论　】

总　论 >>>

第一章　皮肤结构及功能

要点导航

皮肤（skin）是人体最大的器官。皮肤由表皮、真皮和皮下组织构成，其间有毛发、毛囊、皮脂腺、汗腺、甲等附属器以及丰富的血管、淋巴管、神经和肌肉，各自有不同的结构与功能。

第一节　皮肤结构

皮肤由表皮、真皮和皮下组织构成，毛发、毛囊、皮脂腺、汗腺、甲等附属器以及丰富的血管、淋巴管、神经和肌肉形成皮肤的主要结构。

一、表　皮

表皮（epidermis）由角化的复层扁平上皮构成，主要由角质形成细胞和非角质形成细胞（黑素细胞、朗格汉斯细胞和梅克尔细胞）组成。表皮厚度从眼睑0.04mm到足跖1.6mm不等，均约0.1mm。

角质形成细胞（karatinocyte）是表皮主要的细胞，占表皮细胞的80%以上。细胞在其分化过程中胞质内逐渐形成具有保护作用的角蛋白。根据角蛋白形成细胞的分化阶段和特点，表皮由内向外依次分为基底层、棘层、颗粒层、透明层和角质层，基底层借助基底膜带与真皮连接。营养物质及表皮代谢产物主要通过基底膜带，进行物质交换。角质形成细胞通过桥粒密切联系。

1. 基底层（stratum basale）　亦称生发层，位于表皮最下层，为一层排列呈栅栏状的柱状或立方状细胞，胞质少而核浓染。其间嵌插有黑素细胞。胞浆内有从黑素细胞获得的黑素颗粒，可阻止紫外线穿透。通过核分裂产生新细胞，向上移行。正常表皮更替时间约28天。

2. 棘层（stratum spinosum）　由4~10层细胞组成，有较强的增殖能力。下层细胞呈多角形，随上移，变扁平、变大，核变小、质浓缩，细胞间的桥粒很突出，似棘突，故称棘层。

3. 颗粒层（stratum granulosum）　由2~4层梭形细胞组成。细胞中有大小不一的角质透明颗粒。并有较多的角质小体，常和细胞膜融合，将内容物排至细胞间隙内成多层膜状结构，是阻止物质透过表皮的主要屏障。

4. 透明层（stratum lucidum） 仅见于掌跖等角质肥厚处，是防止水及电解质通过的屏障。

5. 角质层（stratum corneum） 由5~10层死亡的扁平无核细胞组成，细胞中充满角蛋白和无定形基质。

表皮由基底层到角质层的结构变化，反映了角蛋白形成细胞增殖、分化、移动和脱落的过程，同时也是细胞逐渐生成角蛋白和角化的过程。

黑素细胞（melanocyte）：由胚胎早期的神经嵴发生，然后迁移到皮肤中，分散于表皮基底细胞之间。分布在身体各部的数量有明显差别，如乳晕、腋窝等处较多。细胞有多个较长的突起，伸向邻近的基底细胞和棘细胞，可与大约30~36个角质形成细胞接触，向它们输送黑色素颗粒，形成表皮黑素单元。电镜下细胞的主要特征是胞质中含有多个长圆形的黑素体。黑素体有界膜包被，内含酪氨酸酶，将酪氨酸转化为黑色素，黑色素为棕黑色物质，日光可促使其生成，其决定皮肤颜色，不同种族和不同个体皮肤颜色存在差异，并能吸收和散射紫外线，防表皮深层细胞受辐射损伤。

朗格汉斯细胞（Langerhans cell）：是一种源于骨髓和脾的免疫活性细胞，约占表皮细胞的3%~5%，分散于表皮棘细胞之间及毛囊上皮内，亦见于口腔、扁桃体、咽部、食管、阴道、直肠的黏膜以及真皮、淋巴结、胸腺等处，细胞密度因部位、年龄和性别而异。朗格汉斯细胞氯化金染色能显示其树枝状突起，电镜下，其核扭曲，特征是胞质内存在剖面呈杆状或网球拍状的特殊颗粒，称伯贝克颗粒（Birbeck granule）。

梅克尔细胞（Merkel cell）：是一种具有短指状突起的细胞，一般认为是外胚层的神经嵴细胞，分散于基底细胞之间，多见于掌跖、指趾、口腔、生殖器等皮肤或黏膜，亦可见于毛囊上皮。电镜下，与角质形成细胞之间桥粒相连，细胞核不规则，多数梅克尔细胞的基底部与脱去髓鞘的神经轴索末梢接触，形成梅克尔细胞-轴索复合体。推测此细胞是感觉细胞，能感受触觉。

桥粒（desmosomes）：角质形成细胞之间借助桥粒互相连接，光镜下的桥粒呈棘刺状，电镜下可见中央层（cerltral stratum）和附着斑（attachment plaque），其上有张力微丝（tonofilament）附着。桥粒主要由桥粒芯（desmosomall core）和桥粒斑（desmosomal plaque）两类蛋白组成。新生的角质形成细胞自基底层向上移行，故有人认为桥粒可以分开并重新形成，新生角质形成细胞从基底层经棘层过渡至颗粒层的移动中，桥粒可以分离并重新形成，使角质形成细胞有规律地到达角质层而脱落。张力微丝是角蛋白的前身，它对保持细胞的形态起重要作用，也是形成角蛋白的重要成分。桥粒的作用是维持细胞间的连接，一旦桥粒受到破坏，则会引起角质形成细胞的松解而出现表皮内水疱。

基底膜带：位于表皮与真皮交界处，为一层厚约0.5~1μm薄膜，由表皮细胞和真皮结缔组织细胞分泌形成。它使表皮与真皮紧密连接起来，并具有渗透和屏障作用，当基底膜损伤时，炎症细胞、肿瘤细胞和一些大分子可通过此层进入表皮。

二、真皮

真皮（dermis）位于表皮下面，由胶原纤维、网状纤维、弹力纤维、细胞和基质构成，真皮厚度约是表皮的15~40倍，内含较大的血管、淋巴管、神经以及皮肤附属器、肌肉等。胶原纤维、网状纤维、弹力纤维维持皮肤的韧性和弹性。细胞成分主要包括成纤维细胞、肥大细胞等。基质填充于纤维和细胞之间，形成许多微孔隙的分子筛立体构型，利于进行物质交换和细菌的局限、吞噬。

三、皮下组织

位于真皮下方，与真皮无明显界限，由疏松结缔组织及充填其间的脂肪细胞组成，又称皮下脂肪，有良好的隔热和缓冲作用。此层内有汗腺、毛囊、血管、淋巴管等。

四、附属器

皮肤附属器由表皮衍生而来，包括毛发、毛囊、皮脂腺、小汗腺等。

1. 毛发与毛囊 毛发由角化的上皮细胞构成。毛发外露部分为毛干，毛囊内部分为毛根，毛根下端膨大，称为毛球：毛球下端凹入部分称毛乳头。毛球下层靠近毛乳头处的细胞称为毛基质，是毛发及毛囊的生长区，相当于表皮的基底层，并有黑素细胞。毛发横断面分三层：中心为髓质，其外为皮质，最外一层为毛小皮。毛囊由表皮下陷而成。

人的头发约10万根。每日正常可脱落约70~100根，同时也有等量的头发再生。不同部位的毛发长短不同，是由于其生长期、退行期及休止期时间长短不同，头发生长期约3~4年，退行期约数周，头发停止生长，休止期约3~4月，旧发脱落后至再生新发。头发每日生长约0.27~0.4mm，3~4年中可生长至50~60cm，然后脱落再生新发。

2. 皮脂腺 分布广泛，存在于除掌、跖和指（趾）屈侧以外的皮肤，头面及胸背上部皮脂腺较多，故此部位称为皮脂溢出部位。皮脂腺常开口于毛囊上部，位于立毛肌和毛囊夹角之间，故立毛肌收缩可促进皮脂的排泄。乳晕、口腔黏膜、唇红部、小阴唇、包皮内侧等处的皮脂腺单独开口于皮肤。腺细胞由外向内逐渐增大，胞质内脂滴渐增多，最终破裂而释放皮脂，由导管排出，故皮脂腺为全浆腺。

3. 汗腺 分为顶泌汗腺、小汗腺二种。顶泌汗腺，通常开口于毛囊的皮脂腺入口上方，新鲜的分泌物为无臭的乳状液，主要分布于腋窝、乳晕、脐窝、肛门及外阴等处。小汗腺位于除唇红区、包皮内侧、龟头、小阴唇及阴蒂外，遍布全身，开口于皮肤表面，有分泌汗液和调节体温的作用。

4. 甲 由多层紧密的角化细胞构成，外露部分称为甲板，伸入近端皮肤中的部分称为甲根。覆盖甲板周围的皮肤称为甲襞。甲板之下的皮肤称为甲床。甲根之下和周围的上皮称为甲母质，是甲的生长区。甲板近端可见新月状淡色区，称为甲半月，是甲母质细胞层较厚所致。指甲生长速度约每日0.1mm，趾甲生长速度为指甲的1/2~1/3。

五、皮肤的血管、淋巴管、肌肉和神经

1. 血管 皮肤的血管分布于真皮及皮下组织中。主要有3个丛，①皮下组织中的较大血管丛；②真皮下血管丛；③乳头下血管丛。具有调节体温、供给皮肤营养作用。

2. 神经 皮肤中有感觉神经和运动神经。通过它们和中枢神经系统的联系可产生触觉、痛觉、冷觉、压觉及各种复合感觉，并可支配汗腺的分泌、肌肉的运动和血管的收缩和扩张。

3. 淋巴管 分为浅淋巴管、深淋巴管。毛细淋巴管的盲端起源于真皮乳头的结缔组织间隙，其壁由一层内皮细胞及稀疏的网状纤维构成。在乳头下层及真皮深部分别汇合成浅、深淋巴网，经过皮下组织通向淋巴结。较大的深部淋巴管有瓣膜，浅部毛细淋巴管内压力较低，通透性较大。故皮肤中的组织液、游走细胞、病理产物、细菌、肿瘤细胞等均易进入淋巴管而到达淋巴结，并在淋巴结内被吞噬消灭或引起免疫反应，甚至进一步扩散。

4. 肌肉 皮肤中可见到平滑肌与横纹肌。皮肤的平滑肌包括立毛肌、阴囊肌膜、乳晕的平滑肌和血管壁中的平滑肌。面部表情肌和颈部颈阔肌属横纹肌。

第二节 皮肤功能

一、保护功能

1. 对机械性刺激的保护 表皮角质层柔韧而致密，真皮中的胶原纤维、弹力纤维和网状纤维交织成网，皮下脂肪柔软而具有缓冲作用，因此，皮肤能耐受外界的摩擦、牵拉、冲撞等损伤。

2. 对物理性损害的防护 角质层表面有一层脂膜，既能防止水分过度蒸发，又能阻止外界水分渗入，从而调节和保持角质层适当的水分含量。皮肤角质层的电阻较大，对低压电流有一定的阻抗作用。角质层有反射和吸收紫外线的作用。

3. 对化学性损伤的防护 角质层细胞排列致密，能防止外界化学物质进入人体，角质层细胞本身有抵抗弱酸、弱碱的作用。

4. 对生物性伤害的防御作用 致密的角质层可以机械地阻挡一些微生物的入侵。干燥的皮肤表面和弱酸性的环境不利于微生物的生长繁殖，真皮基质的分子筛结构能将侵入的细菌局限化，有利于将其消灭。

二、调节体温功能

皮肤能感受外界温度和体温的变化，反馈到体温调节中枢，然后通过交感神经调节皮肤血管的收缩和扩张，从而改变皮肤中的血流量和热量扩散，以调节体温。

三、分泌和排泄功能

汗液的分泌和排泄，调节体温，还可替代部分肾功能。皮脂的分泌和排泄，有润泽毛发、防止皮肤干裂的作用。

四、吸收功能

外界物质通过毛囊、皮脂腺或汗管、角质层细胞间隙、角质层细胞而吸收。不同部位皮肤吸收能力不同。角质层的水合程度、物质的理化特性均可影响皮肤的吸收作用。

五、代谢功能

皮肤是人体的最大器官，通过糖、蛋白质、脂类、水、电解质等多种物质代谢，以维持皮肤的能量供给、细胞更新和内环境的稳定。

六、感觉功能

皮肤内有多种感觉神经末梢，能将外界的刺激沿相应的感觉神经纤维传至大脑皮质而产生不同的感觉。如触觉、压觉、冷觉等单一感觉，以及干、湿、光滑、粗糙等复合感觉。

七、免疫功能

表皮内呈递抗原的朗格汉斯细胞、可产生细胞因子的角质形成细胞、亲表皮的T细胞以及局部淋巴结，构成了具有免疫作用的独特功能单位，称为皮肤免疫系统。

复习思考题

1. 皮肤的功能有哪些？
2. 皮肤的血管有哪些，其功能是什么？
3. 表皮从内向外分为哪几层，各自的特点是什么？

第二章 皮肤性病病因病理

要点导航

"审证求因"是中医认知皮肤性病病因的方法，其病因归纳为内因、外因和不内外因，外因主要为风、湿、热、虫、毒等，内因为七情内伤、血虚风燥、肝肾不足等，不内外因为血瘀、痰凝等。其病机主要为各种致病因素导致的气血不和，脏腑失调。邪、正交争决定着皮肤性病的发生、发展、预后过程。西医对皮肤性病的病因认知，概括为一般因素、理化、生物、遗传等因素。

第一节 中医病因病机

1. 风 许多皮肤病与风邪有着密切关系。风邪所致皮肤性病的特点：①发无定处，如瘾疹等；②风为阳邪，易耗阴血，故其常表现为皮肤干燥、鳞屑等；③发于上部，如面游风、白屑风等；④相兼为病，如风湿、风热等。

2. 湿 湿有内、外之分，皮肤病以外湿为多。湿邪所致皮肤性病的特点：①易致皮肤出现水疱、糜烂等皮损；②病程缠绵；③易发于下部。

3. 热 火热同源，热为火之渐，火为热之极，热甚则化火成毒。热邪所致的皮肤性病特点：①皮肤焮红、灼热；②热盛肉腐，热微则痒，故有脓疱、糜烂、疼痛、瘙痒；③热为阳邪，性喜炎上，其性暴烈，故病多发于人体上部，病性多重。

4. 虫 由虫体或毒素侵入人体引起的毒性反应所导致，如疥疮；或由人体禀赋不耐引起的过敏性皮肤病。由虫引起的皮肤性病的特点：①剧烈瘙痒；②具有传染性；③易生湿化热。

5. 毒 皮肤性病的毒分药物毒、食物毒、漆毒等。毒邪致病的特点：①发病前有内服药物或食用某种食物史，或有与某种物质接触史；②有些疾病有潜伏期；③多样性。④来势急而消退也快，严重者可危及生命。

6. 七情内伤 情志内伤所致疾病，大多发生在乳房、胸胁、颈之两侧等肝胆经部位，或伴精神压抑、性情急躁、易怒等症，情绪异常可使皮肤病复发或加重。

7. 饮食不节 恣食膏粱厚味，醇酒炙煿或辛辣刺激之品，可使脾胃功能失调，湿热火毒内生，同时感受外邪就易发生痈、有头疽、疔疮等疾病。皮肤病中的痤疮、酒皶鼻的发生，与过食醇酒炙煿，辛辣刺激之品有关。饮食与部分皮肤病发生、发展有一定的关系。

8. 肝肾不足 肝藏血，肾主精，精血同源，精血不足导致肝肾不足。血虚肌肤失养；肝血虚，爪甲失荣，甲肥厚干枯；肝虚血燥，筋气不荣，则生疣目；肾精不足，发失所养，则毛发易于枯脱；肾虚则黑色上泛，而面生鼾黑斑；肾为先天之本，先天性、遗传性皮肤病的发生与肝肾有一定的关系。肝肾不足所致的皮肤性病的特点：①皮肤性病的发生与生长、发育、妊娠、月经不调有关；②病程慢性迁延；③全身症状以虚损性症候群为主，临床表现以皮肤干燥、肥厚、粗糙、脱屑、脱发、色素沉着、指（趾）甲变化等为特征。

9. 血虚风燥 是慢性皮肤病的重要病因。血虚肌肤失养，生风化燥；血虚肝失所养血虚肝旺。血虚风燥所致的皮肤性病的特点：①多为慢性病患者；②血虚肝旺者，其症状随情绪波动而增减；③皮损特点以干燥、肥厚、粗糙、脱屑为主，多伴有头晕目眩，面色苍白，苔薄，脉细等症状。

10. 血瘀 由血瘀所致的皮肤性病具有以下特点：①皮损可见出血点、瘀斑和结节、肿块等；②自觉症状主要为疼痛；③舌紫暗，脉涩。

11. 痰凝 痰也是形成皮肤病常见病因，外结于皮里膜外肌肤之间的囊肿、肿块多因痰为患。

皮肤性病往往不是单一原因所引起，常为多因素共同作用所致。在审证求因时，要善于分析，才能得出正确的结论。

第二节 西医病因及发病机制

一、一般因素

1. 性别、种族与年龄 有些皮肤病的发病率可因性别、种族与年龄的差异而有所不同，资料显示SLE等结缔组织疾病女性发病率高于男性，白色人种基底细胞上皮瘤发病率要明显高于有色人种，中老年皮肤肿瘤发病率较高。

2. 职业与个人卫生 有些皮肤病的发病与职业和个人卫生习惯有关，如农业劳动中患尾蚴皮炎，理发师易患手部接触性皮炎，个人卫生习惯与感染性皮肤病有密切的关系等。

3. 季节与社会因素 夏季真菌性皮肤病增多，冬季冻疮、银屑病增多。社会风气的净化、全国范围内的大力防治可减少性传播疾病的发生、蔓延等。

二、常见致病因素

1. 理化因素 压力与摩擦、局部温度变化、放射、光照、热辐射、化学试剂等因素均可引起皮肤病发生；如压力性荨麻疹、日光性皮炎等。

2. 生物因素 昆虫叮咬、接触某些植物、寄生虫与微生物感染均为常见致病因素，如各种病毒性皮肤病、疥疮等。

3. 食物 有些食物常常是引起皮肤病的病因，如辛辣食品、海鲜类食品等易致过敏性疾病发生或加重。

4. 其他疾病 内脏病变、局部感染、血液与淋巴循环障碍等可引起相关皮肤病，如糖尿病患者、肝病患者、肾功能不全的患者易出现瘙痒症，局部感染引起传染性湿疹样皮炎，循环障碍可致发绀、象皮肿等。

5. 遗传 有些疾病有明显的家族遗传史，如鱼鳞病等；有些疾病与遗传有关，如银屑病等。

6. 神经、精神因素 如临床所见神经损伤后可引起局部营养性溃疡；精神压力增大、紧张过度与斑秃、慢性单纯性苔藓等疾病发病密切相关。

7. 代谢与内分泌因素 代谢障碍可引起皮肤淀粉样变、黄瘤病等。

（复）（习）（思）（考）（题）

1. 风邪所致皮肤性病的特点是什么？
2. 湿邪所致皮肤性病的特点是什么？
3. 血虚风燥所致皮肤性病的特点是什么？
4. 从西医角度分析皮肤性病常见的致病因素有哪些？

第三章　皮肤性病的临床表现及诊断

> **要点导航**
>
> 皮肤性病的症状是皮肤性病在发生、发展过程中所产生的临床表现，分为自觉症状和他觉症状，可通过询问病史、体格检查等明确诊断。

第一节　皮肤性病的症状及辨证

一、自觉症状及辨证

自觉症状指患者主观感觉到的症状，主要有瘙痒、疼痛、麻木、灼热等症状。

1. 瘙痒（itching pruritus）　系一种引人欲搔抓或摩擦的不愉快的感觉，是常见的全身性或局限性症状；见于多种皮肤病。现代医学认为痒的机制尚不完全清楚。机械刺激、动物纤毛及毒刺等均可引起瘙痒。某些化学介质，如组胺、木瓜蛋白酶、组织蛋白酶等均可为致痒介质，其中组胺仍居中心地位。

中医对瘙痒的辨证分为风痒、热痒、湿痒、虫痒及血虚痒。每种痒体现病邪的特点。

2. 疼痛（pain）　系因疾病或创伤所致的感觉苦楚，为辨别伤害机体刺激强度的感觉。疼痛的性质各异，可为灼痛、刺痛、割痛、跳痛、剧痛、钝痛或电击般闪痛。

中医认为，疼痛多由气血壅滞、阻塞不通所致。可由风、寒、热及气滞、血淤等因素引起，疼痛有虚、实之别。

3. 烧灼感（sensation of burning, burning）　系皮肤表现出一种烫热的主观感觉，又称灼热，可单独出现也可与瘙痒、疼痛同时出现，如灼痒或灼痛。中医认为灼热多属热毒或火邪所致。

4. 麻木（numbness）　指机体失去痛、触、冷、热等种种知觉的无感觉表现；症状轻者仅有痛、触、温度觉的减弱，即感觉减退。中医认为麻木系因气血不通、经络阻隔所致的肌肤麻木不仁；气虚则麻，血虚则木；麻为木之轻，木为麻之甚，如麻风病。

此外，自觉症状尚有蚁走感（formation）、麻刺感（tingling）等表现。

二、他觉症状及辨证

他觉症状是指可看到或扪到的皮肤黏膜损害，故称皮肤损害，简称皮损或皮疹。它是诊断、鉴别皮肤性病的主要依据，分为原发损害和继发损害。

原发损害（primary lesions）指皮肤特有病理过程所产生的初期损害。

1. 斑疹（macule） 皮肤局限性颜色改变，既不高起，也不凹下，可见而不可触知的皮损。其常为圆形、椭圆形或不规则形，边缘清楚或模糊。直径超过3cm的斑疹称斑片（patch），斑疹可分为炎症性和非炎症性两种。

（1）**炎症性斑** 由物理性、化学性或感染性因素的刺激使真皮内（尤其是乳头层）的血管扩张充血所致。炎症性斑呈红色，压之消退，压力除去后又恢复原状可见于接触性皮炎等。中医认为，红斑多为血热所致；若红斑压之退色者，还可由气分热或风热引起。红斑色淡、稀疏则为热轻；色深、分布密集为热重。

（2）**非炎症性斑** 即非炎症性因素所致的斑疹。分为：①红斑，因皮肤血管增生（扩张）引起的红斑，如鲜红斑痣，多属血瘀；②色素沉着斑，如黄褐斑、黑变病及雀斑等，多属气血不和、肾虚或肝郁气滞所致；③色素减退斑，又称白斑，见于白癜风、白色糠疹。中医认为其多属气血不调所致；④人工着色斑，因皮内注入染料或火药爆炸植入所致，如文身或炭粉沉着症；⑤出血斑，由于血流进入真皮组织所致，压之不退色，小者称瘀点，大者称瘀斑，如过敏性紫癜、血小板减少性紫癜。中医认为，其可因血分热盛，迫血外溢，积于皮下所致；或由脾不统血，溢于脉外而成。

2. 丘疹（papule） 指高于皮面的局限性实质性损害，直径一般小于1cm，病变常位于表皮或真皮浅层，分为炎症性丘疹和非炎症性丘疹。炎症性丘疹主要由炎症细胞浸润所致，常呈红色或暗红色；非炎症性丘疹多由细胞增生引起，可呈皮色或浅褐色。丘疹的形状各异，多为圆形，也可为扁平形、多角形、锥形、脐状、蒂状及盘状等。

斑丘疹（maculopapule）：为介于斑疹上出现丘疹的皮疹。

丘疱疹（papulovesicle）：为丘疹顶端有小疱者。

丘脓疱疹（pustalopapule）：为丘疹顶端有小脓疱者。

中医认为，丘疹色红细密伴瘙痒者属风热；疹色红较大者属血热；疹色暗红而压之不褪色者多见于血瘀；丘疹色暗淡或皮色为气虚、血虚或血燥。丘疱疹和丘脓疱疹多属湿热或热毒。

3. 斑块（plaque） 为较大的或多数丘疹融合而成的扁平隆起性损害，直径大于1cm者。皮疹呈圆形或不规则形，大小不一。常见于睑黄瘤、银屑病等，可由血热、血瘀引起。

4. 风团（wheal） 为真皮浅层水肿引起的暂时性限局性隆起性损害。其特点是发生突然，伴有瘙痒。皮疹消退快（一般不超过24h），消退后不留痕迹。中医认为风团多为风邪所致。

5. 水疱（vesicle）和大疱（bulla） 为高出皮面的内含液体的局限性腔隙性损害。直径小于1cm者称为水疱，大于1cm者称为大疱。疱内的液体多为浆液，呈淡黄色；疱液含有血液时呈红色，称血疱。按病变位置可分为表皮内和表皮下水疱。表皮内水疱壁薄易破裂，多为松弛性；表皮下水疱壁厚多为张力性水疱。中医认为，水疱和大疱多为湿热。

6. 结节（nodule） 为圆形或类圆形局限性实质性损害，病变可深达真皮或皮下组织。结节多由真皮或皮下组织炎性浸润（如瘤型麻风、结节性红斑），代谢产物沉积（如结节性黄瘤）及肿瘤（皮肤转移）引起。肿块（tumor或mass）为较大的结节，其直径大于2cm者。中医认为多为气滞血瘀，或痰湿凝滞或痰瘀交结。

7. 脓疱（pustule） 为含有脓液的疱。多由化脓细菌感染所致，疱周有红晕，如脓疱；少数为非细菌性脓疱，如脓疱性银屑病。中医认为其多由湿热或毒热炽盛所致。

8. 囊肿（cyst） 为含有液体或黏稠物质和细胞成分的囊样结构。一般位于真皮或皮下组织中，有由上皮细胞组成的囊壁，多呈圆形或卵圆形，扪之有囊性感，如表皮囊肿、皮脂腺囊肿，痤疮的囊肿性损害及包囊虫病等。中医辨证多属痰凝。

继发损害（secondary lesion）系由原发损害演变或因搔抓、烫洗及治疗不当所致的皮肤损害。

1. 鳞屑（scale） 系指脱落或即将脱落的角质层。皮肤炎症或角化过度、角化不全时，产生鳞屑。如玫瑰糠疹、银屑病、鱼鳞病、毛发红糠疹及红皮病等多种皮肤病均可产生鳞屑损害。中医认为，鳞屑发生于急性病之后，多属余热未清；慢性病皮损基底潮红而起干燥鳞屑者为血热风燥；基底色淡而鳞屑多者，为血虚风燥；鳞屑油腻多属湿热。

2. 浸渍（maceration） 系指角质层吸收较多水分后出现的皮肤松软、发白，甚至起皱的状态。浸渍处如受摩擦表皮易脱落，或继发感染，临床常见于浸渍糜烂型足癣、指间念珠菌病等。

3. 糜烂（erosion） 系指表皮或黏膜上皮的缺损，露出红色湿润面。糜烂多由水疱，脓疱破裂或浸渍处表皮脱落形成，愈后不留疤痕。中医认为，糜烂面覆有脓液多属热毒或湿热；糜烂呈鲜红色伴有大量渗液者多属湿热；糜烂呈白色淡而湿润者多为脾虚湿盛所致。

4. 溃疡（ulcer） 是指真皮以下组织的缺损，愈后有疤痕形成。溃疡面可有浆液、脓液、坏死组织或痂皮覆盖。多因感染、外伤或肿块破溃等所致。中医认为，溃疡若红肿疼痛为热毒；表面肉芽水肿、色淡为脾虚湿盛；表面灰暗无泽、久不愈合为血虚。

5. 皲裂（fissure, rhagadia） 也称裂隙，系指皮肤的线条状裂口。多因皮肤慢性炎症、角化过度，皮肤失去弹性，加之外力牵拉等作用致使皮肤开裂；常发生于手掌、足跟、肛周及口角等处。中医认为，皲裂多属寒盛所致，也可由血虚风燥引起，谓之"燥盛则干，寒盛则裂"。

6. 抓痕（scratch marks） 也称表皮剥脱（excoriation），为搔抓或摩擦所致的表皮或真皮浅层点线状缺损。常见于瘙痒性皮肤病，搔抓后皮肤表面可有血痂，愈后一般不留疤痕。中医认为，抓痕多由风盛、血燥、血热及血虚生风所致。

7. 痂（crust） 也称结痂，系指皮损表面的浆液、脓液、血液及脱落组织等干涸而成的附着物。由浆液形成的痂，呈淡黄色，较薄，多见于皮炎、湿疹的糜烂面；由脓液形成的痂，呈黄绿色或蜜黄色，较厚，多见于脓疱疮；由血液形成痂，呈棕黑色，见于出血性皮损。中医认为：浆痂属湿热；血痂多为血热；脓痂常为毒热结聚。

8. 瘢痕（scar） 系指真皮或更深层的组织缺损或破坏后由新生结缔组织修复而形成的损害。损害高于皮面者为增生性瘢痕；低凹于皮面者为萎缩性瘢痕；其与皮面平，不凹下，亦无凸起为平滑瘢痕。中医认为：瘢痕多由气滞血瘀所致。

9. 萎缩（atrophy） 系指皮肤组织的一种退行性变所致的皮肤变薄。萎缩可发生于表皮、真皮或皮下组织。表皮萎缩为局部皮肤变薄呈半透明，可有细皱纹，正常皮沟变浅或消失。真皮萎缩为局部皮肤凹陷，表面纹理及颜色均正常，常伴有皮肤附属器的萎缩，毛发变细或消失。皮下组织萎缩为皮下脂肪组织减少所致，其局部皮纹正常，但凹陷明显。中医认为：萎缩为气血不运，肌肤失养所致。

10. 苔藓样变（lichenification） 也称苔藓化，是指皮肤限局性浸润肥厚，粗糙变硬，干燥脱屑，皮沟加深，皮嵴突起的表现。多因摩擦或搔抓使角质层及棘细胞层增厚，真皮慢性炎症浸润所致。见于慢性单纯性苔藓、慢性湿疹等。中医认为：苔藓样变多属血虚风燥，肌肤失养；也可因气血瘀滞引起。

第二节 皮肤病的诊断

一、病 史

病史包括一般项目、主诉、现病史、既往史、个人史和家族史等。

1. 主诉 患者就诊的主要症状、发病部位及病期。

2. 现病史 发病的诱因或原因，如食物、药物、接触物或感染等；起病是急性，还是慢性；发病时间，初发皮损部位、性质、形态、大小、数目及发展演变情况等；有无全身和局部自觉症状；病情与季节、气候、饮食、环境、职业、生理变化如月经、妊娠等的关系。

3. 既往史 既往疾病及其与当前皮肤病的关系。

4. 个人史 出生与长期居住地，生活及饮食，嗜好，月经、婚姻和生育史；职业史；不洁性交史及涉外婚姻史等。

5. 家族史 家族中有无同类疾病患者，有无近亲结婚及传染病患者。

二、体格检查

在全身系统检查的同时，重点通过视诊、触诊进行检查。

1. 视诊 除检查皮损外，对全身皮肤、黏膜、指（趾）甲、毛发等亦应进行全面检查。有时还要采用某些特殊检查方法，如玻片压诊法等。视诊注意点：①部位和分布；②皮损性质；③排列；④形态；⑤大小及数目；⑥颜色；⑦表面与基底；⑧边缘与界限等。

2. 触诊 内容包括有：皮损的硬度是软还是硬；有无波动感或弹性感；深浅度怎样及有无浸润等；皮损与周围组织的关系。皮损有无压痛、触痛；感觉减弱或感觉过敏；皮损压之退色或不退色。皮损处温度有无增高或降低等。

三、其他辅助检查

1. 玻片压诊法 将玻片或无色透明塑料片施以适当压力于皮疹上10~20秒钟，观察皮损变化。如炎症性红斑、鲜红斑痣及毛细血管扩张等受压后，即可退色；色素沉着斑、出血斑压之不退色；寻常狼疮在压力下呈特有的苹果酱色。

2. 皮肤划痕试验 采用尖圆钝器划压皮肤后，视局部有索条状风团出现，即皮肤划痕。反应过程可出现三联反应：①划后15秒钟在划过处发生红色线条（多为真皮肥大细胞释放组胺使毛细血管扩张所致）。②16~45秒钟可在红色线条两侧出现红晕（为轴索反应致使小动脉扩张引起）。③划后1~3分钟在划处发生条状风团（系组胺引起水肿所致），为皮肤划痕试验阳性，可见于某些荨麻疹及皮肤划痕症病人。

3. 感觉检查 用于检查痛觉、触觉和温度觉等感觉的情况。①痛觉检查：用针尖刺皮肤，若患者不感觉疼痛，即为痛觉消失；②触觉检查：用羽毛或棉签的棉纤维轻轻在皮肤上划触，如患者不知，为触觉消失；③温度觉检查：用两支大小相同的玻璃试管，分别装冷水和热水，先后分别接触患者皮肤，若病人不能区分，即为温度觉消失。感觉检查主要用于试验麻风病人的感觉丧失。

4. 紫外线检查（Woods light examination） 经通过含氧化镍玻璃过滤而获得的320~400nm长波紫外线，对某些皮肤病的皮疹或病灶做检查，有助于某些疾病的诊断。如黄癣呈暗绿色荧光，白癣为亮绿色荧光；红癣呈珊瑚红色荧光；尿卟啉症呈淡红色或橘红色荧光；鳞状细胞癌为鲜红色荧光，而基底细胞癌则不发生荧光。

5. 棘层细胞松解现象（Nikolsky sign） 又称尼氏征。其检查法是：①用手指在疱顶施加压力，阳性者可见到疱液向周围表皮内渗透；②牵扯破疱残壁，可将周围表皮进一步剥离；③压推水疱间的外观正常的皮肤，也一擦即破，露出糜烂面；④压推患者从未发生过皮损的外观健康的皮肤，阳性者很多部位的表皮也被剥离。尼氏征阳性见于天疱疮及某些大疱性皮肤病（如家族性慢性良性天疱疮、大疱性表皮松解型药疹）。

复习思考题

什么是自觉症状和他觉症状？

第四章　皮肤性病常用的辅助检查

要点导航

　　皮肤性病常用的辅助检查包括致病微生物的检查、过敏原的检测、皮肤组织病理、免疫病理及皮肤三维CT检查等，对皮肤性病的诊断具有重要的意义。

第一节　皮肤组织病理和免疫病理

一、皮肤组织病理

　　组织病理检查在皮肤病的诊断中占有重要地位，是皮肤病诊疗中重要的辅助检查手段之一。下面介绍一些常见的病理变化。

1. 表皮病变

　　（1）角化过度　由病理性改变所造成的角质层增厚，可以是相对的，也可以是绝对的。如胼胝、扁平苔藓、鱼鳞病等。

　　（2）角化不全　角质层内尚有细胞核残留，常伴颗粒层变薄或消失。如银屑病、玫瑰糠疹等。

　　（3）角化不良　表皮或附属器个别角质形成细胞未至角质层即显示过早角化。良性疾病中如毛囊角化病等，恶性疾病中如鳞状细胞癌等。

　　（4）颗粒层增厚　指颗粒层变厚，因细胞增生和（或）肥大所致。如慢性单纯性苔藓等。

　　（5）棘层肥厚　指表皮棘细胞层增厚，常伴有表皮突延长或增宽，一般由棘层细胞数目增多所致。如慢性皮炎等。

　　（6）乳头瘤样增生　指真皮乳头体不规则的向上增生，往往表皮本身也出现不规则增生，使表皮呈不规则的浪波状。如黑棘皮病、皮脂腺痣等。

　　（7）疣状增生　指表皮角化过度、颗粒层增厚、棘层肥厚和乳头瘤样增生四种病变同时存生，表皮宛如山峰起伏，如寻常疣等。

　　（8）假上皮瘤样增生　指棘层高度或显著不规则肥厚，表皮突不规则延伸，可达汗腺水平以下，其间可有炎性细胞。如慢性溃疡的边缘等。

　　（9）细胞内水肿　主要指棘层细胞内发生水肿，细胞体积增大，胞质变淡。

高度肿胀的细胞可呈气球状，称气球状变性；若细胞内水肿使细胞膨胀破裂，邻近残留的胞膜连成许多网状中隔，最后形成多房性水疱，称网状变性。如病毒性皮肤病等。

（10）细胞间水肿　细胞间液体增多，细胞间隙增宽，细胞间桥拉长而清晰可见，甚似海绵，故又名海绵形成，水肿严重时形成表皮内水疱。如皮炎湿疹等。

（11）棘层松解　指表皮或上皮细胞间失去粘连，呈松解状态，致表皮内裂隙或水疱。如天疱疮等。

（12）基底细胞液化变性　指基底细胞空泡化和崩解，重者基底层消失，使棘细胞直接与真皮接触，常伴真皮内噬黑素细胞浸润。如红斑狼疮等。

（13）Kogoj微脓肿和Munro微脓肿　颗粒层或棘层上部海绵形成的基础上中性粒细胞聚集成的多房性脓疱，称Kogoj微脓肿；角质层内聚集的中性粒细胞形成的微脓肿，称Munro微脓肿。如脓疱型银屑病等。

（14）Pautrier微脓肿　指表皮内或外毛根鞘淋巴样细胞聚集形成的细胞巢。如原发性皮肤T细胞淋巴瘤等。

（15）色素失禁　基底细胞及黑素细胞损伤后，黑素脱落被吞噬细胞吞噬，或游离于真皮上部。如皮肤黑变病等。

2. 真皮及皮下组织病变

（1）纤维蛋白样变性　指结缔组织因病变而呈现明亮、嗜伊红、均质性改变，显示出纤维蛋白的染色反应。如红斑狼疮等。

（2）嗜碱性变性　指真皮上部结缔组织失去正常的嗜伊红性，呈无结构、颗粒状或小片状嗜碱性变化，如日光性角化病等。

（3）黏液变性　指胶原纤维基质中黏多糖增多，胶原纤维束间的黏液物质沉积而使间隙增宽，有时HE染色时呈浅蓝色。如胫前黏液水肿等。

（4）弹力纤维变性　指弹力纤维断裂、破碎、聚集成团或粗细不匀呈卷曲状，量减少甚至溶解消失。如弹力纤维假黄瘤等。

（5）肉芽肿　各种原因所致的慢性增殖性改变，病变局部形成以组织细胞为主的结节状病灶，病变中可含有组织细胞（上皮样细胞、巨噬细胞）、多核巨细胞、淋巴细胞、浆细胞、中性粒细胞等。如结核、麻风等。

（6）渐进性坏死　某些肉芽肿性皮肤病中，真皮结缔组织纤维及其内的血管等均失去正常着色能力，但仍可见其轮廓，无明显炎症，边缘常见成纤维细胞、组织细胞或上皮样细胞呈栅栏状排列。如环状肉芽肿等。

（7）脂膜炎　指由于炎症反应而引起皮下脂肪组织不同程度的炎症浸润、水肿、液化或变性坏死。可分间隔性与小叶性两类。如结节性红斑等。

二、免疫病理

免疫病理检查主要有直接免疫荧光、间接免疫荧光和免疫酶标法。它适用于大疱性皮肤病、结缔组织病等自身免疫性皮肤病、某些感染性皮肤病及皮肤肿瘤的诊断和鉴别诊断。

第二节　真菌检查

真菌检查的方法主要有以下几种：

1. 直接涂片　为最常用而简单的诊断方法。取标本置玻片上，加一滴10% KOH溶液，盖上盖玻片，在酒精灯上稍加热溶解角质后，轻压盖玻片，用吸水纸吸去周围多余溶液后可镜检。可用于检查菌丝及孢子，但不能确定菌种。

2. 墨汁涂片　用于检查隐球菌及其他有荚膜的孢子。取一小滴墨汁与标本混合，盖上盖玻片后直接镜检。

3. 涂片或组织切片染色　革兰染色用于白念珠菌、孢子丝菌等；瑞氏染色用于组织胞浆菌；组织切片通常用PAS染色，多数真菌可被染成红色。

4. 培养　可提高真菌检出率，并能确定菌种。标本接种于葡萄糖蛋白胨琼脂培养基上，置室温或37℃培养1~3周，必要时可行玻片小培养协助鉴定。菌种鉴定根据菌落形态及显微镜下形态判断，对某些真菌，有时尚需配合其他鉴别培养基、生化反应、分子生物学方法确定。

第三节　变应原检测

一、斑贴试验

1. 适应证　接触性皮炎、职业性皮炎、化妆品皮炎等迟发型的接触过敏性疾病。

2. 方法　用4层1cm×1cm纱布蘸取受试物（如浸液、溶液、软膏或原物等）贴于前臂屈侧或背部健康皮肤，其上用一稍大蜡纸覆盖后用橡皮膏固定。同时做多个不同受试物时，每两个之间距离应大于4cm，同时必须设阴性对照。

3. 结果及意义　24~48小时后观察结果。受试部位无反应为（－），痒或轻度发红为（±），单纯红斑、瘙痒为（＋），水肿性红斑、丘疹为（＋＋），显著红肿、伴丘疹或水疱为（＋＋＋）。阳性反应表示患者对受试物过敏，阴性反应则表示患者对受试物无敏感性。

4. 注意事项　①注意区分过敏反应及刺激反应；②假阴性反应可能与试剂浓度低、受试物与皮肤接触时间太短等有关；③不宜在皮肤病急性发作期做试验，不可用高浓度的原发性刺激物做试验；④受试前2周和受试期间服糖皮质激素、受试前3天和受试期间服抗组胺类药物均可出现假阴性；⑤如果在试验后72小时至1周内局部出现红斑、瘙痒等表现，应及时到医院检查。

二、点刺试验

1. 适应证 荨麻疹、特应性皮炎、药疹等速发型超敏反应相关的过敏性疾病。

2. 方法 清洁消毒前臂屈侧皮肤2分钟后，按说明书滴试液及点刺，5~10分钟后拭去试液，20~30分钟读试验结果。

3. 结果及意义 皮肤反应与组胺（阳性对照）相似为阳性（＋＋＋），较强为（＋＋＋＋），较弱相应标为（＋＋）及（＋）；与生理盐水（阴性对照）相同为（－）。

4. 注意事项 ①宜在基本无临床表现时进行；②应设生理盐水及组胺液作阴性及阳性对照；③结果为阴性时，应继续观察3~4天，如必要，3~4周后重复试验；④有过敏性休克史者禁用；⑤做好抢救准备；⑥受试前3天停用抗组胺类药物；⑦妊娠期尽量避免检查。

第四节 性病检查

一、淋球菌检查

采集患处分泌物做直接涂片或细菌培养。

1. 直接涂片 常用于淋球菌感染的急性期检查，涂片染色镜检可见大量多形核细胞，细胞内外可找到成双排列、呈肾形的革兰阴性双球菌。阳性者可初步诊断，但阴性不能排除诊断。

2. 细菌培养 常用于慢性淋病患者、无症状感染者或直接涂片阴性者的检查。培养菌落在血平皿上可形成圆形、稍凸、湿润、光滑、透明到灰白色的菌落，直径为0.5~1.0mm。生化反应符合淋球菌特性。阳性可确诊。

二、衣原体检查

衣原体抗原检测法： 用商品试剂盒检测，方便简单，快速，特异性高。按说明书操作，质控窗和结果窗均显示一条蓝带为阳性结果，阴性为结果窗无变化。阳性结果结合临床可确定沙眼衣原体感染，阴性时不能完全排除，可用细胞培养法确定。

三、支原体检查

将标本接种到液体培养基中，置5%~10% CO_2环境中，在37℃恒温箱内培养24~72h，每日观察颜色变化。如由黄色变为粉红色，可能有解脲支原体生长。取0.2ml培养物接种到固体培养基上，培养48h后于低倍镜下观察，有典型"油煎蛋"状菌落者为阳性。

四、梅毒螺旋体检查

1. 梅毒螺旋体直接检查　取病灶组织渗出物或淋巴结穿刺液，用暗视野显微镜检查。梅毒螺旋体菌体细长，两端尖直，在暗视野显微镜下折光性强，沿纵轴旋转伴轻度前后运动。镜检阳性结合临床表现、性接触史可确诊。

2. 非梅毒螺旋体抗原血清试验　检测方法有快速血浆反应素环状卡片试验（RPR）、性病研究实验室试验（VDRL）、不加热血清反应素试验（USR）等。RPR在临床中较为常用，作为梅毒的诊断筛选试验。

临床意义　本实验敏感性高而特异性低。结果为阳性时，临床表现符合梅毒，可初步诊断。定量试验是观察疗效、判断复发及再感染的手段。假阴性常见于一期梅毒硬下疳出现后的2~3周内、感染梅毒立即治疗、晚期梅毒或二期梅毒的"前带现象"等。假阳性常见于自身免疫性疾病、麻风、海洛因成瘾者、少数孕妇及老人等。

3. 梅毒螺旋体抗原血清试验　检测方法有梅毒螺旋体颗粒凝集试验（TPPA）、荧光螺旋体抗体吸收试验（FTA-ABS）、梅毒螺旋体血凝试验（TPHA）。

临床意义：阳性可确诊。即使经过足量抗梅治疗，血清反应仍长期保持阳性，因此不用于观察疗效、判断复发及再感染。

第五节　皮肤三维CT检查

皮肤三维CT检查是采用激光光源，应用共聚焦显微成像技术，其图像基于细胞器和组织结构折射率的差异实现高清晰的分辨率。具有无创伤性、实时、动态、三维成像的优点，较皮肤组织病理学和其他皮肤影像学诊断具有独特优势。在良、恶性黑素瘤、非色素性皮肤肿瘤应用最早，对色素性皮肤病、炎症性皮肤病、血管性皮肤病等的诊断、鉴别诊断及药物治疗检测成为研究的热点，皮肤三维CT国外已建立了部分皮肤病皮肤CT图像的诊断标准，完成了皮肤肿瘤的图谱；国内在黄褐斑、银屑病的诊治方面积累了一定的经验。

复习思考题

1. 皮肤性病致病微生物的检查方法和内容是什么？
2. 过敏原的检测的方法有哪些？

第五章　皮肤性病治疗

要点导航

　　皮肤性病治疗分为中医、西医和中西医结合治疗三种方法。中医治疗根据临床表现的规律采用辨证论治，内外结合；依据疾病的致病因素选用祛风、利湿、清热解毒、活血化痰等方法；健脾、疏肝、补肾等调整脏腑功能；益气养血调和气血；外用药物直达病所是提高皮肤性病治疗效果的重要手段。

　　西医治疗是根据其病因及发病机制采用相应的治疗手段，如抗感染、抗过敏治疗；对病因不清，采用病机治疗；瘙痒是皮肤病的主要临床表现，止痒是非常重要的治法之一；抗组胺药、糖皮质激素、维A酸类药物是常用的皮肤性病内服药物；药物外治、物理疗法、手术疗法的合理使用对提高皮肤性病的治疗效果极为重要。

　　中西医结合治疗是以中医、西医理论为基础，取长补短，相互融合，临床效果为依据的医疗模式，是皮肤性病治疗的重要内容。

第一节　中医治疗

　　根据皮肤性病的临床表现规律，采用审证求因、辨证论治的原则；皮肤性病的发生是全身状况在体表的反映，是内、外因素对机体影响的结果，采用内、外结合、局部与全身并重的治疗方法。

一、内治法

　　1. 疏风清热法　用于风热证；临症见皮损色红，发病急、病程短，瘙痒或伴有发热、咽喉肿痛，舌淡红、苔薄、脉浮数等；如荨麻疹、急性湿疹、单纯疱疹等。

　　代表方剂　消风散、银翘散等。

　　2. 疏风散寒法　用于风寒证；临症见皮损色白，瘙痒，遇冷加剧，得热则减，舌淡红、苔薄、脉浮数等；如荨麻疹等。

　　代表方剂　桂枝汤、麻黄桂枝各半汤等。

　　3. 搜风止痒法　用于风邪郁阻皮肤，久治不愈的皮肤病；临证见慢性皮肤病，皮损肥厚，干燥脱屑，瘙痒无度，舌淡红，苔薄，脉弦细。

代表方剂 乌蛇搜风汤等

4. 清热利湿法 用于湿热证；临症见皮损水疱，糜烂渗液，瘙痒，或伴有发热、全身不适，舌红，苔黄腻，脉滑数；如湿疹等。

代表方剂 龙胆泻肝汤、萆薢渗湿汤、二妙散等。

5. 健脾化湿法 用于脾虚湿阻证；临症见皮损水疱，糜烂渗液，瘙痒，面色萎黄，不思饮食，舌淡，苔腻，脉滑；如亚急性湿疹、天疱疮等。

代表方剂 除湿胃苓汤、参苓白术散等。

6. 清热解毒法 用于热毒证；临症见皮损色红、灼热、肿胀、瘙痒或化脓，伴有发热，便秘尿赤，全身不适，舌红，苔黄，脉滑数；如疖、丹毒、脓疱疮等。

代表方剂 五味消毒饮、黄连解毒汤等。

7. 清热凉血法 用于血热证；临症见皮损鲜红斑片或紫斑，灼热，瘙痒，伴有高热，便秘尿赤，口干舌燥，心烦，舌红绛，脉数。

代表方剂 犀角地黄汤等。

8. 活血化瘀法 用于血瘀证；临症见结节，肿块，瘢痕，皮损肥厚或粗糙，疼痛，病程较长，舌紫暗，脉涩。

代表方剂 桃红四物汤等。

9. 疏肝理气法 用于气滞证；临症见皮肤病患者伴有胸胁胀痛，情绪易怒，疼痛，女性月经不调，舌淡红，苔薄，脉弦；如带状疱疹后遗症、黄褐斑等。

代表方剂 逍遥散、柴胡疏肝散等。

10. 化痰散结法 用于痰核证；临症见肿块、囊肿等，舌淡，苔薄，脉滑；如瘰疬、囊肿性痤疮、体表肿瘤等。

代表方剂 消瘰丸、二陈汤等。

11. 益气固表法 用于体虚卫外不固者；临症见皮肤病反复发作，伴有面色无华，神疲乏力，舌淡，苔薄，脉细无力；如慢性荨麻疹等。

代表方剂 玉屏风散等。

12. 养血润燥法 用于血虚肌肤失养证；临症见皮损干燥、粗糙、脱屑，肥厚，皲裂，或苔藓样变，病程较长，舌淡，苔薄，脉沉细；如慢性湿疹、慢性单纯性苔癣、老年性皮肤瘙痒症等。

代表方剂 当归饮子、四物汤等。

13. 平肝潜镇法 用于血虚肝旺者；临症见慢性皮肤病，心烦易怒，情绪不佳时病情加重者，舌淡，苔薄，脉弦细；如慢性湿疹、慢性单纯性苔癣、皮痛症等。

代表方剂 天麻钩藤饮等。

14. 滋阴补肾法 用于阴虚证；临症见慢性皮肤病，低热盗汗、形体消瘦，腰膝酸软，咽干唇燥，舌红少苔，脉细数；如系统性红斑狼疮、皮肤结核病等。

代表方剂 六味地黄汤、左归丸等。

15. 温阳补肾法 用于阳虚证；临症见慢性皮肤病，形寒肢冷，腰膝酸软，小便清长，长期服用激素出现水钠潴留者；如硬皮病等。

代表方剂　金匮肾气丸、右归丸等。

16. 温阳通络法　用于体虚外感风寒湿证；临症见皮损暗红，病程缠绵，遇寒加剧，或痒或痛，舌淡，苔白或腻，脉沉；如冻疮、结节性红斑等。

代表方剂　独活寄生汤、阳和汤等

二、外治法

中医皮肤性病相关的外治内容归纳如下。

1. 溶液　溶液是浸渍法常用的剂型，将中药用水煎煮、去渣形成，采用湿敷、淋洗、熏洗、药浴、足浴的方法，通过药效的作用达到治疗、保健的目的。

适应证　湿敷用于急性、亚急性皮肤病大量渗液者；淋洗用于感染性皮肤病分泌物较多者；熏洗用于慢性瘙痒性皮肤病；药浴用于全身泛发性皮损者及药浴保健者；足浴用于足部保健者。

临床运用　湿敷、淋洗多选用清热解毒、燥湿收敛的中药，如马齿苋、黄柏、苦参、生地榆、蒲公英、地丁等，水煎溶液多使用冷湿敷或淋洗；熏洗多选用温通、润肤、止痒的中药，如艾叶、威灵仙、当归、香樟木、蚕沙等；药浴、足浴保健时多选用温经通络、气味辛香的中药，如红花、菊花、桑白皮、侧柏叶等。

2. 软膏、油剂　软膏、油剂属于中医油膏范畴，是药物与油类混合形成的剂型，其中药粉与类脂类、凡士林混合形成的剂型为软膏；药物与植物油煎熬，去渣形成的剂型为油剂。

适应证　软膏适应于皮肤肥厚、粗糙的慢性皮肤病；油剂适应于急性、亚急性皮炎渗液不多者。

临床运用　疯油膏润燥杀虫止痒，用于慢性湿疮、牛皮癣、皲裂等皮肤病；紫草油用于急性、亚急性皮炎、湿疹渗液不多者。

3. 粉剂　药物经过煅、炼、焙、碾、水飞等方法的处理，研成细粉末状，直接使用在病变部位的剂型，中医称为掺药或散剂，现代称为粉剂。

适应证　急性、亚急性皮肤病无渗液者。

临床运用　青黛散清热止痒用于急性、亚急性皮肤病无渗液者；市售的止痒扑粉，其组成为松花粉、薄荷脑、蛇床子、枯矾、冰片；直接外扑。粉剂在毛发部位禁用。

4. 洗剂　不溶性药粉与水混合，形成洗剂。

适应证　急性、亚急性皮肤病无渗液者。

临床运用　三黄洗剂用于急性湿疹；颠倒散洗剂用于痤疮等。

5. 酊剂　药物与酒精混合或浸泡形成的剂型称为酊剂。

适应证　用于浅部真菌性皮肤病、慢性单纯性苔藓、白癜风、脂溢性皮炎等。

临床运用　10%土槿皮酊用于治疗浅部真菌性皮肤病、神经性皮炎；30%补骨脂酊用于治疗白癜风；白屑风酊治疗脂溢性皮炎。

6. 硬膏剂　膏药是药油与黄丹在高温下发生的物理、化学变化形成的剂型；传统称为黑膏药，与现代胶布型硬膏在组成、功效上有一定的差别。

适应证　慢性肥厚性或增生性皮肤病。

临床运用　黑布膏用于瘢痕疙瘩的治疗。

三、针灸治疗

针灸疗法是中医治疗皮肤病的重要方法，对瘙痒性皮肤病、病毒感染性皮肤病有较好的疗效。在辨证论治、循经取穴的原则下，选用特效穴位或方法，达到止痒、止痛、抗炎的目的。针刺治疗的常见疾病：荨麻疹、带状疱疹、扁平疣、慢性单纯性苔藓、痤疮、斑秃、丹毒等；如斑秃治疗原则为养血祛风、活血化瘀；选用督脉的百会、风池、太渊为主穴，肝肾不足配肝俞、肾俞；气滞血瘀配太冲、血海；血虚风燥配足三里、血海。选择梅花针叩针也有较好的效果。

第二节　西医治疗

皮肤性病的治疗是根据其病因、发病机制和临床表现，采用全身治疗和局部治疗，即内用药物疗法和外用药物疗法。

一、内用药物疗法

1. 抗组胺药　组胺是引起变态反应性皮肤病的重要介质。抗组胺药通过与组胺竞争效应细胞上的受体而发挥治疗作用，分为H_1、H_2受体拮抗剂。

适应证　荨麻疹、药疹、接触性皮炎、湿疹、慢性单纯性苔藓、脂溢性皮炎等疾病。

（1）常用的H_1受体拮抗剂　根据H_1受体拮抗剂通过血-脑屏障产生中枢抑制的结果分为第一代和第二代。

常用药物　常用的第一代H_1受体拮抗剂（表5-1）；常用的第二代H_1受体拮抗剂（表5-2）。

不良反应　中枢抑制、抗胆碱作用、心脏毒性和体重增加。

表5-1　常用的第一代H_1受体拮抗剂

药　名	用量用法	禁忌证
氯苯那敏	口服4~8mg/次，3次/d	新生儿、早产儿、癫痫患者禁用；孕妇、哺乳期妇女慎
	肌内注射5~20mg/次	用，婴幼儿、青光眼、心血管疾病及肝功能不良者慎用
苯海拉明	口服25~50mg/次，2~3次/d，	新生儿、早产儿禁用
	肌内注射5~20mg/次，1~2次/d	

续表

异丙嗪	口服6.25~12.5mg/次，1~3次/d， 肌内注射25~50mg/次	新生儿、早产儿禁用
赛庚啶	口服2~4mg/次，2~3次/d	闭角型青光眼禁用
酮替芬	口服1mg/次，2次/d	6个月以下儿童禁用

表5-2　常用的第二代H1受体拮抗剂

药　名	用法用量	禁忌证及注意事项
西替利嗪	口服10mg/次，1次/d 5mg/次，2次/d	本品过敏者禁用；肾功能不全者慎用
阿伐斯汀	口服8mg/次，1~3次/d	本品过敏者禁用；12岁以下儿童、孕妇及哺乳期妇女不宜使用；重度高血压、严重冠状动脉疾病、肾功能不全者慎用
依巴斯汀	口服10mg/次，1次/d	本品过敏者禁用；肝功能障碍者慎用；老年人剂量酌减
咪唑斯汀	口服10mg/次，1次/d	本品过敏者禁用；心脏病、严重肝脏病者慎用；与咪唑类、大环内酯类药物合用，本品血浆浓度升高
氯雷他定	口服10mg/次，1次/d	本品过敏者禁用；与大环内酯类药物、西替利嗪、茶碱合用可抑制本品代谢
特非那定	口服30mg/次，2次/d	本品过敏者禁用；可见头痛头晕疲乏、口鼻咽干，恶心呕吐、体重增加大便习惯改变等不良反应；心脏病、电解质异常、甲状腺功能低下者慎用

（2）常用的H_2受体拮抗剂　在抗组胺的同时还具有抑制胃酸分泌，增强细胞免疫功能，轻度抗雄性激素作用。

常用药物　西咪替丁、雷尼替丁、法莫替丁。

不良反应及禁忌证　西咪替丁、雷尼替丁的不良反应相似，法莫替丁的不良反应较少；西咪替丁的不良反应是消化系统症状，氨基转移酶轻度升高；骨髓抑制作用；头痛、头晕、乏力、嗜睡，轻度抗雄性激素作用，脂质代谢异常；抑制皮脂腺分泌、诱发皮炎、脱发等；停药后可恢复。过敏者禁用；哺乳期妇女禁用。

2. 糖皮质激素　糖皮质激素是由肾上腺皮质束状带分泌的激素，生理剂量的糖皮质激素是维持生命活动必需的激素，药理剂量的糖皮质激素具有抗炎、抑制免疫、抗休克、抗细胞毒和抗增生等作用，临床使用非常广泛，是皮肤病治疗的重要药物。

适应证　严重的变应性皮肤病如药疹、多形红斑、急性荨麻疹、接触性皮炎、过敏性休克等；自身免疫性疾病；腹型、肾型过敏性紫癜；配合抗生素治疗某些严重的感染性皮肤病如金黄色葡萄球菌烫伤样皮肤综合征。

皮肤科常用糖皮质激素药物见表5–3。

表5–3 皮肤科常用糖皮质激素药物

分 类	药 物	抗炎作用	等效剂量	作用时间
短效	氢化可的松	1.0	20mg	8~12h
中效	醋酸泼尼松	3.5	5mg	12~36h
	泼尼松龙	4.0	5mg	12~36h
	曲安西龙	5.0	4mg	12~36h
长效	地塞米松	30.0	0.75mg	36~72h
	倍他米松	40.0	0.5mg	36~72h

使用方法 糖皮质激素的使用方法根据疾病的性质、严重程度、患者的个体情况而定。根据剂量大小分为大、中、小剂量及超大剂量（冲击）疗法；根据使用时间长短分短、中及长期疗法；根据具体使用方法分内服、静脉注射、外用及局部注射等；根据具体给药时间分每日、隔日疗法。

大剂量、短疗程用于危及生命的急性、重症疾病如过敏性休克、急性荨麻疹喉头水肿等；可用氢化可的松300~500mg / d或地塞米松 10~20 mg / d，静脉点滴，第3天起减量，用量以控制病情为原则，持续5天左右。

中剂量、中疗程用于急性、自限性较重的皮肤病如重症药疹、重症多形红斑、金黄色葡萄球菌烫伤样皮肤综合征、腹型、肾型过敏性紫癜等；可用氢化可的松150~300mg / d，或地塞米松 5~10 mg / d，静脉点滴，或泼尼松40~60mg / d，口服，病情控制后，每3~5天减量一次，每次减量20%，直至停药，疗程为1个月左右。

长疗程用于自身免疫性疾病和大疱性皮肤病，开始用大剂量如泼尼松60~80mg / d，口服，控制病情后，剂量递减，初始减量较快，往后较慢，每5~7天减量一次，每次减量10%，直至最小维持量；在减量过程中，如病情出现"反跳"现象，必须加大剂量，进行有效治疗；疗程为6个月以上。

在使用泼尼松中、长期、小剂量治疗中可采用每日分次给药或隔日（每日上午8时）给药，但总量不变，减量方法同长期疗法。隔日疗法可减轻激素对垂体–肾上腺皮质的抑制。

冲击疗法主要用于常规糖皮质激素治疗效果不佳的危重疾病如SLE脑病、皮肌炎、大疱性皮肤病等；可用甲泼尼龙琥珀酸钠1g / d加入5%葡萄糖或生理盐水中，3~12小时静脉点滴，3~5次为1疗程；或地塞米松150~300mg / d，3天为1疗程；冲击疗法结束后立即给予泼尼松30~60mg / d口服，可重复使用。治疗期间密切观察电解质变化，心电监护。

皮损内局部注射用于瘢痕疙瘩及增生性瘢痕等，每次用1%曲安奈德或泼尼松龙混悬液1.0ml加入等量2%利多卡因皮损内注射。可重复使用，但不宜长期使用，避免感染、溃疡等不良反应的发生，不良反应的发生与药物浓度、注射次数关系密切。

不良反应：长期大量使用可诱发各种或使潜在感染加重；引起代谢紊乱出现向

心性肥胖、多毛、痤疮、皮肤萎缩等库兴综合征及高血压、高血糖、低血钾、创口难愈合；诱发或加剧消化道溃疡；骨质疏松、自发性骨折、缺血性骨坏死；精神症状可见欣快感、激动、健忘等；白内障、儿童发育迟缓等不良反应。长期大量使用激素减量过快或停药不当可引起肾上腺皮质功能不全（乏力、食欲不振、低血压、低血糖等）、皮质激素撤药综合征（肌肉、骨关节疼痛、发热、低血压、低血糖、指尖脱屑等）、"反跳"现象（停药后病情复发或加重）。

3. 维A酸类药物　维A酸类药物是一组与维生素A在结构上类似的化合物，根据分子结构的不同分为第一代、第二代和第三代，即天然维A酸代谢产物如全反式维A酸、维胺脂、异维A酸；单芳香维A酸如阿维A酯、阿维A酸，阿维A酸是阿维A酯的代谢产物；多芳香维A酸如芳香维A酸乙酯。

药理作用　调节上皮细胞及其他细胞的生长和分化，改善表皮角化过度；减少真皮中性粒细胞的趋化性而具抗炎作用；调节免疫功能。

禁忌证　孕妇；肝肾功能不全者；血脂异常者禁用；禁与维生素A同用；皮炎、湿疹禁外用。

临床常用维A酸类药物见表5-4。

表5-4　临床常用维A酸类药物

药　物	适应证	不良反应	使用方法
维胺脂	中、重度痤疮、鱼鳞病、银屑病及角化异常性皮肤病	不良反应轻重与用药剂量大小、疗程长短及个体耐受有关；多为可逆性*	痤疮治疗，内服 . 1.0~2.0 mg / kg，或 25~50 mg，2~3 次 / d（成人）疗程6周
异维A酸	口服用于重度痤疮，尤其是结节囊肿型；聚合性痤疮，重度酒渣鼻。也用于毛发红糠疹，掌跖角化症等角化异常性皮肤病	皮肤、口唇干燥、脱屑、瘙痒；血脂升高	在医生指导下使用。口服 10~20 mg / 次（按体重 0.5~1.0 mg / kg），2~3 次 / d，1 个月后根据病情减量，1~2 次 / d，疗程6周
阿维A酸	严重的银屑病，角化性皮肤病	维生素A过多综合征样反应**	个体化治疗，不良反应最小***

*皮肤干燥、脱屑、瘙痒、皮疹、皮肤脆性增加掌跖脱皮、瘀斑、继发感染等，口腔黏膜干燥，结膜炎，头痛、头晕，精神抑郁，良性脑压增高；骨质疏松，肌肉疼痛，内服致畸，血沉增快，肝酶升高，血脂升高，血糖升高，血小板下降。

**主要表现是：①皮肤症状，瘙痒、感觉过敏、光过敏、红斑、干燥、脱屑、甲沟炎等；②黏膜出现唇炎、鼻炎、结膜炎等；③眼部干燥、结膜炎等；④骨关节系统　肌痛、背痛、关节痛、骨增生等；⑤神经系统，头痛、步态异常、颅内压增高、耳鸣、耳痛等；⑥疲乏、厌食、恶心腹痛等；⑦门冬氨酸转移酶、碱性磷酸酶、胆红素、尿酸以及血脂代谢异常等实验室检查异常。

***常用剂量0.5~1.0mg/kg/d，分次服用。开始治疗量25mg/d或30mg/d与主餐同服；效果不明显，又无毒性反应时，增加剂量为60~70mg/d；维持治疗量20~30mg/d，以临床疗效和耐受性为依据。皮损消失停药。

4. 抗生素　抗生素是治疗细菌感染性皮肤性病的重要药物，种类较多；合理使用，提高疗效，减轻不良反应是抗生素治疗的基本原则。

（1）青霉素类　包括天然青霉素如青霉素钠、氨苄青霉素等，用于G⁺菌、G⁻菌和某些G⁻杆菌感染；氨基青霉素如苄星青霉素、阿莫西林等，用于对青霉素敏感的G⁺菌及部分G⁻杆菌感染；耐青霉素酶青霉素类如苯唑西林钠、氯唑西林钠等，用于产青霉素酶葡萄球菌感染；抗假单胞菌青霉素类如哌拉西林、美洛西林、阿洛西林等，对G⁺菌感染及部分G⁻杆菌感染包括铜绿假单胞菌有抗菌活性。青霉素类临床运用，使用前必须询问过敏史，皮试后决定是否选择。

（2）头孢菌素类　依据抗菌谱和作用，对β-内酰胺酶的稳定性而分为一、二、三、四代头孢菌素。第一代常用药物头孢唑啉、头孢拉定和头孢氨苄，主要用于需氧G⁺球菌；第二代常用药物头孢呋辛、头孢替安和头孢克洛，用于G⁺球菌，但对于产生β-内酰胺酶的G⁻杆菌有较强的作用；第三代常用药物头孢噻肟、头孢曲松对G⁺菌的作用不及第一、二代，但对化脓性球菌及其他链球菌作用良好，对淋病奈瑟菌作用强大，头孢他啶、头孢哌酮、头孢匹胺同时对铜绿假单胞菌高度抗菌；第四代常用药物头孢吡肟、头孢皮罗的作用与第三代相似，但对AmpC酶的稳定性较好。

（3）其他β-内酰胺类　抗生素如头孢西丁、头孢美唑、亚胺培南等抗菌谱广，抗菌活性强，对β-内酰胺酶稳定。青霉素类、头孢菌素类与β-内酰胺酶抑制药的复合剂如阿莫西林克拉维酸、头孢哌酮舒巴坦等抗菌（包括多数厌氧菌）作用更好，过敏反应发生率低。

（4）氨基糖苷类　是一类性质稳定，抗菌谱广，对葡萄球菌、需氧G⁻杆菌属具有良好作用的抗生素，如链霉素、庆大霉素、阿米卡星、新霉素、大观霉素等；临床主要用于敏感的G⁻杆菌的感染性疾病如皮肤及软组织感染、尿路感染等，但有肾、耳毒性的不良作用。

（5）四环素类　包括了四环素、土霉素及四环素的多种衍生物（半合成四环素）如多西环素、米诺环素等，皮肤科主要用于痤疮、衣原体生殖道感染等。由于对胎儿、新生儿、婴幼儿牙齿、骨骼的影响，孕妇儿童禁用。

（6）酰胺醇类　临床使用的药物有氯霉素和甲砜霉素，此类药物抗菌谱广，甲砜霉素还具有较强的免疫抑制作用，骨髓抑制不良作用严重。

（7）大环内酯类　包括红霉素、罗红霉素、阿奇霉素、乙酰螺旋霉素等，对多数G⁺菌、衣原体属、支原体属、厌氧菌有良好的抗菌作用。临床主要用于衣原体属感染、支原体属感染及溶血性链球菌、肺炎链球菌等G⁺菌，并作为青霉素的替代用药。主要不良反应是食欲减退、恶心、呕吐、腹泻等消化道反应。

（8）林可霉素类　包括林可霉素和克林霉素，抗菌谱与红霉素相似而较窄，克林霉素的抗菌作用是林可霉素的4~8倍。临床主要用于厌氧菌和G⁺球菌引起的皮肤及软组织感染等。

（9）多肽类　包括万古霉素、去甲万古霉素、硫酸黏菌素等，抗菌谱窄，抗菌作用强，有肾毒性的不良反应，主要用于对其敏感的耐药菌感染。

（10）喹诺酮类 包括氧氟沙星、环丙沙星及左氧氟沙星、莫西沙星等，抗菌谱广，尤其对G^-杆菌感染和某些耐药菌具有明显的抗菌作用，但有胃肠道反应、中枢神经系统反应、光毒性、肝毒性以及溶血性尿毒症综合征等不良反应的发生。

（11）磺胺类 性质稳定，抗菌谱广，使用方便，包括磺胺甲基异噁唑，复方磺胺甲基异噁唑等，由于耐药菌的增多，目前主要用于敏感菌感染的疾病。

（12）抗结核药 包括异烟肼、利福平、吡嗪酰胺、乙胺丁醇、链霉素和阿米卡星、对氨水杨酸等。由于耐药（主要是异烟肼）结核分枝杆菌的增多，临床可采用与氧氟沙星或左氧氟沙星等联合运用；复方制剂（含有异烟肼、利福平、吡嗪酰胺）已逐渐广泛使用。临床注意各种药物不良反应。

（13）抗麻风药 包括氨苯砜、氯法齐明等，氨苯砜与其他抗麻风药合用可治疗各型麻风；不良反应可见背痛、腿痛；食欲减退、异常乏力或软弱；皮疹、皮肤苍白；发热、溶血性贫血及变应性血红蛋白血症等。氯法齐明治疗各型麻风及麻风反应，服用后皮肤出现粉红色，胃肠道反应等。

（14）其他抗生素 甲硝唑、替硝唑主要用于各种厌氧菌感染及阴道滴虫病的治疗。磷霉素对G^+菌、G^-需氧菌广谱抗菌作用，主要用于敏感菌引起的皮肤、软组织感染，尿路感染等。

5. 抗病毒药 阿昔洛韦用于单纯疱疹病毒、水痘–带状疱疹病毒感染引起的单纯疱疹、生殖器疱疹、带状疱疹、水痘等。不良反应为注射部位静脉炎及皮肤瘙痒等，口服引起胃肠道症状；肾功能不全病人慎用。伐昔洛韦、泛昔洛韦与阿昔洛韦的适应证相似。更昔洛韦主要用于免疫缺陷患者合并巨细胞病毒感染。

阿糖腺苷主要通过抑制病毒DNA的合成而抗病毒，用于单纯疱疹病毒性脑炎、新生儿单纯疱疹病毒感染、带状疱疹、水痘及巨细胞病毒感染。不良反应可见胃肠道反应、严重的肌痛综合征、静脉炎、骨髓抑制、致突变等，肾功能不全慎用。

拉米夫定为抗非逆转录病毒药，主要用于HIV感染。

去羟肌苷、司他夫定、阿巴卡韦等联合运用治疗HIV感染或AIDS患者。

聚肌胞是合成的双链RNA，通过诱导干扰素而抑制病毒的复制，并有免疫调节作用。皮肤科主要用于带状疱疹、单纯疱疹及各种疣类病变。

6. 抗真菌药 抗真菌药用于浅部和深部真菌感染，包括灰黄霉素，多烯类如两性霉素B、制霉菌素等，5-氟胞嘧啶，吡咯类（唑类）如酮康唑、伊曲康唑、氟康唑等，丙烯胺类如特比奈芬等。药理作用、临床运用及不良反应见表5-5。

7. 免疫调节药物 免疫调节药物是一类非特异性免疫和特异性免疫治疗剂，是皮肤科临床常用的药物。

（1）干扰素 是一组具有广泛免疫调节和抗细胞增殖作用的糖蛋白分子。

表5-5 常用抗真菌药物药理作用、临床运用及不良反应

药 名	作用及临床运用	不良反应
酮康唑	广谱抗真菌药，临床用于深部真菌感染和浅部真菌感染泛发性体癣、花斑癣、甲癣等	可见胃肠道反应，头痛、头晕、失眠等神经系统反应，肝毒性等
氟康唑	广谱抗真菌作用，体内分布广，可透过血-脑屏障和眼玻璃体，用于各种皮肤癣病及真菌性脑膜炎、念珠菌病、着色真菌病等	可见胃肠道反应，皮疹，氨基转移酶升高等
伊曲康唑	广谱抗真菌作用，临床用于深部真菌感染和浅部真菌感染的各种癣病，甲癣最常用	可见恶心、头痛、胃灼痛、排尿困难及氨基转移酶升高等
特比奈芬	合成抗真菌药，又较好的亲脂性和亲蛋白性，临床主要用于甲真菌病及角化过度的手癣	胃肠道反应及肝损害
灰黄霉素	对常见的浅部真菌如小孢子菌属、毛癣菌属及表皮癣菌属有抗菌作用，临床主要用于浅部真菌感染，对头癣效果明显，体癣、股癣疗效肯定	可见胃肠道反应，头痛头晕、失眠等神经系统反应。过敏反应、肝毒性及暂时性白细胞减少等
两性霉素B	对深部真菌、条件致病菌抑菌作用明显，但对浅部真菌作用差；临床主要用于深部真菌感染	不良反应大。寒战、高热，低血压、低血钾，静脉炎及胃肠道反应，肝、肾损害等
制霉菌素	主要用于消化道念珠菌感染口服合成抗真菌药	可见胃肠道反应
5-氟胞嘧啶	主要治疗隐球菌病、念珠菌病、着色真菌病	可见胃肠道反应，白细胞及血小板减少，氨基转移酶升高

用于临床的人类干扰素有α-干扰素、β-干扰素、γ-干扰素，在皮肤科的运用主要是病毒感染如疣、带状疱疹等和恶性肿瘤如恶性黑色素瘤等；γ-干扰素的免疫调节作用更加明显。不良反应可见流感样症状、胃肠道症状及肾损害等。

（2）胸腺素 是从胸腺提取的多肽激素，具有调节细胞免疫功能的作用。临床用于原发性细胞免疫缺陷病及病毒性感染、斑秃、过敏性紫癜和寻常型银屑病。不良反应可见发热、皮疹及局部注射红斑、硬结等。

（3）转移因子 是一种从致敏T淋巴细胞提取的多肽，具有提高细胞免疫功能的作用，在皮肤科的运用主要是感染性疾病如疣、白色念珠菌病、结核病、自身免疫性疾病和恶性肿瘤如恶性黑色素瘤等；不良反应可见发热、瘙痒及一过性肾脏损害等。

（4）左旋咪唑 是人工合成的抗寄生虫药，也是一种免疫调节剂。通过细胞免疫功能的恢复和抗炎作用而临床用于慢性炎症如复发性疱疹、多发疣及细菌、病毒感染、SLA等，银屑病、白癜风及皮肤肿瘤等。

（5）白细胞介素-2（IL-2） 是一种主要由T细胞产生的糖蛋白，具有多种生物学活性，皮肤科主要用于皮肤肿瘤如恶性黑色素瘤、皮肤T细胞淋巴瘤的治疗，预防尖锐湿疣的复发。

8. 生物靶向治疗药物 针对某些特定细胞标志物的单克隆抗体，具有明确的靶向性，具有调节免疫功能和细胞稳定作用。α-肿瘤坏死因子（TNF-α）拮抗剂及T细胞

阻断剂是银屑病治疗的生物制剂。TNF-α拮抗剂包括益赛普、英夫利昔单抗、阿达木单抗等，针对性的作用TNF-α，阻断其活性，减轻炎症；T细胞阻断剂包括依法利珠单抗、阿法赛特等阻断T细胞向皮肤的迁移，减轻炎症。不良反应可见发热、寒战、头痛，上呼吸道感染及增加结核病易感性等。

9. 免疫抑制剂 是具有非特异性抑制免疫功能的药物，同时具有抗肿瘤的作用，在皮肤科主要用于皮肤肿瘤、自身免疫性疾病和细胞异常增殖性疾病；根据使用方法的不同，而发挥相应的作用；在非恶性疾病使用时，多在糖皮质激素运用后无效、或有其禁忌证、或联合运用减轻其不良反应。皮肤科常用的免疫抑制剂（表5-6）。不良反应可见胃肠道反应、骨髓抑制、肝损害、诱发感染和肿瘤、不育及致畸、脱毛、皮疹等。

表5-6 皮肤科常用的免疫抑制剂

药 名	皮肤科适应证	使用用法
	抗代谢药	
甲氨蝶呤	增殖性皮肤病及其淋巴瘤样丘疹病、寻常型天疱疮、红斑狼疮等，特殊类型银屑病是最佳适应证	治疗银屑病2.5~7.5mg/周，顿服或分3次，36小时服用；治疗自身免疫性疾病10~15mg/周，连续3日服用，1~2周为1疗程，也可静脉点滴10~50mg次，1次/周，显效后减量1次/月；治疗肿瘤0.1mg/kg·d，1次口服，有效剂量安全疗程为50~150mg
硫唑嘌呤	天疱疮、大疱性类天疱疮、红斑狼疮、皮肌炎、Behcet病、银屑病及严重的多形日光疹等	初始剂量1~2 mg/kg·d，维持量为初始量的1/2，口服6~8周
氟尿嘧啶	局部外用治疗日光角化及基底细胞癌	2.5~5%霜或软膏1~2次/日
	皮内注射治疗角化棘皮病、疣、汗管角化症	25mg（10ml）加入等量1%利多卡因注射
	治疗系统性硬皮病	静脉点滴10mg/kg，隔日1次，1个疗程总量：成人5~7.5g
	烷化剂	
环磷酰胺	皮肤T淋巴瘤、天疱疮、大疱性类天疱疮、红斑狼疮、皮肌炎、变应性血管炎、Behcet病等	静脉点滴体面积0.5~1g/m², 3~4周1次；或口服0.1g/次，维持量减半，治疗肿瘤总剂量为10~15g，自身免疫性疾病总剂量为6~8g；治疗期间大量饮水，减轻对膀胱黏膜的毒性反应
	抗生素类	
环孢素	顽固性、严重的皮肤病如银屑病、扁平苔藓、坏疽性脓皮病和自身免疫性疾病	初始剂量3~3.5mg/kg·d，1次/日，口服或静脉点滴，4~6周，疗效不佳时增量为5mg/kg·d，病情稳定后减量
博来霉素	皮肤鳞癌、恶性淋巴瘤、恶性黑色素瘤，也用于银屑病及顽固性寻常疣	成人15~30mg溶于10~20ml生理盐水中静脉缓慢滴注；顽固性寻常疣用0.1%博来霉素局部注射
他可莫司	红斑狼疮、重症银屑病及特异性皮炎等	成人0.3 mg/kg·d，口服2次/日，或0.1mg/kg·d静脉滴注

续表

	植物生物碱	
秋水仙碱	主要用于红斑狼疮、坏死性血管炎、白塞病等	1~2mg/d，口服
雷公藤	自身免疫性疾病、变应性皮肤病、银屑病、白塞病及麻风反应等	成人口服雷公藤多苷片10mg，4次/日，或20 mg，3次/日；雷公藤甲素33μg，3次/日

10. 维生素类药物　维生素是人体新陈代谢必需的一类低分子有机化合物，分为脂溶性和水溶性维生素，脂溶性维生素包括维生素A、D、E、K_1及K_2，水溶性维生素包括维生素B_1、B_2、B_{12}、C、P（芦丁）、PP（烟酸与烟酰胺的统称）、泛酸、叶酸等。临床上维生素的使用不仅可治疗相应的维生素缺乏症，也对多种皮肤病有一定的疗效。

（1）维生素A　对完善上皮细胞的结构和功能，促进生长发育具有重要作用，还具有免疫佐剂和增强抗感染作用。皮肤科临床用于维生素A缺乏症及角化过度性皮肤病如鱼鳞病、毛周角化病等，外用治疗皮肤黏膜溃疡。维生素A大量或长期使用可发生维生素A急性、慢性中毒。

（2）β-胡萝卜素　是维生素A的前体，可清除因日光照射原卟啉所产生的过氧化基，具有光屏障作用。皮肤科临床治疗多形日光疹、卟啉病、维生素A缺乏症及红斑狼疮的辅助治疗。

（3）维生素B_1　以辅酶形式参与碳水化合物的氧化，皮肤科主要用于麻风的神经炎症、带状疱疹的神经疼痛等。

（4）维生素B_2　黄酶的辅基成分，参与物质代谢，皮肤科主要用于核黄素缺乏症等。

（5）维生素B_6　进入体内后形成多种酶，参与物质代谢，皮肤科主要用于脂溢性皮炎、痤疮、酒糟鼻等。

（6）维生素B_{12}　是多种代谢过程必需的辅酶，皮肤科主要用于带状疱疹后遗神经痛、银屑病及其红皮病等。

（7）维生素PP　烟酸在体内转化为烟酰胺，烟酸具有扩张血管作用，烟酰胺具有促进组织代谢的作用，皮肤科主要用于烟酸缺乏症、光敏性皮炎、肢端动脉痉挛症、冻疮等。

（8）维生素C（抗坏血酸）　具有促进抗体生成，胶原形成，组织修复，部分氧化还原作用，降低毛细血管通透性，加速血液凝固，刺激凝血功能，抗组胺，抑制多巴的氧化及还原为黑色素的作用等。临床用于坏血病，出血性皮肤病如过敏性紫癜、色素性紫癜性皮肤病等，变应性皮肤病如湿疹、荨麻疹、药疹等，色素沉着性皮肤病如黄褐斑等。

（9）维生素E　是一种脂溶性的抗氧化剂，保护多价不饱和脂肪酸免受氧化破坏，维持细胞生物膜的正常结构；大剂量可抑制胶原酶的活性。临床主要用于胶原性疾病如盘状红斑狼疮、硬皮病等，血管性疾病如多形性红斑、过敏性紫癜、结节性红斑等，对预防皮肤衰老、减少皱纹有一定的作用。

11. 其他

（1）氯喹和羟氯喹　通过干扰酶的活性，阻止抗原的加工，阻断自身抗体的产生，抑制巨噬细胞分泌细胞因子而发挥免疫调节作用；通过对前列腺素的抑制而达到抗炎作用；局部运用可减轻紫外线对皮肤的损害。临床主要用于红斑狼疮、干燥综合征、多形日光疹等。不良反应可见眼损害，表现为睫状体调节障碍、角膜一过性水肿、视网膜损害、视野缺损等；也可见中枢神经系统症状、胃肠道症状、药疹及肝肾损害等。羟氯喹的疗效是氯喹2/3，毒性作用是其1/2。

（2）钙剂　钙剂可改善细胞膜的通透性，增加毛细血管的致密性，减少渗出，达到抗过敏作用。皮肤科使用10%葡萄糖酸钙或5%溴化钙静脉缓慢注射治疗过敏性疾病。注射过快可引起心律失常；静脉注射漏出血管外可引起局部组织坏死。

（3）硫代硫酸钠　具有抗过敏作用，皮肤科用于慢性荨麻疹、湿疹、药疹等。

二、外用药物疗法

皮肤的吸收功能是外用药物疗法和美容的理论基础，外用药物疗法是皮肤科治疗的重要方法，科学、合理的使用剂型和外用药物，对提高疗效、减轻不良反应具有重要的意义。

1. 常用剂型、组成、作用及适应证（表5-7）

表5-7　常用剂型、组成、作用、用法及适应证

剂型	组成	作用	用法	适应证
溶液	药物的水溶液	清洁、收敛	清洗、湿敷	急性皮炎大量渗液者
		消炎、止痒	包裹	
洗剂	不溶于水的药物与水混合，又称水粉剂、震荡剂	散热、消炎	外搽	急性、亚急性皮炎无渗液者
		止痒、保护		
粉剂	粉末状药物与（或）赋形混合物	干燥、保护	外搽	急性皮炎无渗液者
		散热、消炎		
酊剂	药物的乙醇溶液或浸液性挥发性药物的乙醇溶液为醑剂）	止痒、消炎	外搽	瘙痒性及真菌性皮肤病等
		杀菌等		
油剂	药物溶解在植物油中或药粉与植物油混合而形成油混悬剂、油膏剂	保护、润滑	外搽、外涂	亚急性皮炎渗液不多或有痂皮者
		消炎、止痒		
		清洁痂皮及收敛		

续表

乳剂	药物、水、油在乳化剂作用下形成，分为水包油型和油包水型，水包油型（也称霜）中油为分散相，水为连续相，能溶解水溶性药物，易清洗；油包水型中水为分散相，油为连续相，不易清洗	清凉、消炎保护、润肤止痒、皮肤渗透性强	外涂表面	急、慢性皮肤病可用作化妆品水包油型用于油性皮肤油包水型用于干燥皮肤
软膏	药物与凡士林、单软膏、动物油混合而成	保护、润肤消炎、止痒、软化痂皮、穿透性强*		慢性皮肤肥厚性疾病
糊剂	含有25%~50%药物的软膏剂型	作用与软膏相似，同时有吸水、收敛作用	外涂	亚急性皮肤病、脓痂性、鳞屑性皮肤病
硬膏	药物、橡胶、树胶等混合后附着在裱褙材料如布、纸上制成	保护性、黏着性、软化皮肤、渗透性强	外贴	慢性、肥厚性、局限性皮肤病
凝胶	药物与高分子化合物、有机溶剂组成	润滑、清凉舒适、透气性强	外涂	急、慢性皮肤病
涂膜剂	药物与挥发性溶剂如丙酮、成膜剂如羧甲基纤维素钠、增塑剂制成	具有弹性和韧性的保护膜	外涂	慢性无渗出的皮肤病
火棉胶	成膜剂为硝化纤维素的涂膜剂	同涂膜剂	外涂	胼胝、鸡眼、寻常疣、跖疣等慢性增殖性皮肤病
气雾剂	药物与高分子成膜剂、液化气体如氟利昂混合而成，又称喷雾剂	保护、消炎方便、密封	喷涂	慢性皮肤病及感染性皮肤病
其他	二甲基亚砜、氮酮等与药物形成的剂型	溶解药物、皮肤穿透作用强	外搽、外涂	慢性皮炎无渗液者

*依次为动物油＞单软膏＞凡士林

2. 外用药物 种类繁多，根据其主要作用归纳为：

（1）清洁剂 清除皮损局部渗出物、脓液、痂皮及外用残留的药物。常用药物：生理盐水用于清洁创面；3%硼酸溶液清洁感染的皮损；0.1%依沙吖啶溶液清洁或湿敷感染的创面和皮损；1/5000高锰酸钾溶液去污清洁、泡洗腐烂的创面；植物油、液体石蜡清除皮损处的痂皮。

（2）保护剂　具有减少摩擦、保护皮肤的矿物质或植物性药物。常用药物：炉甘石（炉甘石洗剂）、氧化锌（单纯扑粉、氧化锌油、氧化锌软膏）、滑石粉、煅石膏（湿疹粉）、淀粉等。

（3）止痒剂　常用药物：1%~5%樟脑、0.2%~2%薄荷、1%~2%石炭酸（又名苯酚）、5%苯佐卡因、1%达克罗宁等，糖皮质激素及中药如野菊花、苦参、蛇床子等。

（4）角质促成剂　具有促进正常角质形成，收缩血管、减少炎症渗出和浸润的作用。常用药物：0.5%~2%水杨酸、3%~5%硫黄、0.1%蒽林（大量使用可引起肝、肠及神经系统中毒）。

（5）角质剥脱剂　使角质层细胞剥脱变薄，或通过吸收表皮水分或液体渗入表皮，使角质层脱落。常用药物：10%~20%水杨酸、10%硫黄、20%~40%尿素、0.5%~5%尿囊素、5%~10%过氧苯甲酰、10%~20%乳酸、10%~15%间苯二酚（雷琐辛）。

（6）收敛剂　具有凝固蛋白质，减少渗出、消炎的作用。常用药物：3%硼酸、0.1%~0.5%硫酸锌、1%~5%钾明矾（明矾、白矾）、30%硫酸镁、0.1%~5%硝酸银用于皮肤黏膜炎症（20%以上硝酸银或硝酸银棒可腐蚀过度增生的肉芽、赘疣、鸡眼）等。

（7）腐蚀剂　腐蚀增生的肉芽组织和赘生物。常用药物：30%~50%三氯醋酸（1%溶液为收敛剂，25%可刺激色素生成，用于白癜风）、20%以上溶液冰醋酸（1%的溶液止痒，7%的溶液收敛用于多汗症，20%~30%的溶液杀菌用于甲癣）、40%~60%水杨酸、纯石炭酸、纯乳酸、5%~10%氢氧化钾、5%~10%氢氧化钠等。

（8）抗菌剂　具有抑菌、杀菌作用。常用药物：1%克林霉素、1%利福平、0.1%~1%氧氟沙星、0.1%~1%雷夫奴尔、5%~10%间苯二酚（0.25%~1%用于角质促成，5%用于角质溶解，20%~40%用于角质剥脱，40%用于腐蚀）、2.5%~10%过氧苯甲酰、0.2%~0.5%呋喃西林、2%莫匹罗星等。

（9）抗真菌剂　具有杀灭或抑制真菌作用。常用药物：5%水杨酸、5%~10%硫黄、5%~12%硫化硒、2%~3%克霉唑、2%咪康唑、1%~2%益康唑、1%~2%酮康唑、1%联苯苄唑、1%特比奈芬等。

（10）抗病毒剂　具有抗病毒作用。常用药物：2%~5%无环鸟苷、1%~5%阿糖腺苷、0.1%~3%酞丁胺、10%~25%足叶草酯及0.5%足叶草毒素等。

（11）杀虫剂　具有杀灭疥虫、虱等寄生虫作用。常用药物：10%硫黄、25%苯甲酸苄酯、40%硫代硫酸钠、10%~20%百部、25%蛇床子等。

（12）遮光剂　具有防止紫外线、可见光伤害皮肤的作用。常用药物：5%对氨基苯甲酸酒精溶液、5%二氧化钛、5%~20%水杨酸苯酯、10%氧化锌等。

（13）光敏剂　增加皮肤对紫外线的敏感性。常用药物：30%补骨脂、0.25%~0.5%防风氯仿（三氯甲烷）、丙酮溶液、甲氧沙林（8-甲氧补骨脂素）等。

（14）脱色剂　具有减轻色素沉着的作用。常用药物：1%~3% 4-异丙基儿茶酚、3%氢醌、20%壬二酸等。

（15）细胞毒性药物　具有抑制细胞分裂、增值的作用。常用药物：20%~25%足叶草酯酒精溶液、5% 5-氟尿嘧啶、0.01%~0.05%氮芥酒精溶液、0.1%争光霉素等。

（16）维A酸类　具有调节表皮代谢的作用。常用药物如0.025%~0.1%维A酸、0.4%维胺酯、他扎罗汀、阿达帕林；不良反应有局部刺激、致畸、提高日光敏感性。

（17）糖皮质激素类　具有抗炎、抗过敏作用，但其作用与药物皮肤的吸收（即药物种类、浓度、基质、使用部位等）有关。目前糖皮质激素种类繁多，分为弱效、中效、强效和超强效四类。常用药物：①弱效如醋酸氢化可的松、醋酸甲基泼尼松龙等；②中效如醋酸氢化泼尼松、氟轻松、曲安奈德等；③强效如丁酸氢化可的松、戊酸倍他米松、双丙酸地塞米松等；④超强效如丙酸氯倍他索、卤米松、氯氟舒松、肤轻松等。不良反应：全身与内服药物一致；局部可见皮肤萎缩、面部酒渣样改变、感染及感染扩散等。糖皮质激素类是常用的皮肤科外用药物，正确选择药物、适当的浓度、合理运用治疗效果最佳，不良反应最小。一般情况下，控制病情不选择最弱激素，根据复发次数增加激素效力，强效激素用于湿疹等，使用要限定时间。

（18）其他　维生素D_3类似物如钙泊三醇，已成为治疗银屑病一线药物。

3. 外用药物使用原则　选择有效的剂型；选择有效的药物；先低浓度药物，后高浓度药物；先选择性质温和的药物，后选择刺激性的药物；局部清洁；如遇药物过敏，立即停药。如急性湿疹皮损表现为红斑、丘疹时，选择洗剂、粉剂；大量渗液时，选择溶液；亚急性湿疹皮损少量渗液时，选择油剂；慢性湿疹皮肤肥厚时，选择软膏；湿疹的发生是由于机体对各种因素易感性强和耐受性差，选择性质温和、无刺激的药物。

三、物理疗法

1. 紫外线疗法　是皮肤科常用的治疗方法，紫外线根据生物学特性分为长波紫外线（简称UVA，波长320~400nm）、中波紫外线（简称UVB，波长280~320nm）、短波紫外线（简称UVC，波长200~280nm）。短、中波紫外线主要被角质层吸收，长波紫外线主要被真皮吸收。紫外线的作用：①红斑形成而有止痛作用，促进局部血液循环，加速组织生长；②色素沉着；③杀菌作用；④通过减少朗格汉斯细胞数量具有调节免疫作用。皮肤科临床运用于毛囊炎、疖、痈、丹毒、带状疱疹，斑秃，玫瑰糠疹，银屑病，白癜风，痤疮等。311nmUVB对银屑病、白癜风效果较好，不良反应较少。治疗皮肤病多采用红斑量（1~5个生物剂量）或亚红斑量（小于1个生物剂量），因此，局部照射时必须测定生物剂量，即在一定距离，机体对紫外线照射12小时后产生可见红斑所需的照射时间，为1个生物剂量。光敏性疾病、活动性肺结核、甲状腺功能亢进、心、肝、肾功能不全者及皮肤恶性肿瘤者禁用。

2. 光化学疗法　光化学疗法是使用光敏剂如8-甲氧补骨脂素后照射UVA治疗部分

皮肤病的方法，又称黑光疗法。其作用机制不完全清楚，大多学者认为由于皮肤光毒反应的发生，使DNA的合成及细胞分裂抑制，同时黑色素细胞的活性增高、数量增加；由于UVA可穿透到真皮，阻止表皮下细胞浸润的作用。临床用于银屑病、白癜风、蕈样肉芽肿、特异性皮炎、扁平苔藓等。治疗方法要正确，药物内服、外用或内外结合，用药2小时后光照最适宜，测定光毒反应最小红斑量，选取合适照射剂量、时间。不良反应与紫外线疗法相似，同时还有致癌、皮肤早衰、日光角化等远期不良反应。

3. 激光治疗　根据发光物质，激光分为气体如二氧化碳激光、液体如染料激光和固体如红宝石激光三类。具有光谱单一，可选择性的作用于特定细胞或组织；相干性好，在谐振过程中，光波叠加形成高能量的光，光能转变为热能，破坏病变组织；方向性强，形成光束，可切割组织、止血；选择不同波长和能量的激光进行不同的皮损治疗。"光热分离"理论在脉冲激光中的运用，提高了激光的选择性治疗作用，使激光仅作用于靶组织，不损伤邻近组织；光热分离作用的使用需要一定波长的激光和适当的脉冲时间，脉冲时间的选择又与靶组织的热释放时间密切相关。人体皮肤组织的色基主要是血红蛋白、黑素和水，吸收一定波长的光波。目前血管性损害多选用黄色激光如铜蒸气激光治疗，黑素性损害多选择红色或红外线激光如紫翠玉激光或YAG激光。皮肤科常用的激光（表5-8）

表5-8　皮肤科常用的激光

激光类型	技术参数	适应证
二氧化碳激光	波长10 600nm，为不可见中红外激光，输出功率10~40W	浅表良、恶性肿瘤
氦氖激光	波长632.8nm，为不可见中红外激光，输出功率10~40W	皮肤黏膜溃疡、斑秃、带状疱疹
铜蒸气激光	波长510.6nm（绿光），578.2nm（黄光），黄、绿光比例1：2，输出功率10W	鲜红斑痣、毛细血管扩张等
氩离子激光	波长488nm及514.5nm，输出功率2~10W	浅表部血管瘤
Q开关红宝石激光	波长694nm，为可见中红光，脉冲时间为20~40ns，光能仅被黑素吸收	太田痣、文身、雀斑、雀斑样痣
脉冲钇铝石榴激光	波长1064nm，为近红外激光，输出功率10~80W	深在的色素性皮肤病如太田痣、文身
闪光灯泵脉冲染料激光	波长577nm，脉冲时间1~350μs及585nm（黄光），脉冲时间400~500μs，光能主要被血红蛋白吸收	鲜红斑痣、毛细血管扩张、杨梅状血管瘤、化脓性肉芽肿等
Q开关紫翠玉激光	波长755nm，脉冲时间100μs	太田痣、文身

4. 光动力疗法（PDT）　光动力疗法（PDT）是相应光源联合运用光敏剂，通过光动力学反应选择性破坏病变组织的治疗新技术，是继肿瘤传统疗法手术、化疗、放疗、免疫之后的新疗法。皮肤科常用的光敏剂5-氨基酮戊酸（ALA）。临床上使用ALA-PDT治疗基底细胞癌、鳞状细胞癌等皮肤肿瘤、尿道尖锐湿疣以及日光角化病、

光老化皮肤、中重度炎性痤疮、皮脂腺增生等。

5. 光子嫩肤术 是一种使用多个连续脉冲光子技术的非剥脱性疗法，即在表皮没有损伤的状态下，通过热损伤使真皮发生结构性的改变，包括胶原增加、毛细血管扩张减少以及黑色素的减少。临床用于逆转光老化或环境因素导致的皮肤损伤，可去除细小皱纹，改变皮肤纹理，粗大的毛孔，消除毛细血管扩张，不规则的色素沉着等。

6. 红外线疗法 红外线是一种不可见光线，分为短波和长波红外线，由热光源产生，短波红外线组织穿透力较强。通过热效应临床用于疖、毛囊炎、甲沟炎、皮肤溃疡、冻疮、静脉炎、硬皮病等。

7. 放射线疗法 是用射线照射治疗皮肤病的方法，皮肤科常用的放射源包括核素、电子束及X线。核素疗法主要用^{32}磷和^{90}锶，其释放的β射线，能量强，穿透力小，作用浅表，临床用于草莓状血管瘤、海绵状血管瘤、瘢痕疙瘩及恶性肿瘤等。电子束结合其他疗法对瘢痕疙瘩有效。X线疗法因其不良反应严重，现临床很少使用。皮肤恶性肿瘤对放疗非常敏感，单纯放疗常能取得治愈的效果。口唇、眼睑、鼻翼和耳等头面部的原发性肿瘤首选放疗。

8. 电疗法

（1）**电解疗法** 利用直流电使机体的电极部位（阴极）产生高浓度氢氧化钠的电解作用，达到组织破坏的目的。临床常用于毛细血管扩张、脱毛、蜘蛛痣、睑黄疣等。

（2）**直流电离子透入疗法** 通过直流电的电场作用，将带电荷的药物导入皮肤，非电离性药物通过电泳进入皮肤，同时直流电增加了药物的渗透而发挥治疗作用。临床常用于手足多汗症（抗胆碱药物或鞣酸导入）、慢性溃疡（锌离子导入）、局限性硬皮病（碘离子导入）等。

（3）**电烙疗法** 利用电热的破坏作用去除病变组织。临床常用于疣、皮肤较小的良性肿瘤等。

（4）**高频电治疗** 高频电治疗是利用高频电流产生的电火花，或电场产生的高热，去除病变组织的治疗方法。

①电火花是由于电极和皮损之间存在间隙而产生，可烧毁破坏组织。

②电干燥是电极接触皮损，高频电流在组织中产生高热，使组织蛋白凝固，破坏组织；高电压、弱电流、单极状电极的电火花、电干燥临床中同时存在，适应于寻常疣、尖锐湿疣、色素痣、脂溢性角化、光线性角化等皮肤赘生物。

③电凝固治疗是利用高频电流在组织中产生热能，使组织蛋白凝固，但不产生炭化；低电压、强电流电凝固治疗浅表的赘生物。

④高频电脱毛是利用低电压、弱电流的高频电热能破坏毛囊而达到永久性脱毛。

9. 水疗法 是利用水的温热作用、机械性作用和（或）其中所含药物的作用预防、治疗疾病的方法，种类繁多如全身性和局部性水疗，冷水浴、温水浴和热水浴、中药浴、高锰酸钾浴，温泉浴、海水浴等。临床上治疗红斑鳞屑性疾病如银屑病、红皮病等，变态反应性皮肤病如慢性湿疹等，感染性皮肤病如疥疮、慢性溃疡等，瘙痒性皮肤病如慢性苔藓样变等。

10. 冷冻疗法 利用制冷剂的低温作用导致组织坏死的治疗方法。主要的制冷剂液氮（-196℃）、二氧化碳（-78.5℃）；由于价格低、使用方便、不用麻醉、可重复使用，广泛地用于皮肤病的治疗如疣、各种痣、化脓性肉芽肿、结节性痒疹、扁平苔藓及浅部良性肿瘤等。不良反应可见疼痛、水肿、水疱及继发感染等。

四、外科手术疗法

皮肤病的外科手术疗法是指用外科理论基础和技术治疗皮肤病的方法，手术与治病、美容关系的正确处理是皮肤外科手术疗法的重要内容。常用的皮肤外科手术疗法如下。

1. 皮肤磨削术 是利用机械磨削手段去除皮肤浅表病变或修复组织达到美容的治疗方法。适应于①痤疮、水痘继发感染、脓皮病、面部播散性粟粒狼疮等疾病遗留的面部瘢痕；②面部色素性疾病如爆炸物引起的粉尘染色、雀斑、雀斑样痣、文身等，浅表良性肿瘤如汗管瘤、皮脂腺痣等；③酒渣鼻、面部毛细血管扩张症、皮肤淀粉样变、慢性单纯性苔藓、面部皱纹或口周放射纹及日光角化等。面部炎症性疾病、出血性疾病、瘢痕体质者禁用。

2. 切割术 用特制的五锋切割刀破坏鼻部的毛细血管扩张和结缔组织增生，达到治疗酒渣鼻和鼻部美容的方法，对酒渣鼻毛细血管扩张明显和鼻赘期效果理想。

3. 皮肤良性肿瘤切除术 皮肤良性肿瘤包括脂肪瘤、纤维瘤、皮脂腺囊肿、皮脂腺痣、疣状痣、黑素痣、脂溢性角化等，手术可达到根治的目的。

4. 皮肤恶性肿瘤切除术 以手术为主的综合疗法是恶性肿瘤治疗主要方法，及时、正确的手术方法决定着恶性肿瘤的治疗效果和预后。皮肤恶性肿瘤的手术方式采用根治性切除术。根据恶性程度一般在病灶外缘扩大0.5~3cm切除，较小的创面可直接拉拢缝合手术切口，较大的创面行植皮术。如果未发现淋巴结转移，一般不做预防性淋巴结切除。

5. 皮肤活组织标本取检术 皮肤活组织标本检查是皮肤性病常用的诊断方法。

适应证：①对皮肤肿瘤，病毒性皮肤病如尖锐湿疣等，角化性皮肤病如汗管角化病等，及部分红斑鳞屑性疾病如银屑病、扁平苔藓有高度诊断价值；②对大疱性皮肤病，肉芽肿性皮肤病，代谢性皮肤病及结缔组织疾病有诊断价值；③对真菌性皮肤病，发现病原体可明确诊断。

手术方法 ①切取法，用于一般活组织标本、位置较深的标本的取材；②环钻法，用于较小标本、浅在标本、易脆标本的取材。

标本固定 切取标本立即放入10%甲醛或95%乙醇中固定；需要做免疫病理时，切取组织进行4℃保存，冰冻处理。

注意事项 避免在关节、皱褶部位取材；选择具有代表性、原发性皮损；取材部位包括周边正常组织；浸润性组织要足够大、深。

6. 自体表皮移植术　是皮肤移植的一种方法，目前皮肤科主要用于白癜风（稳定期）及色素减退性皮肤病的治疗，以负压吸引起疱法最常用。

7. 毛发移植术　毛发移植实际上是带有毛发的皮肤移植，治疗永久性脱发、瘢痕性秃发和脱眉等。临床上打孔头发皮瓣移植术，秃发区皮肤切除术及秃发区皮肤切除术配合皮瓣移植术；眉毛脱失多采用健眉皮瓣移植术或岛状皮瓣移植术。

第三节　中西医结合治疗的思路

中西医结合是我国临床医学的特色，中西医结合治疗皮肤性病学是发挥中、西医各自优势，取长补短，提高临床疗效的医疗模式。以临床疗效为依据，形成中西医结合治疗思路。

首先，"辨病"与"辨证"相结合。病证结合模式已得到了医学界同仁的广泛认可，实践证明也是临床行之有效的方法。辨病即西医诊断疾病，西医是建立在自然科学基础上的生命科学，对疾病的诊断依据客观病理改变，或细胞、分子水平对疾病的认识。皮肤性病病种繁多，很多疾病仅凭肉眼所见难以判断疾病性质，需借助西医的微观手段，如病理、生化、免疫等才能确诊。中医学属于宏观、整体、思辨的传统医学，对皮肤病的认识往往停留于直观所见，对"病"的认识较笼统。故临床上用西医的方法明确诊断（辨病），清楚疾病的性质，再进行辨证论治；体现了对疾病深刻、全面的认识，从而提高了临床治疗的效果。

其次，选择优势病种，灵活运用中西医治疗方法。中医、西医、中西医结合临床医学是治疗皮肤性病的三种方法；有些病种西医治疗效果好，如以激素为主治疗系统性红斑狼疮、重症药疹；系统或局部应用抗真菌药物治疗浅部真菌病；选用抗生素治疗梅毒、淋病等感染性疾病，皮肤恶性肿瘤手术治疗优势明显。而有些疾病，如慢性湿疹、泛发型白癜风、复发性斑秃、寻常型银屑病等，病因及病变机制复杂，常为多因素所致。采用中医辨证论治，通过整体调节，多层次、多靶点作用往往收到理想疗效。对这些治法进行有机的融合，临床效果明显提高，不良反应减少，医患较为满意。

第三，善于联合用药，中西药的优势互补。在临床治疗方案的选择上，中西药常可联合使用。由于其作用靶点的差异，联合用药可产生：①协同作用。如带状疱疹初起，及时、足量使用抗病毒制剂，有利于抑制病毒大量繁殖，从而控制病变进展、减少神经损害。然而对于疼痛的缓解，单用抗病毒制剂还达不到理想效果。通过中医辨证论治，使用疏肝理气、解毒活血为主的方药，就有很好的止痛作用。②减少不良作用。如糖皮质激素治疗系统性红斑狼疮疗效满意，是临床首选。但由于激素的长期使用，不可避免地出现向心性肥胖、骨质疏松、免疫功能下降等不良反应。依据中医"审证求因，辨证论治"理论，患者多存在脾肾两虚、肝肾虚损等证，配合补脾益气，滋养肝肾等方药进行整体调节，就可减轻激素的不良反应。③提高依从性。中医在整体观念指导下辨证用药，有较好的"治本"作用。但对于一些顽固性疾病如慢性光化性皮炎、皮肤瘙痒症、慢性荨麻疹等，需较长时间坚持治疗。在辨证论证基础上适当配合使用抗组胺药物，既可迅速止痒，又能整体调节，可提高患者的依从性。

第四，加强临床科研。临床科研是推动学科发展，提高临床疗效的重要手段。皮肤性病学无论是基础研究还是治疗手段都取得了长足进步，但对一些严重影响人们生活质量的常见病、多发病，如白癜风、银屑病等，治疗效果有待进一步提高。怎样汲取基础研究的成果，根据循证医学原理，发挥中西医各自优势，提高临床疗效，是目前面临的重要课题。

复习思考题

1. 皮肤性病中医治疗的常见证型和方剂是什么？
2. 抗组胺药的作用、适应证是什么？
3. 糖皮质激素的作用、适应证、使用方法是什么？
4. 皮肤科常用的剂型是什么？使用原则是什么？
5. 中西医结合治疗的思路是什么？

第六章　皮肤性病的预防和调护

要点导航

根据皮肤性病的病因、发病机制采取相应的预防措施是预防的主要内容，正确的调护措施是防止皮肤性病发生、发展和复发的重要内容。

第一节　皮肤性病的预防

皮肤性病严重的危害着患者的身心健康，影响着生存质量和生活质量。预防为主是我国卫生工作的重要内容。根据皮肤性病的发生发展规律，结合我国的实际情况，采取有效的预防措施，减少皮肤性病的发生，提高生活质量。

建立健全防治机构是预防工作的组织保证，加强专业队伍建设形成预防工作的有生力量。提高人民物质文化生活水平、加强营养、改善居住和工作环境，增强体质，注意个人卫生，普及医药卫生知识是预防的基本措施。

根据皮肤性病的病因、发病机制采取相应的预防措施。对感染性疾病，皮肤清洁、减少致病菌的数量，防止外伤、避免致病菌的入侵；对传染性疾病，消除传染源，切断传染途径，增强抵抗力；杜绝多个性伴侣，安全的性行为是预防性传播性疾病的重要方法；了解患者的体质状况（过敏体质），寻找可疑过敏原，避免过敏性疾病的发生；目前原因不明的红斑鳞屑性疾病、瘙痒性疾病，积极寻找诱因，避免反复发生或加重；提倡适龄生育，孕期产前检查，发现异常，终止妊娠，严禁近亲结婚，避免遗传性皮肤病的发生；避免日光长期、过度曝晒、接触致癌物质是预防皮肤恶性肿瘤的重要措施；皮肤美容方法正确选择，避免导致皮肤病的发生或毁容。

第二节　皮肤性病的调护

保持良好的心理状态，情绪稳定，避免斑秃、慢性单纯性苔藓、湿疹、银屑病等皮肤病的发生或加重。

合理饮食，加强营养，加速感染性疾病的痊愈；禁食"发物"，避免湿疹、荨麻疹，银屑病、痤疮等皮肤病的发生或加重。

调摄寒温，适应环境，减少荨麻疹、多形红斑等皮肤病的发生。参与室外活动，提高对日光的耐受性。避免曝晒，防止皮肤光损伤及日光性多形疹、皮肤肿瘤的发生。

清洁皮肤、毛发，保持皮肤、毛发的健美状态。

衣着宽松舒适，避免皮肤过度搔抓，防止对皮肤的刺激和损伤。

合理选择护肤及皮肤美容方法，化妆品使用不当可引起皮肤病的发生。

树立健康的性观念，洁身自爱，防止性病的发生。

合理用药，规范治疗，预防药疹的发生。

劳逸结合，睡眠充足，保持健康的精神状态。戒烟、少量饮酒，消除不良生活习惯对健康的影响。积极治疗全身性疾病，为皮肤健美提供良好的内在环境。

复习思考题

皮肤性病的预防措施是什么？如何调护？

第七章　皮肤的保健与美容

要点导航

　　皮肤是人体的重要器官，皮肤的外观特征状态体现着皮肤的美感程度，皮肤类型与皮肤保健、美容、皮肤病的诊治有密切的关系，多种因素影响着皮肤的健康，合理的保健方法，无创伤性的皮肤病治疗手段，形成了皮肤美容的理论体系。

　　皮肤是覆盖于人体体表的器官，具有一定的结构和生理功能；对维护内环境的平衡发挥着重要的作用，与各系统存在着密切的联系，生理状态下相互依存，病理状态下相互影响。皮肤是人体的天然外衣，健康的皮肤具有美感，构成医学人体美的重要组成部分。

第一节　皮肤的保健

一、皮肤的外观特征

　　皮肤的结构和功能形成了皮肤的外观特征如肤色和毛发的色泽、湿润度、光洁度、皮肤纹理、弹性等，外观特征决定着皮肤的健康状态，体现着皮肤的美感程度。

　　1. 肤色、毛发的色泽　主要是由皮肤内黑素的含量和分布、皮肤血液循环状况、皮肤对光线的反射及角质层的厚度等因素决定；同时，人类的肤色、毛发的色泽受遗传因素的影响而表现为白色、黄色和黑色。健康美丽的肤色表现为白里透红、色素分布合理。黑素是由黑色素细胞合成，但受到各种因素的影响如紫外线照射、内分泌因素、营养物质代谢因素、炎症和免疫因素等；皮肤血液循环状况与皮肤血管的密度、血流的携氧量、红细胞中血红蛋白的含量及有效循环血量有关；皮肤对光线的反射主要与皮肤的光滑平整度有关；角质层的厚度直接影响着肤色的外观。毛发的色泽是由黑色素的含量和机体的健康状态决定的。

　　2. 湿润度　皮肤角质层具有吸湿性和保湿性，角质层的吸湿性和保湿性形成了娇嫩的皮肤状态，与年龄、部位、皮脂膜和内外环境因素有密切的关系；是皮肤对水屏障和分泌排泄功能的重要体现。皮肤浸渍和干燥、皲裂状态是湿润度改变的表现。

　　3. 光洁度　皮肤的光滑和清洁度与皮肤的代谢和外界环境有关，健康的皮肤质地均匀，光洁有度；外界环境因素的影响、炎症的发生造成皮肤光洁度的改变。

4. 皮肤纹理 是由真皮纤维束的排列和牵拉作用形成，表皮出现皮沟、皮嵴的外在特征。健康的皮纹细小、表浅；指（趾）纹的特征性是个体身份的标志，皮肤老化出现皱纹。皮肤萎缩则皮纹消失；皮肤纤维变性和增生的病变则皮纹增粗、加深。

5. 弹性 皮肤的含水量、伸缩性及皮下脂肪的厚度等决定着皮肤弹性，健康的皮肤质地柔韧而富有弹性。

二、皮肤的类型

皮肤的类型是由遗传决定，是体质状态在皮肤的表现，与皮肤保健、美容，与皮肤病的发生、发展、诊治、预防有一定的关系。根据皮肤的特点分为以下类型。

1. 油性皮肤 角质层含水量20%左右，pH<4.5，皮脂腺分泌旺盛，皮肤外观油腻光亮，毛孔粗大，肤色较深，弹性良好，对外界环境的适应性强。由于皮脂腺分泌旺盛，易黏附灰尘，痤疮、脂溢性皮炎等皮肤病多发。

2. 中性皮肤 角质层含水量10%~20%左右，pH 4.5~6.5，皮脂腺分泌适中。皮肤外观光滑细嫩润泽，有弹性，是理想的皮肤类型。

3. 干性皮肤 角质层含水量10%以下，pH>6.5，皮脂腺分泌量少。皮肤外观干燥，皮纹细、毛孔不明显，皮肤时常有紧绷感，对外界环境的适应性差。易出现皮肤皲裂、脱屑，

4. 混合性皮肤 油性、中性、干性皮肤同时存在的皮肤类型，在面部皮肤表现最为明显。

5. 敏感性皮肤 过敏性体质的患者，是对外界环境的适应性低，敏感性高的皮肤类型。易发生各种过敏性皮肤病。

6. 老化性皮肤 皮肤衰老的类型，皮肤外观松弛、干燥、光泽缺失，易发生皱纹。

三、影响皮肤健康的因素

皮肤的健康需要皮肤结构的支持，生理功能的完善。影响皮肤结构和功能的内外因素、局部和全身因素都与皮肤病的发生、美容状况有关。

1. 皮脂膜 由皮脂腺分泌的皮脂液和汗腺分泌的汗液乳化形成的半透明乳状薄膜。皮脂液中的游离氨基酸、乳酸盐、尿酸和尿素是皮肤天然的保湿因子，对保持皮肤的湿润度起着重要的作用，皮脂膜中的皮脂液可抑制皮肤上细菌的生长，防止感染性疾病的发生。皮脂膜的减少或缺失可引起皮肤瘙痒症、感染性疾病的发生。

2. 皮肤敏感性 敏感性皮肤易发生过敏性疾病，对外界环境的耐受性低，易发生各种皮炎。

3. 理化及生物因素 外界光线、温度、湿度、风等物理性因素影响着皮肤的性状；药物、酸碱物质影响着皮肤结构和功能，化妆品改变着皮肤的状态，各种微生物

可引起感染性皮肤病的发生。

4. 皮肤老化　皮肤自然衰老是生物生命过程中的自然规律，内外环境对皮肤老化的影响是客观存在的，恶劣的外部环境如长久的日光照射，营养状况不良，内分泌疾病的存在，免疫功能的异常均可加速皮肤的老化；合理的皮肤保养，保持健康的状态则会延缓皮肤的衰老。

5. 身体状况　皮肤与各个系统、器官保持着密切的联系，全身性疾病、营养因素、精神状态、睡眠状况等对皮肤性状也有很大的影响。

四、皮肤的保健

维护皮肤的健康，体现皮肤的美感，延缓皮肤的衰老，防止皮肤病的发生是皮肤保健的重要内容。

1. 皮肤清洁　是皮肤保健的首要任务，皮肤是人体体表器官，与外部环境接触密切，外界污物沉积，常驻微生物的存在，皮肤分泌物、排泄物的产生，脱落代谢产物的形成影响着皮肤的光洁度，及时清洁才能保持皮肤的健美。

2. 合理的护肤　化妆品的合理使用，皮肤按摩，避免强光的曝晒，对皮肤的保健，延缓皮肤的衰老起着一定的作用。

3. 增强皮肤对外界环境的适应性　适应环境是生物生存的法则，增强皮肤对外界环境的适应性，维护皮肤的健康，对预防皮肤病的发生有着积极作用。

4. 养成良好的生活习惯　情绪稳定、心情舒畅、充足的睡眠、对维持机体内环境的平衡，维护皮肤的健康状态非常重要。戒烟、少饮酒也是皮肤保健的内容。

5. 饮食合理　营养丰富的食品含有蛋白质、脂肪、碳水化合物、维生素和微量元素等物质，是皮肤代谢的必需物质，是皮肤的健康必需物质；新鲜的蔬菜、水果含有大量的营养物质和纤维，对保持大便通畅，清除肠道的毒素有一定的作用。

第二节　皮肤的美容

皮肤美容是皮肤在健康基础上的美丽状态，与各民族、地域的文化背景息息相关，与年龄、性别相适应。皮肤病是影响皮肤美的主要因素，皮肤老化有碍皮肤美感，随着皮肤病治疗手段的增多，无创伤性治疗方法的运用，皮肤美容亚学科的兴起，皮肤美容已成为皮肤科的重要内容。

1. 激光美容　是近年来国内外发展较快、疗效显著的美容技术。不同波长的激光选择性的作用于皮肤中的色基（色素、血红蛋白、水）而治疗色素性皮肤病和血管性皮肤病如雀斑、太田痣、鲜红斑痣、面部毛细血管扩张症等；激光对增生性皮肤病如疣、浅表肿瘤等的破坏性治疗；光子嫩肤术是激光作用于真皮对皮肤老化的治疗，细小皱纹的去除。这些皮肤病的治疗、老化的处理，消除了影响皮肤美容的外观表现。

2. 防皱与除皱术　防皱是通过各种措施延缓皮肤老化的发生，良好的生活习惯，合理饮食，恰当的护肤品使用，皮肤按摩，避免强光对皮肤的损伤等都可以达到防皱的目的；除皱术是利用各种方法消除皱纹。目前方法较多如手术除皱、嫩肤术、肉毒杆菌毒素的局部注射、胶原填充术等。

3. 倒模与面膜 是利用中西医结合理论，集药物、按摩、理疗为一体的皮肤保健、部分皮肤病防治的皮肤美容方法。临床上用于皮肤保养、皮肤增白以及寻常性痤疮、黄褐斑的治疗。

4. 遮盖术和文刺术 遮盖术是用外用制剂或化妆品涂抹于异色皮损处，改变异色为肤色或接近肤色的皮肤美容方法，方法简单，可反复使用。文刺术是利用针刺技术将色素颗粒置入表皮或真皮部位，形成颜色改变，达到彰显皮肤美容的目的，如文眉、唇红、唇线等。

5. 化学剥脱术、皮肤外科手术、皮肤磨削术、切割术等 对增生性皮肤病、表浅瘢痕的治疗消除了影响皮肤形态的因素，增强了皮肤美感；自体表皮移植术对白癜风的治疗，毛发移植术对头发、眉毛缺失的修补等都为皮肤美容亚学科的形成增加了重要的内容。

复习思考题

1. 影响皮肤美容的因素及皮肤保健的方法是什么？
2. 无创伤性的皮肤美容方法是什么？

各 论 >>>

第八章 病毒性皮肤病

病毒性皮肤病是指由病毒感染引起的以皮肤黏膜病变为主的一类可传播疾病。不同病毒感染所引起的皮损存在很大差别，根据其临床皮损特征本组疾病可表现为新生物型（如各种疣）、疱疹型（如单纯疱疹、带状疱疹、水痘、手足口病等）和红斑发疹型（传染性红斑、麻疹、风疹）。

第一节 单纯疱疹

单纯疱疹（herpes simplex）是由单纯疱疹病毒引起的急性疱疹性皮肤病。中医称为"热疮"、"热气疮"等。临床特点：好发于皮肤黏膜交界处的簇集性局限性水疱，自觉灼热、瘙痒，多在1周后痊愈，但易于复发。

病因病理

一、中医病因病机

外感风热毒邪，客于肺胃二经，蕴蒸皮肤而生；或由反复发作，热邪伤津，阴虚内热所致；或素体阴虚，复感风热毒邪，所致反复发作。

二、西医病因及发病机制

单纯疱疹病毒可存在于感染者的疱液、口鼻和生殖器分泌物中，可分为Ⅰ型和Ⅱ型。Ⅰ型初发感染发生在儿童，通过接吻或公用餐具传播，主要引起生殖器以外的皮肤黏膜及脑部感染；Ⅱ型初发感染主要见于青年人或成人，通过密切性接触传播，主要引起生殖器部位或新生儿感染。单纯疱疹病毒侵入皮肤黏膜后，可先在局部增殖，形成初发感染，以后可沿神经末梢上行至支配病损区域神经的神经节内并长期潜伏，当受到某种因素激惹后病毒可活化致病，表现为疱疹复发。两型间存在交叉免疫。

诊 断

一、临床表现

原发感染潜伏期2~12天，平均6天。临床对于首发症状无法判断是原发还是复发感染，故宜分为初发型和复发型，前者相对皮损范围广泛，自觉症状明显，病程稍长。

1. 初发型

（1）疱疹性龈口炎 较为常见，多见于1~5岁儿童。好发于口腔、牙龈、舌、硬腭、软腭、咽等部位。皮损表现为迅速发生的群集性小水疱，很快破溃形成浅表溃疡，也可开始即表现为红斑、浅溃疡。口腔疼痛较明显，可伴有发热、咽痛及局部淋巴结肿痛。病程1~2周。

（2）新生儿单纯疱疹 70%患者由单纯疱疹病毒Ⅱ型所致，多经产道感染。一般出生后5~7天发病。表现为皮肤（尤其是头皮）、口腔黏膜、眼结膜出现水疱、糜烂，严重者可伴有发热、呼吸困难、黄疸、肝脾肿大、意识障碍等。可分为皮肤-眼睛-口腔局限型、中枢神经系统型和播散型，后两型病情凶险，预后极差。

（3）疱疹性湿疹 又名Kaposi水痘样疹，常发生于患湿疹或特应性皮炎的婴幼儿，常由单纯疱疹病毒Ⅰ型所致。多见于躯干上部、颈部和头部。皮损表现为原皮损处红肿并出现散在密集水疱或脓疱，融合成片，水疱中央有脐凹，周围有红晕。病情严重者可在1周内泛发全身，可伴有发热等全身症状。

（4）接种性单纯疱疹 皮损为限于接触部位的群集性水疱。发生于手指者表现为位置较深的疼痛性水疱，称疱疹性瘭疽。

（5）疱疹性角膜结膜炎 角膜可形成树枝状或深在圆板状溃疡，严重者可发生角膜穿孔导致失明，可伴有结膜充血和水肿。

2. 复发型 指部分患者原发感染消退后，受到诱发因素刺激下，于同一部位反复发作，多见于成年人。好发于口周、鼻腔开口周围、外阴，也可见于面部或口腔黏膜等部位。发作初期局部常自觉灼热，随后出现红斑、簇集状小丘疹和水疱，可相互融合，数天后水疱破溃形成糜烂、结痂，继而愈合（图8-1）。病程1~2周。

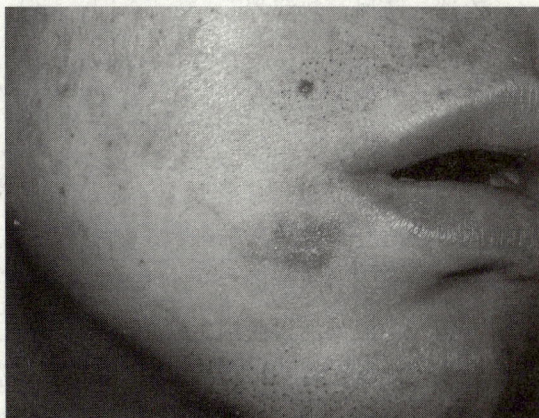

图8-1 单纯疱疹

二、实验室检查

皮损处刮片做细胞学检查，如见到多核巨细胞和核内嗜酸性包涵体，或用PCR检测疱液中单纯疱疹病毒DNA有助于本病的诊断；病毒培养鉴定是诊断单纯疱疹病毒感染的金标准。

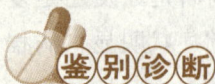

鉴别诊断

单纯疱疹与带状疱疹及脓疱疮的鉴别（表8-1）。

表8-1　单纯疱疹与带状疱疹及脓疱疮的鉴别诊断

病名	单纯疱疹	带状疱疹	脓疱疮
病原体	单纯疱疹病毒	水痘-带状疱疹病毒	球菌感染
好发部位	皮肤黏膜交界处	沿神经分布排列	头面、四肢等暴露部位
皮损特点	簇集性局限性水疱	簇集性水疱	散在性脓疱，表面有脓痂
自觉症状	灼热、瘙痒	神经痛	瘙痒、破后糜烂时疼痛

治疗

治疗原则：抗病毒，缩短病程，防止继发细菌感染和全身播散，减少复发和传播机会。

一、中医治疗

1. 辨证论治

（1）肺胃热盛证

证候：群集小疱，灼热刺痒；轻度周身不适，心烦郁闷，大便干，小便黄；舌质红，苔黄，脉弦数。

治法：疏风清热解毒。

方药：辛夷清肺饮合竹叶石膏汤加减。

中成药：银翘解毒丸。

（2）阴虚内热证

证候：疱疹间歇发作，反复不愈，红肿斑片，上有簇集性丘疱疹；口干唇燥，午后微热；舌质红，苔薄，脉细数。

治法：养阴清热解毒。

方药：增液汤加板蓝根、紫草、生薏苡仁。

2. 外治　局部外用药以清热、解毒、燥湿、收敛为主。疱疹初起，水疱未破，以紫金锭磨水或青黛散油调外搽；亦可局部酒精消毒，用三棱针或一次性5号注射器针头浅刺放出疱液；疱破糜烂、渗液，以马齿苋煎水外洗或湿敷，然后青黛膏、黄连膏等外搽。

二、西医治疗

1. 内用药物

（1）选用阿昔洛韦，或伐昔洛韦，或泛昔洛韦，疗程均为7~10天。复发型应采用间歇疗法，最好在出现前驱症状或皮损出现24小时内开始治疗，疗程均为5天。

（2）频繁复发者（1年复发6次以上）连续口服6~12个月。

2. 外用药物 以收敛、干燥和防止继发感染为主。可选用3%阿昔洛韦软膏、1%喷昔洛韦乳膏或炉甘石洗剂；继发感染时可用0.5%新霉素霜、莫匹罗星软膏；对疱疹性龈口炎应保持口腔清洁，并用1∶1000苯扎溴铵（新洁尔灭）溶液含漱。

三、中西医结合治疗思路

1. 单纯疱疹是有自愈性的病毒感染性皮肤病，治疗的目的是减轻症状、缩短病程，防止继发细菌感染，一般情况下，单用中医或西医治疗方法均有效。

2. 为有效防止复发，体质虚弱的病人治疗以益气养阴清热或健脾化湿为主，不可过用苦寒之品。

预防与调护

1. 对反复发生者，应除去诱发因素。
2. 保持局部清洁，促使局部干燥结痂，防止继发感染。
3. 饮食宜清淡，忌辛辣炙煿、肥甘厚味。

第二节 带状疱疹

带状疱疹（herpes zoster）是由水痘-带状疱疹病毒引起，以皮肤出现簇集性水疱，呈带状分布，痛如火燎为特征的疱疹性皮肤病。中医称为"蛇串疮"、"缠腰火丹"等。临床特点：皮肤上出现集簇性水疱，沿一侧周围神经分布区出现，局部疼痛。

病因病理

一、中医病因病机

情志内伤，肝气郁结，久而化火，外溢肌肤而发；年老体弱者，血虚肝旺，湿热毒蕴所致；外邪入里或久病导致气血凝滞，经络阻塞不通，以致疼痛剧烈，病程迁延。

二、西医病因及发病机制

水痘-带状疱疹病毒经呼吸道黏膜进入血液形成病毒血症，发生水痘或呈隐性感染，病毒以后长期潜伏于脊髓后根神经节或颅神经的感觉神经节内，当机体受到某种刺激（如创伤、疲劳、恶性肿瘤或病后虚弱等），导致机体抵抗力下降，潜伏病毒被激活，沿感觉神经轴索下行，到达该神经所支配区域的皮肤内复制，产生水疱，同时受累神经发生炎症、坏死，产生神经痛。

诊 断

临床表现

本病春秋季节多见，好发于成人，发病率随年龄增大而呈显著上升。

1. 典型表现 发疹前可有轻度乏力、低热、纳差等全身症状。

好发部位依次为肋间神经、颈神经、三叉神经和腰骶神经支配区域。皮损沿某一周围神经呈带状排列，多发生在身体的一侧，一般不超过正中线（图8-2）。

患处出现红斑、丘疹，簇集性水疱，疱壁紧张发亮，疱液澄清，外周绕以红晕；随着炎症的控制，水疱干涸、结痂，脱落后留有暂时性淡红斑或色素沉着，病程一般2~4周。

神经痛为本病特征之一，可在发病前或伴随皮损出现，老年患者常较为剧烈。本病愈后可获得较持久的免疫。

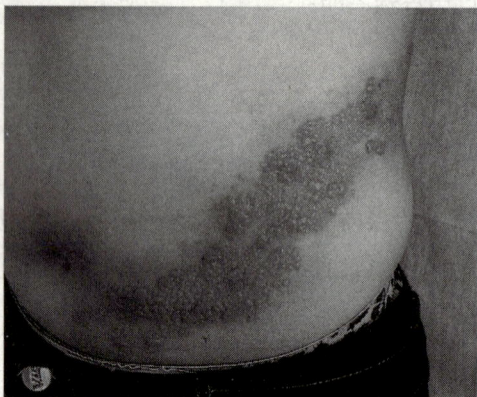

图8-2 带状疱疹

2. 特殊表现

（1）眼带状疱疹 系病毒侵犯三叉神经眼支，多见于老年人，疼痛剧烈，可累及角膜形成溃疡性角膜炎。

（2）耳带状疱疹 系病毒侵犯面神经及听神经所致，表现为外耳道或鼓膜疱疹。膝状神经节受累同时侵犯面神经的运动和感觉神经纤维时，可出现面瘫、耳痛及外耳道疱疹三联征，称为Ramsay-Hunt综合征。

（3）带状疱疹后遗神经痛 带状疱疹常伴有神经痛，在发疹前、发疹时以及皮损痊愈后均可伴有，但多在皮损完全消退后或1个月内消失，少数患者神经痛可持续超过4周，称为带状疱疹后遗神经痛。

（4）其他不典型带状疱疹 与患者机体抵抗力差异有关，可表现为顿挫型（不出现皮损仅有神经痛）、不全型（仅出现红斑、丘疹而不发生水疱即消退）、大疱型、出血型、坏疽型和泛发型（同时累及2个以上神经节产生对侧或同侧多个区域皮损），病毒偶可经血液播散产生广泛性水痘样疹并侵犯肺和脑等器官，称为播散型带状疱疹。

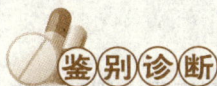

鉴别诊断

单纯疱疹：好发在皮肤黏膜交界处的水疱，自觉灼热、瘙痒，病程1周左右，易复发。

治疗

治疗原则：中医早期以清热利湿为主，后期以活血通络止痛为主，体虚者应扶正祛邪与通络止痛并用；西医为抗病毒、止痛、消炎、防治并发症。

一、中医治疗

1. 辨证论治

（1）肝经湿热证

证候：皮损鲜红，灼热疼痛、疱壁紧张；口苦咽干，心烦易怒，大便干燥或小便黄；舌质红，苔薄黄或黄厚，脉弦滑数。

治法：清肝泻火，解毒止痛。

方药：龙胆泻肝汤加减。炎症明显者加紫草、板蓝根；疼痛明显者加元胡、郁金、丹参；发于颜面者，加野菊花、牛蒡子。

中成药：龙胆泻肝丸。

（2）气滞血瘀证

证候：皮疹减轻或消退后局部疼痛不止，痛不可忍，坐卧不安，迁延数月或更长时间；舌质黯，苔白，脉弦细。

治法：理气活血，通络止痛。

方药：柴胡疏肝散合桃红四物汤加减。疼痛明显者加元胡、乳香、没药、三七粉；心烦失眠者加酸枣仁、珍珠母、夜交藤。

中成药：元胡止痛片。

2. 外治 初起疱疹未破时，外用三黄洗剂、炉甘石洗剂；或鲜马齿苋捣烂外敷，或用炉甘石洗剂调青黛散外涂，每日2~3次。若水疱破溃，糜烂渗液，用中药溶液湿敷如黄柏、苍术、马齿苋各30g，水煎500ml，局部湿敷。或用四黄膏或青黛膏外涂。若水疱不破或水疱较大者，可用三棱针或消毒针头挑破，使疱液流出，以减轻疼痛。

3. 针刺治疗 针刺取穴内关、阳陵泉、足三里、皮损部位相应的同侧夹脊穴；皮损局部周围卧针平刺，留针30分钟，每日1次。或阿是穴强刺激。疼痛日久者加支沟，或加耳针刺肝区，埋针3天。

二、西医治疗

1. 内用药物

（1）抗病毒　早期、足量抗病毒治疗，有利于减轻神经痛，缩短病程。用阿昔洛韦，或伐昔洛韦，或泛昔洛韦口服或阿糖腺苷，缓慢静滴。疗程均为7天。

（2）止痛　可选用解热镇痛药如去痛片、布洛芬、吲哚美辛等。

（3）糖皮质激素　应用尚有争议，多认为及早合理应用可抑制炎症过程，减轻疼痛。主要应用于病程7天以内，无其他疾病的老年患者，可口服泼尼松20~30mg／日，疗程1周左右。

（4）营养神经　口服或肌注维生素B_1、B_{12}，有助于恢复神经损害。

2. 外用药物　红斑、丘疹、水疱者，外用炉甘石洗剂，每日数次；水疱干枯结痂者，阿昔洛韦软膏、喷昔洛韦软膏外搽。

3. 物理治疗　氦氖激光、紫外线或频谱治疗仪照射等可缓解疼痛、提高疗效。

三、中西医结合治疗思路

1. 轻症者中医治疗即可，初期以清热利湿祛邪为主，后期以活血通络止痛为主，体虚者应扶正祛邪与通络止痛并用。重症者在运用中医治疗的同时可配合应用糖皮质激素、抗病毒、止痛西药，而且一定要标本兼顾，内外合治。

2. 带状疱疹后遗神经痛的病人以中医中药配合针灸、理疗为佳，中医辨证大多为气滞血瘀，治疗应以活血化瘀、通络止痛为主。

预防与调护

1. 保持心情舒畅；注意劳逸结合。
2. 合理饮食，加强营养。
3. 皮损局部保持干燥、清洁。

典型病案

王某，男，63岁，干部。主诉：胸背部剧痛半年。半年前无明显诱因胸背部皮肤出现丘疹、水疱，伴疼痛，在当地医院诊断为"带状疱疹"，具体治疗不详，1月后水疱消退，但刺痛明显，尤以夜间为甚，不得入眠，遂来求治。刻下症见胸背部水疱消退后痕迹，色素沉着，呈带状，拒按；舌质淡红，苔薄白，脉弦。既往体健。诊断：带状疱疹后遗神经痛（气滞血瘀证）。治宜理气活血，通络止痛。方用逍遥散合桃红四物汤加减。柴胡12g，当归15g，黄芩12g，郁金12g，青、陈皮各12g，川芎12g，赤、白芍各15g，丹参20g，三七粉3g（冲服），元胡12g，生甘草6g。用法：每日1剂，水煎400ml，分早、晚服。针刺取穴内关、阳陵泉、足三里、皮损部位相应的同侧夹脊穴，局部周围卧针平刺，留针30分钟，用泻法，每日1次，10次为1疗程。频谱治疗仪照射，每日1次，10次为1疗程。调护：保持心情舒畅，注意劳逸结合。复诊：去黄芩，加酸枣仁15g，夜交藤15g。经3周治疗后，疼痛基本消失，临床痊愈。

第三节 疣

疣（verruca，wart）是由人类乳头瘤病毒感染皮肤黏膜所引起的良性赘生物，临床上常见有寻常疣、扁平疣、跖疣和尖锐湿疣等，疣状表皮发育不良也被认为与人类乳头瘤病毒感染密切相关。中医称为"千日疮"、"疣目"、"枯筋箭"、"瘊子"、"刺瘊"、"扁瘊"、"线瘊"等。临床特点：皮肤有赘生物，多无自觉症状。

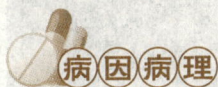

病因病理

一、中医病因病机

肝失濡养，失其藏血之功，导致血枯生燥，经气外发于肌肤，复遭风热毒邪相乘，而致血瘀，肌肤不润而生枯筋箭。跖疣多由局部气血凝滞而成，外伤、摩擦常为其诱因。

二、西医病因及发病机制

人类乳头瘤病毒通过皮肤黏膜微小破损处，进入细胞内并复制、增殖，致上皮细胞异常分化和增生，引起上皮良性赘生物。

诊断

一、临床表现

1. 寻常疣 可发生于身体的任何部位，但以手部为多，手在水中长期浸泡是常见的诱发因素（图8-3）。

典型皮损为黄豆大小或更大的灰褐色、棕色或皮色丘疹，表面粗糙，质地坚硬，可呈乳头瘤状增生，呈半球形或多角形，散在或单发。

发生在甲周者称甲周疣；发生在甲床者称甲下疣；疣体细长突起伴顶端角化者称丝状疣，好发于颈、额和眼睑；疣体表面呈参差不齐的突起者称指状疣，好发于头皮及趾间。

2. 跖疣 本病系发生于足底的寻常疣。可发生于足底的任何部位，但以足底压力点，特别是跖骨的中部区域为多。

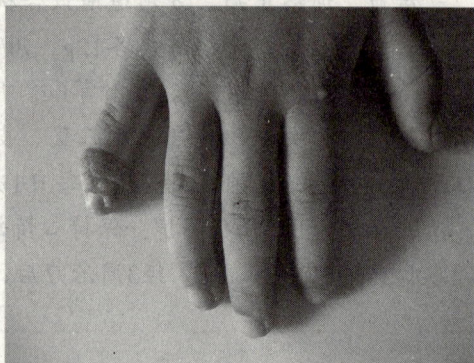

图8-3 寻常疣

皮损初起为细小发亮的丘疹，渐增至黄豆大小或更大，因受压而形成淡黄或褐黄色胼胝样斑块或扁平丘疹，表面粗糙，界限清楚，边缘绕以稍高的角质环，去除角质层后，其下方有疏松的角质软芯，可见毛细血管破裂出血而形成的小黑点，若含有多个角质软芯，称为镶嵌疣。

自觉疼痛，也可无任何症状。

3. 扁平疣 好发于青少年的颜面、手背及前臂，又称青年扁平疣（图8-4）。

典型皮损为米粒至黄豆大小的扁平隆起性丘疹，圆形或椭圆形，表面光滑，质硬，正常肤色或淡褐色，多骤然出现，数目较多且密集。搔抓后皮损可呈串珠状排列，即自体接种反应或Koebner现象。

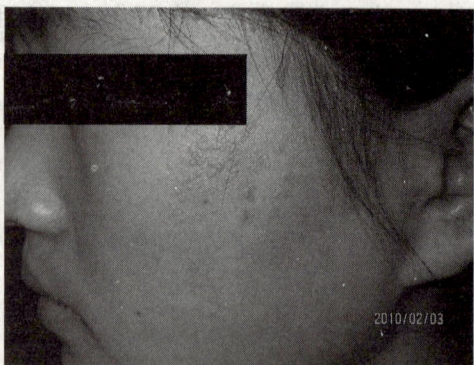

图8-4 扁平疣

病程慢性，多可自行消退，少数患者可复发。

4. 生殖器疣 又称尖锐湿疣，详见第二十四章。

二、组织病理学检查

不同类型疣的组织病理表现有差异，但均以颗粒层、棘层上部细胞空泡化和电镜下核内病毒颗粒为共同特征，可伴有角化过度、角化不全、棘层肥厚和乳头瘤样增生等。

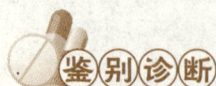
鉴别诊断

1. 扁平疣与扁平苔藓鉴别 后者多发于四肢伸侧、背部、臀部；皮损为多角形扁平丘疹，表面有蜡样光泽，多数丘疹可融合成斑片，色暗红；一般瘙痒剧烈。

2. 跖疣与鸡眼及胼胝的鉴别 见表8-2。

表8-2　跖疣与鸡眼及胼胝的鉴别诊断

病名	跖疣	鸡眼	胼胝
病因	人类乳头瘤病毒感染	挤压	长期摩擦、压迫
好发部位	足跖	足跖、趾、足缘	足跖前部、足跟
皮损特点	圆形灰黄色角化斑块，中央凹陷，较软，表面粗糙无皮纹，外周角化环，易见出血点	损害为圆锥形的角质栓，外围透明黄色环，如鸡眼状	蜡黄色角质斑片，中央略增厚，范围较大，表面光滑，皮纹清楚，边缘不清楚
数目	可较多	单发或几个	1~2片
疼痛与压痛	挤捏时明显	压痛明显	无或轻微

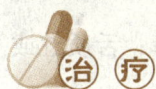

治疗

治疗原则：以局部外治为主，当皮损数目较多或久治不愈者需配合内用药物治疗。

一、中医治疗

1. 辨证论治

寻常疣

（1）风热血燥证

证候：疣目结节如豆，坚硬粗糙，大小不一，高出皮肤，色黄或红；舌质红，苔薄，脉弦数。

治法：养血活血，清热解毒。

方药：治瘊方加板蓝根、夏枯草。咽喉疼痛者，加牛蒡子；大便秘结者，加生大黄。

（2）湿热血瘀证

证候：疣目结节疏松，色灰或褐，大小不一，高出皮肤；舌质黯红，苔薄，脉细。

治法：清化湿热，活血化瘀。

方药：马齿苋合剂加薏苡仁、冬瓜仁。

跖疣

（1）气滞血瘀证

证候：皮疹为角化性丘疹，中央凹陷，外周稍带黄色高起的角质环，有明显压痛，挤之痛甚，有外伤史。舌淡红、苔薄、脉弦。

治法：活血化瘀，行气散结。

方药：祛疣活血汤加减。

（2）肝郁痰凝证

证候：足部多汗，无明显的外伤史，足生赘疣色黄，数目多时可融合成片，有挤压痛，舌淡、苔薄，脉弦。

治法：疏肝解郁，化痰散结。

方药：治疣汤加减。

扁平疣

（1）**风热蕴结证**

证候：皮疹淡红，数目较多，或微痒，或不痒，病程短；舌质红，苔薄白或薄黄，脉浮数或弦。

治法：疏风清热，解毒散结。

方药：马齿苋合剂加木贼草、郁金、浙贝母、板蓝根。

（2）**热瘀互结证**

证候：病程较长，皮疹较硬，大小不一，其色黄褐或黯红，不痛不痒；舌质红或黯红，苔薄白，脉沉弦。

治法：活血化瘀，清热散结。

方药：桃红四物汤加生黄芪、板蓝根、紫草、马齿苋、浙贝母、薏苡仁。

2. 外治

（1）各种疣均可选用板蓝根、马齿苋、木贼草、香附、苦参、白鲜皮、紫草、芒硝等中药，煎汤趁热熏洗患处。

（2）**推疣法**　适用于头大蒂小，明显高出皮面的疣。在疣的根部用棉花棒与皮肤平行或呈30°角度，向前推进，用力不宜猛。推除后创面压迫止血，或掺桃花散少许，并用纱布盖贴，胶布固定。如疣体表面角化，则在局麻下进行推除。

（3）**鸦胆子散敷贴法**　适用于面部以外数量少的疣。先用热水浸洗患部，再用刀刮去表面的角质层，然后将鸦胆子仁5粒捣烂，敷贴在疣体上，用胶布固定，3天换药1次，注意保护周围正常皮肤。

3. 针灸治疗　适用于寻常疣、跖疣。

（1）**艾灸法**　疣体数目少者，可用艾炷在疣体上灸之，每日1次，每次3壮，至疣体脱落为止。

（2）**针刺法**　用针尖从疣顶部刺入达到基底部，四周再用针刺以加强刺激，针后挤出少量血液，有效者3~4天疣体可萎缩，逐渐脱落。

二、西医治疗

1. 内用药物　目前尚无确切有效的抗人类乳头瘤病毒治疗药物，可试用免疫调节剂（如干扰素、左旋咪唑等）。

2. 药物外治　适用于皮损较大或不宜用物理治疗者，但应根据不同情况选择药物及使用方法。常用药物包括：①0.05%~0.1%维A酸软膏或阿达帕林霜，每日1~2次外用，适用于扁平疣；②5-氟尿嘧啶软膏，每日1~2次外用，因可遗留色素沉着，故面部慎用；③3%酞丁胺霜或3%酞丁胺二甲基亚砜外用；④平阳霉素10mg用

1%普鲁卡因20ml稀释于疣体根部注射，每个疣注射0.2~0.5ml，每周1次，适用于难治性寻常疣和跖疣。

3. 物理治疗 液氮冷冻、电灼、用刮匙刮除疣体和CO_2激光烧灼等，适用于皮损数目较少者。

4. 手术治疗 跖疣在常规消毒局麻下，切除疣体。

三、中西医结合治疗思路

1. 疣发病部位局限、单发或疣体数目较少者可采用中药点涂或西医物理、手术治疗，均可取得良好的疗效。

2. 对于泛发或反复发作者宜结合中医内服治疗，对于预防复发有较好的疗效，特别是扁平疣宜内服加外洗。

第四节 传染性软疣

传染性软疣（molluscum contagiosum）是由传染性软疣病毒感染所致的病毒性传染性皮肤病。中医称为"鼠乳"、"水瘊子"等。临床特点：皮肤上出现蜡样光泽的珍珠状小丘疹，顶端凹陷，能挤出乳酪样软疣小体；本病好发于儿童及青少年。

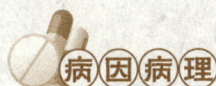

病因病理

一、中医病因病机

腠理不密，外感风热毒邪搏于肌肤而生。

二、西医病因及发病机制

传染性软疣病毒主要通过皮肤间密切接触传播，亦可通过性接触、游泳池等公共设施及自体接种传播。

诊 断

临床表现

本病多累及儿童，皮损可见于任何部位。典型皮损为直径3~5mm大小的半球形丘疹（图8-5），呈灰色或珍珠色，表面有蜡样光泽，中央有脐凹，内含乳白色干酪样物质（软疣小体）。

图8-5 传染性软疣

治疗

治疗原则： 西医以局部外治为主，采用夹疣、电灼、冷冻和激光等法。中医药治疗本病内外兼治，外治者治其标，内治者治其本，特别是皮损播散，反复发作者。

一、中医治疗

皮损数目多，伴有瘙痒者，可内服中药，方用马齿苋合剂加减。

二、西医治疗

1. 局部外用维A酸软膏或斑蝥素。
2. 在无菌条件下用齿镊或弯曲血管钳夹取软疣小体，用碘酊点涂患处。损害较多时应分批治疗，并注意保护周围皮肤。
3. 数目少、体积大时可冷冻治疗。

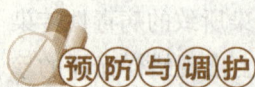

预防与调护

1. 患病时避免搔抓以防扩散。
2. 集体生活中发生本病时，应注意隔离及衣物消毒，勿共用浴巾。
3. 保持局部清洁，避免继发感染。

第五节　手足口病

手足口病（hand-foot-mouth disease）是以手、足和口腔发生水疱为特征，多发于儿童的一种病毒性皮肤病。多发生于学龄前儿童，尤以3岁以下年龄组发病率最高。临床特点：手、足、口腔等部位的斑丘疹、疱疹。

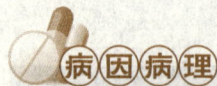

病因病理

一、中医病因病机

肺脾湿热，或湿热郁蒸，上冲于口舌，复感时邪病毒，两邪相搏，发于手足皮肤而成。

二、西医病因及发病机制

病人和隐性感染肠道病毒，以柯萨奇A组16型（CoxA16）、肠道病毒71型（EV71）多见，经消化道、呼吸道和密切接触传播，表现为手、足、口腔等部位的斑丘疹、疱疹，少数病例可出现脑膜炎、脑炎、脑脊髓炎、肺水肿、循环障碍等，多由EV71感染引起，致死原因主要为脑干脑炎及神经源性肺水肿。

诊 断

一、临床表现

潜伏期为2~10天，平均3~5天。

急性起病，发热，口腔黏膜出现散在疱疹，手、足和臀部出现斑丘疹、疱疹，疱疹周围可有炎性红晕，疱内液体较少。部分病例皮疹表现不典型，如单一部位或仅表现为斑丘疹。

可伴有咳嗽、流涕、食欲不振等症状。部分病例仅表现为皮疹或疱疹性咽峡炎。多在一周内痊愈，预后良好。

二、实验室检查

1. 血常规 白细胞计数正常或降低，病情危重者白细胞计数可明显升高。

2. 病原学检查 CoxA16、EV71等肠道病毒特异性核酸阳性或分离到肠道病毒。咽、气道分泌物、疱疹液、粪便阳性率较高。

3. 血清学检查 急性期与恢复期血清CoxA16、EV71等肠道病毒中和抗体有4倍以上的升高。

治 疗

治疗原则：西医对症、支持治疗为主；中医药治疗重在利湿清热解毒。

一、中医内治

1. 辨证论治

（1）肺脾湿热证

证候：发热，手、足和臀部出现斑丘疹、疱疹，口腔黏膜出现散在疱疹，咽红、流涎，神情倦怠；舌质淡红或红，苔腻，脉数，指纹红紫。

治法：清热解毒，化湿透邪。

方药：甘露消毒丹加减。便秘者加大黄；咽喉肿痛者加元参、板蓝根。

（2）湿热郁蒸证

证候：高热，疹色不泽，口腔溃疡；精神萎顿；舌质红或绛、少津，苔黄腻，脉数，指纹紫暗。

治法：清气凉营、解毒化湿。

方药：清瘟败毒饮加减。疱疹密集者加滑石、竹叶。

2. 外治　口咽部疱疹可选用青黛散、冰硼散等，每日2~3次；其余局部可外用三黄洗剂、炉甘石洗剂，或炉甘石洗剂调青黛散外涂，每日3次。

3. 针灸治疗　手足口病合并弛缓型瘫痪者，进入恢复期应尽早开展针灸、按摩等康复治疗。

二、西医治疗

1. 内用药物　药物及物理降温退热；保持患儿安静；惊厥病例使用地西泮、咪达唑仑、苯巴比妥等抗惊厥；吸氧，保持气道通畅；注意营养支持，维持水、电解质平衡。

2. 外用药物　口腔损害可用淡盐水或生理盐水漱口，外涂四环素甘油，口腔黏膜损害严重影响进食者，可用口腔溃疡涂膜剂外用或利多卡因液漱口等以减轻疼痛。

三、中西医结合治疗思路

手足口病主要发生于儿童，西医治疗主要是对症处理，尚无特效药物。中医中药对本病有较好疗效，可作为治疗的首选方法，治疗重在利湿清热解毒。

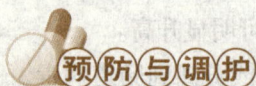

预防与调护

1. 及时发现并隔离患者，至皮损消退为止，以控制流行。
2. 对污染的日常用品、食品、玩具、便器等，应消毒处理。
3. 适当休息，清淡饮食，做好口腔和皮肤护理。

第六节　风　疹

风疹（rubella，German measles）是由感染风疹病毒引起的出疹性传染病。中医称为"风痧"、"痧子"等。临床特点：耳后及枕后淋巴结肿大，发热一天左右出红色斑丘疹，出没较快，退后无落屑及疹痕。

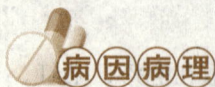

病因病理

一、中医病因病机

风热时邪从口鼻而入，郁于肺卫，蕴于肌腠，与气血相搏，阻滞于少阳经络，则发于耳后及枕后臀核肿大，邪毒外泄，发于皮肤；邪毒炽盛，内传入里，燔灼气营所致。

二、西医病因及发病机制

风疹病毒通过飞沫传播，传染性最强，除鼻咽分泌物外，血、粪、尿中亦有病毒存在，引起后天性风疹。当母亲孕期感染可通过胎盘导致胎儿宫内感染，其发生率和致畸率与感染时胎龄密切相关，以孕早期为最高，引起先天性风疹，患儿在生后数月内仍有病毒排出，具有传染性。

诊 断

一、临床表现

多在冬春季发病，多见于1~5岁儿童，男女发病率均等。母亲的抗体可保护6个月前婴儿不发病。潜伏期为14~21天。

发热，咳嗽流涕，耳后、枕部及颈后淋巴结肿大伴有触痛，持续1周左右。

在淋巴结肿后24小时出现淡粉红色斑丘疹，呈多形性，大部分是散在的，也可呈大片皮肤发红或针尖状猩红热样皮疹，开始在面部，24小时内遍及颈、躯干、手臂，最后至足部。常是面部皮疹消退而下肢皮疹方现。一般历时3天，出疹后脱皮极少，无色素沉着。

二、实验室检查

在前驱期和出疹初期白细胞总数降低，淋巴细胞和中性粒细胞减少，约出疹5天后淋巴细胞增多。

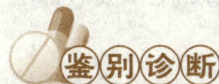

鉴别诊断

风疹、麻疹及猩红热的鉴别（表8-3）。

表8-3　风疹、麻疹及猩红热的鉴别诊断

病名	风疹	麻疹	猩红热
出疹时间	发热1天左右出疹	发热4天左右出疹	发热1天左右出疹
发热	低热	高热，出疹后发热更高	突然发热
前驱症状	咳嗽流涕	咳嗽流涕，泪水汪汪	咽痛红肿、糜烂
发疹顺序	发疹无一定顺序	发疹有一定顺序	发疹有一定顺序
皮损特点	淡粉红色斑丘疹，较麻疹为稀少，24小时后布满全身	暗红色斑丘疹，疹间有正常皮肤，约3天左右出齐，全身性分布	鲜红点状，密集成片，口唇周围苍白圈，二三天遍布全身
特殊体征	颈、枕后淋巴结肿大	麻疹黏膜斑	杨梅舌，皮肤皱褶处线状疹
恢复期	无脱屑及色素沉着	麦麸状脱屑及色素沉着	可有脱皮，无色素斑痕

治疗

治疗原则： 中医治疗重在疏风清热，宣肺透毒；西医抗病毒、支持对症治疗和预防并发症的发生。

一、中医治疗

1. 辨证论治

（1）邪郁在表

证候： 疹色浅红，先起于头面，随后遍及全身，分布均匀，稀疏细小，有痒感；伴发热恶风，鼻塞流涕，咽痛微咳，耳后及枕部臖核肿大；舌质偏红，苔薄白，脉浮数。

治法： 疏风清热。

方药： 银翘散加减。淋巴结肿大者加蒲公英、夏枯草，咽部肿痛者加大青叶、板蓝根，皮肤瘙痒者加丹皮、蝉蜕。

（2）邪毒内盛

证候： 疹色鲜红或紫暗，疹点较密或融合；伴高热，面赤，口渴，心烦不宁，小便短赤，大便干结；舌质红，苔黄燥，脉数有力。

治法： 清热解毒凉血。

方药： 透疹凉解汤加减。口渴甚者加天花粉、鲜芦根，大便干结加全瓜蒌、郁李仁，疹色暗紫而密者加生地、丹皮、紫草。

少数患儿，邪毒内传，迫伤营血，疹色深赤紫暗，病情较重者，除用清营汤清营解毒，凉血养阴外，并加用紫雪丹、牛黄清心丸清心开窍，泄热解毒，以防邪陷心肝。

2. 外治 皮肤瘙痒可用花生油50g，煮沸后稍冷加入薄荷叶30g，完全冷却后过滤去渣，外涂皮肤痒处，或炉甘石洗剂、三黄洗剂涂拭，有止痒作用。

3. 针刺治疗

（1）针刺法

治法： 疏风清热，活血和营。

处方： 曲池，合谷，三阴交，血海，膈俞。

随证配穴： 呼吸困难配天突，胃肠不舒配天枢、大肠俞。

操作： 毫针刺，用泻法。每日1次，每次留针30分钟，10次为1疗程。

（2）皮肤针法

选穴： 风池，血海，夹脊（胸2~5，骶1~4）。

方法： 沿经轻叩，每日1次，每次叩打20分钟，穴位处重叩至点状出血。

（3）耳针法

选穴： 肺，肾上腺，枕，神门，胃。

方法： 毫针刺，每次选3~4穴，中等刺激强度捻转，每日1次，每次留针30分钟。亦可用揿针埋藏，或王不留行籽贴压，隔日1次。

二、西医治疗

1. 内用药物　可酌情给予退热剂，止咳剂及镇痛剂。

2. 外用药物　喉痛用复方硼砂液漱口，结膜炎用氯霉素滴眼液或10%醋酸磺胺液滴眼。

三、中西医结合治疗思路

风疹发病期间应注意休息和饮食调理，西医治疗以对症支持为主，中医药对本病有较好疗效，可明显减轻症状和加速皮疹消退，应作为治疗本病的首选方法。早、中期以清热凉血解毒为主，可选用板蓝根、大青叶、紫草、生地等具有抗病毒的中药治疗；后期注意养阴清余热，可加用麦冬、石斛、茯苓等。

预防与调护

1. 发现风疹病儿，应立即隔离，隔离至出疹后5天。

2. 风疹流行期间，不带易感儿童去公共场所；保护孕妇，尤其妊娠初期三个月内，避免接触风疹患儿。

3. 患儿卧床休息，避免直接吹风，防止受凉后复感新邪，加重病情。发热期间，多饮水。饮食宜清淡和容易消化，不吃煎炸与油腻之物。

复习思考题

1. 根据皮损形态简述病毒性皮肤病分类及常见病种。

2. 试述带状疱疹的病因病机、临床特点及治疗方法。

第九章　细菌性皮肤病

要点导航

　　细菌及其毒素可分别引起感染性皮肤病（如疖）、中毒性病变（如葡萄球菌烫伤样皮肤综合征）和免疫介导性病变（如超抗原诱发或加重特应性皮炎、银屑病）等。根据细菌形态不同可将细菌感染性皮肤病分为球菌性皮肤病和杆菌性皮肤病。葡萄球菌易引起毛囊炎、疖、痈、脓疱疮等皮肤病，链球菌易引起丹毒、蜂窝织炎等；结核杆菌引起皮肤结核病，麻风杆菌引起麻风。

第一节　脓疱疮

　　脓疱疮（impetigo）是由金黄色葡萄球菌和（或）乙型溶血性链球菌引起的一种急性化脓性皮肤病。中医称为"黄水疮"、"脓窝疮"、"滴脓疱"、"天疱疮"等。临床特点：浅在性脓疱和脓痂，多发于夏秋季节，好发于儿童，有接触传染和自体接种的特性。

病因病理

一、中医病因病机

夏秋季节，气候炎热，暑湿热交蒸　　　　　　　　　　　气机不畅，疏泄障碍，
小儿机体虚弱，肌肤娇嫩，腠理不固　→ 暑湿热毒侵袭肌表 →　熏蒸皮肤而成疮
反复发作，毒邪久羁，脾虚失运

二、西医病因及发病机制

　　金黄色葡萄球菌引起者约占50%~70%，其次是乙型溶血性链球菌，或两者混合感染。细菌侵犯表皮，引起化脓性炎症，凝固酶阳性噬菌体Ⅱ组71型金葡菌可产生表皮剥脱毒素，引起毒血症及全身泛发性表皮松解坏死。

诊 断

一、临床表现

1. 接触传染性脓疱疮又称寻常性脓疱疮 本型传染性强，常在托儿所、幼儿园中引起流行。可发生于任何部位，但以面部等暴露部位为多。皮损初起为红色斑点或小丘疹，迅速转变成脓疱，周围有明显的红晕，疱壁薄，易破溃、糜烂，脓液干燥后形成蜜黄色厚痂；常因搔抓使相邻脓疱向周围扩散或融合，陈旧的痂一般于6~10天后脱落，不留瘢痕（图9-1）。病情严重者可有全身中毒症状伴淋巴结炎，甚至引起败血症或急性肾小球肾炎，后者多与链球菌感染有关。

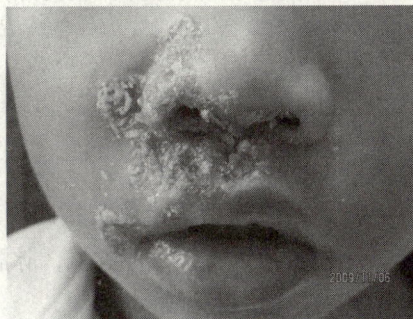

图9-1　脓疱疮

2. 深脓疱疮又称臁疮 主要由链球菌所致，多累及营养不良的儿童或老人。好发于小腿或臀部。皮损初起为脓疱，渐向皮肤深部发展，表面有坏死和蛎壳状黑色厚痂，周围红肿明显，去除痂后可见边缘陡峭的碟状溃疡。疼痛明显。病程约2~4周或更长。

3. 大疱性脓疱疮 主要由噬菌体Ⅱ组71型葡萄球菌所致，儿童多见。好发于面部、躯干和四肢。皮损初起为米粒大小水疱或脓疱，迅速变为大疱，疱内容物先清澈后浑浊，疱壁先紧张后松弛，直径1cm左右，疱内可见半月状积脓，疱周红晕不明显，疱壁薄，易破溃形成糜烂结痂，痂壳脱落后留有暂时性色素沉着。

4. 新生儿脓疱疮 发生于新生儿的大疱性脓疱疮，起病急，传染性强。皮损为广泛分布的多发性大脓疱，尼氏征阳性，疱周有红晕，破溃后形成红色糜烂面。可伴高热等全身中毒症状，易并发败血症、肺炎、脑膜炎而危及生命。

5. 葡萄球菌性烫伤样皮肤综合征 由凝固酶阳性、噬菌体Ⅱ组71型葡萄球菌所产生的表皮剥脱毒素导致。多累及出生后3个月内的婴儿。起病前常伴有上呼吸道感染或咽、鼻、耳、鼓膜等处的化脓性感染，皮损常由口周和眼周开始迅速波及躯干和四肢。特征性表现是在大片红斑基础上出现松弛性水疱，尼氏征阳性，皮肤大面积剥脱后留有潮红的糜烂面，似烫伤样外观，手足皮肤可呈手套、袜套样剥脱，口角周围可见放射状裂纹，但无口腔黏膜损害。皮损有明显疼痛和触痛。病情轻者1~2周后痊愈，重者可因并发败血症、肺炎而危及生命。

二、实验室检查

白细胞总数及中性粒细胞数可增高。脓液中可分离培养出金黄色葡萄球菌或链球菌，必要时可做菌型鉴定。

治疗

治疗原则：以外用药物为主，病情严重者辅以内用药物治疗。局部应以杀菌、消炎、干燥、止痒及清除分泌物为原则。

一、中医治疗

1. 辨证论治

（1）暑湿热蕴证

证候：脓疱密集，色黄，四周有红晕，破后糜烂面鲜红；或有发热，有口干，便干，小便黄；舌质红，苔黄腻，脉濡数或滑数。

治法：清暑利湿解毒。

方药：清暑汤加减。热重烦躁者，加黄连、山栀；大便秘结者，加大黄。

（2）脾虚湿蕴证

证候：脓疱稀疏，色淡黄，四周红晕不显，破后糜烂面淡红；多有面黄，纳少，大便溏薄；舌质淡，苔薄微腻，脉濡细。

治法：健脾化湿。

方药：参苓白术散加减。食滞不化者，加槟榔、焦三仙；疱液较多者，加银花、连翘、藿香。

2. 外治　脓液多者，选用马齿苋、蒲公英、野菊花、千里光等适量煎水湿敷或外洗；脓液少者，用三黄洗剂摇匀外搽，每日3~4次，或青黛散油调外搽，每日2~3次，或颠倒散洗剂外搽，每日4~5次；脓痂多者，选用5%硫黄软膏或黄连膏外涂。

二、西医治疗

1. 内用药物　皮损泛发、全身症状较重者应及时应用抗生素，宜选择金葡菌敏感的头孢类抗生素，必要时依据药敏试验结果选择用药。同时应注意水、电解质平衡，必要时输注血浆、全血或丙种球蛋白。

2. 外用药物　脓疱未破者可外用10%硫黄炉甘石洗剂，脓疱较大时应抽取疱液，脓疱破溃者可用1:5000高锰酸钾液或0.5%新霉素溶液清洗湿敷，再外用莫匹罗星软膏或红霉素软膏等。葡萄球菌性烫伤样皮肤综合征治疗应加强眼、口腔、外阴的护理，注意保持创面干燥。对重症新生儿脓疱疮，必要时可采用暴露疗法。

三、中西医结合治疗思路

单用中药或西药外治即可；皮损泛发，全身中毒症状严重者，应用敏感抗生素。

预防与调护

1. 讲究个人卫生，勤洗澡，勤换衣。

2. 病变部位禁止水洗，避免搔抓，以免病情加重及传播，如欲清洗脓痂，可用0.02%呋喃西林溶液或10%黄柏溶液。

3. 婴儿室、托儿所及幼儿园如发现本病患儿应立即隔离，并对居住环境进行消毒。

第二节 毛囊炎、疖

毛囊炎（folliculitis）、疖（furuncle）是一组累及毛囊及其周围组织的细菌感染性皮肤病。中医称毛囊炎发于头部为"发际疮"，发于臀部为"坐板疮"；疖中医也称为"疖"。临床特点：毛囊性丘疹、结节，红肿热痛，可形成脓栓。

病因病理

一、中医病因病机

湿热或热毒之邪蕴阻肌肤所致；或夏季炎热，腠理不密，暑热浸淫而成；或身体虚弱，肌肤不洁，毒邪侵入引起。

二、西医病因及发病机制

多为凝固酶阳性金葡菌感染，偶可为表皮葡萄球菌、链球菌、假单胞菌属、大肠埃希菌等单独或混合感染。高温、多汗、搔抓、卫生习惯不良、全身性疾病如糖尿病、器官移植术后、长期应用糖皮质激素等为常见的诱发因素。

诊断

一、临床表现

1. 毛囊炎 系局限于毛囊口的化脓性炎症。好发于头面部、颈部、臀部及外阴。皮损初起为红色毛囊性丘疹，数天内中央出现脓疱，周围有红晕，脓疱干涸或破溃后形成黄痂，痂皮脱落后痊愈（图9-2）。发生于头皮且愈后留有脱发和瘢痕者称为秃发性毛囊炎；发生于胡须部称为须疮；发生于颈项部，呈乳头状增生或形成瘢痕硬结者，称为瘢痕疙瘩性毛囊炎。

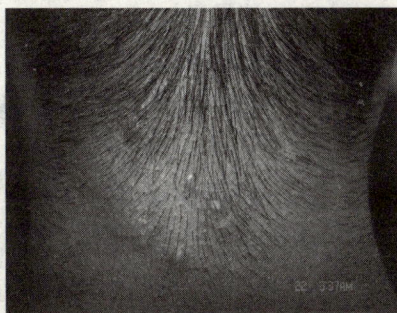

图9-2 毛囊炎

2. 疖 系毛囊深部及周围组织的化脓性炎症。好发于头面部、颈部和臀部。皮损初起为毛囊性炎性丘疹，基底浸润明显，以后炎症向周围扩展，形成坚硬结节，伴红肿热痛，数天后中央变软，有波动感，顶部出现黄白色点状脓栓，脓栓脱落后有脓血和坏死组织排出，炎症逐渐消退而愈合（图9-3）。疖多为单发，若数目较多且反复发生、经久不愈者，称为疖病，多见于免疫力低下患者。

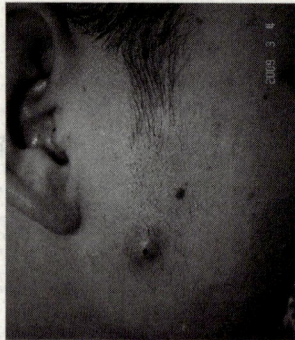

图9-3 疖

二、实验室检查

必要时可进行血常规、血糖、免疫功能等方面的检查。

治疗

治疗原则：以外用药物治疗为主，多发性毛囊炎及较严重的疖应进行内用药物治疗。局部治疗原则为杀菌消炎为主。

一、中医治疗

1. 辨证论治

（1）热毒蕴结证

证候：局部红肿热痛，或散发全身，发无定处，此愈彼起；伴有发热、口渴、溲赤、便秘等；苔黄，脉数。

治法：清热解毒。

方药：五味消毒饮或黄连解毒汤加减。

（2）暑热浸淫证

证候：好发于夏秋季，以儿童及产妇多见；局部皮肤红肿结块，灼热疼痛，根脚浅显，范围局限；可有发热、口渴、便秘、溲赤等；苔薄腻，脉滑数。

治法：清暑化湿解毒。

方药：清暑汤加减。

（3）体虚毒恋证

证候：疖肿常此愈彼起，反复发生，缠绵日久，或散发全身各处，或固定一处，常见体质虚弱或某些慢性病患者；舌质淡，苔薄黄，脉濡或滑。

治法：补虚扶正、托毒祛邪。

方药：托里消毒散加减。

2. 外治 初起范围小者用三黄洗剂外搽；大者用金黄散或玉露散，以金银花或野菊花露调成糊状敷于患处，或紫金锭水调外敷。亦可用鲜蒲公英、野菊花、败酱草、丝瓜叶等取其一种，洗净捣烂敷于患处，每日1~2次，或水煎外洗每日2次。疖成脓宜切开排脓或取出脓栓。脓尽用生肌散掺白玉膏、生肌玉红膏生肌收口。

二、西医治疗

1. 内用药物　可酌情选用青霉素类、头孢类、大环内酯类或喹诺酮类抗生素，也可根据药敏试验选择抗生素。疖病患者应积极寻找基础疾病或诱因，可同时使用免疫调节剂（如转移因子等）。

2. 外用药物　早期疖未化脓者可热敷或外用20%鱼石脂软膏。

3. 物理治疗　疾病早期可用超短波、远红外线和紫外线理疗。

4. 手术治疗　疖已成脓，应及时切开引流，切忌挤捏和早期切开，尤其是发生在"危险三角区"者。

三、中西医结合治疗思路

中医辨证论治对疖病有较好效果。全身症状重者应积极应用抗生素。

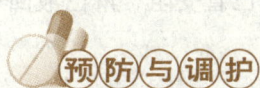

预防与调护

1. 搞好个人卫生，保持皮肤的清洁干燥，勤换衣服，勤修指甲。

2. 积极治疗消渴病（糖尿病）、尿毒症、皮肤瘙痒症等疾病；对体质虚弱者应加强体育锻炼，以增强体质。

3. 忌食辛辣、鱼腥之物，少食甜腻食品。

4. 疖忌挤压。

第三节　丹　毒

丹毒（erysipelas）系由溶血性链球菌所致的皮肤、淋巴管及其周围组织的急性炎症。中医称为"丹毒"。临床特征：以皮肤突然发红，色如涂丹，焮热肿胀，界限清楚，表面紧张发亮，迅速向四周扩大。

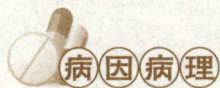

病因病理

一、中医病因病机

素体血分有热，或皮肤黏膜破损，湿热火毒邪乘隙侵入，郁阻肌肤而发。发于头面部，挟有风热；发于胸腹腰胯部，挟有肝火；发于下肢，挟有湿热；发于新生儿，多挟有胎热火毒。

二、西医病因及发病机制

多由乙型溶血性链球菌感染，足癣、小腿溃疡等均为诱发因素，机体抵抗力低下如糖尿病、慢性肝病、营养不良等均可成为促发因素，通过皮肤或黏膜细微损伤侵入，引起皮肤淋巴管及其周围组织的急性炎症。

诊 断

一、临床表现

好发于足背、小腿、面部等处，多为单侧性。

起病急剧，典型皮损为水肿性红斑，界限清楚，表面紧张发亮，迅速向四周扩大（图9-4）。可有不同程度全身中毒症状和附近淋巴结肿大。病情多在4~5天达高峰，消退后局部可留有轻度色素沉着及脱屑。在红斑基础上发生水疱、大疱或脓疱者，分别称为水疱型、大疱型和脓疱型丹毒；炎症深达皮下组织并引起皮肤坏疽者，称为坏疽型丹毒；皮损一面消退，一面发展扩大，呈岛屿状蔓延者，称为游走型丹毒；若于某处多次反复发作者，称复发型丹毒。下肢丹毒反复发作可致淋巴管受阻，淋巴液回流不畅，致受累组织肥厚，日久形成橡皮肿。

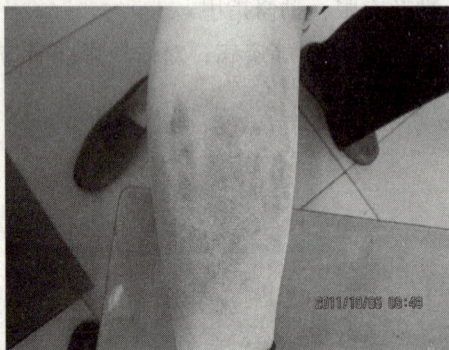

图9-4A 下肢丹毒　　　　　　　　　图9-4B 头面丹毒

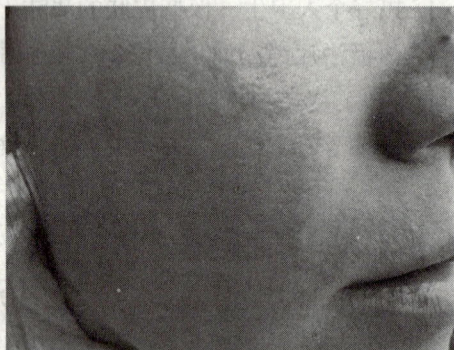

二、实验室检查

白细胞总数升高，以中性粒细胞为主，可出现核左移和中毒颗粒。

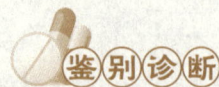

鉴别诊断

丹毒、接触性皮炎及蜂窝织炎的鉴别（表9-2）。

表9-2 丹毒、接触性皮炎及蜂窝织炎的鉴别

病 名	丹 毒	接触性皮炎	蜂窝织炎
发病因素	溶血性链球菌	接触刺激物或致敏物	链球菌和葡萄球菌
好发部位	足背、小腿和面部	接触部位	四肢面部、外阴肛周
皮损特点	水肿性红斑，界限清楚，表面紧张发亮	接触部位皮肤红肿，可有丘疹、水疱	弥漫性红肿，界限不清，中央红肿明显
全身表现	全身中毒症状	无全身症状	全身中毒症状严重

治疗

治疗原则：内用药物治疗为主，同时辅以外用药物治疗。西医选用足量敏感抗生素，并去除诱发因素；中医以清热凉血、泻火解毒为治则。

一、中医治疗

1. 辨证论治

（1）风热毒蕴证

证候：发于头面部，皮肤焮红灼热，肿胀，甚至发生水疱；伴恶寒发热，头痛；舌质红，苔薄黄，脉浮数。

治法：疏风清热解毒。

方药：普济消毒饮加减。大便干结者加生大黄、芒硝；咽痛者加生地黄、玄参。

（2）肝脾湿火证

证候：发于胸腹腰胯部，皮肤红肿蔓延，摸之灼热，肿胀；伴口干且苦；舌质红，苔黄腻，脉弦滑数。

治法：清肝泻火利湿。

方药：化斑解毒汤或龙胆泻肝汤加减。

（3）湿热毒蕴证

证候：发于下肢，皮肤大片焮红肿胀，灼热，或见水疱、紫斑，或反复发作可见大脚风；伴发热，纳差；舌质红，苔黄腻，脉滑数。

治法：利湿清热解毒。

方药：五神汤合萆薢渗湿汤加减。肿胀甚者，或形成大脚风者，加防己、赤小豆、丝瓜络、鸡血藤。

（4）胎火蕴毒证

证候：发于新生儿，多见于臀部，局部红肿灼热，常呈游走性；或伴壮热烦躁，甚则神昏谵语，恶心呕吐。

治法：凉血清热解毒。

方药：犀角地黄汤合黄连解毒汤加减。壮热烦躁，甚者神昏谵语者，可加服安宫牛黄丸。

2. 外治　用金黄散或玉露散，以冷开水或金银花露调敷。或用鲜地丁全草、鲜蒲公英、鲜马齿苋等捣烂外敷。干后调换，或以冷开水时时湿润。

3. 砭镰法　下肢复发性丹毒，患部消毒后，用七星针或三棱针叩刺患部皮肤，放血泄毒。亦可配合拔火罐，以减少丹毒的复发。抱头火丹和赤游丹禁用。

二、西医治疗

1. 内用药物　早期使用足量、高效的抗生素治疗可减缓全身症状、控制炎症蔓延并防止复发。丹毒治疗首选青霉素，持续用药2周左右以防止复发；青霉素过敏者可选用红霉素或喹诺酮类药物，必要时依据药敏试验选择抗生素。

2. 外用药物　可用25%~50%硫酸镁或0.5%呋喃西林液湿敷，并外用抗生素软膏（如莫匹罗星软膏、诺氟沙星软膏等）。

3. 物理治疗　紫外线照射、音频电疗、超短波、红外线等有一定疗效。

三、中西医结合治疗思路

1. 丹毒治疗应早期使用足量、高效的抗生素，可达到减轻全身症状、控制炎症蔓延并防止复发的作用，同时配合口服中药，效果更佳。

2. 复发性丹毒，中医以化瘀通络解毒为主，内外结合。

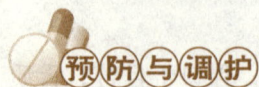

预防与调护

1. 反复发作的患者应注意寻找附近有无慢性病灶等诱因。
2. 若皮肤黏膜有破损，应及时治疗。
3. 患者应卧床休息，发于下肢者，应抬高患肢30°~40°。

第四节　寻常狼疮

寻常狼疮（lupus vulgaris）是由结核杆菌感染引起的慢性皮肤病，是皮肤结核中最常见的一种。中医称为"流皮漏"。临床特点：损害呈苹果酱色的小结节，溃疡愈合后形成萎缩性瘢痕，瘢痕上又可发生新的结节。

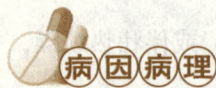

病因病理

一、中医病因病机

肺肾阴亏，虚热内生，郁而化火，灼津为痰，痰火郁结，阻于肌肤而成；或素体虚弱，气血亏虚，复外感邪毒，致湿痰凝滞血脉所致。

二、西医病因及发病机制

70%~80%为人型结核杆菌感染，5%~25%为牛型结核杆菌感染。结核杆菌通过皮肤或黏膜的轻微损伤而感染，如接触含有结核杆菌的痰、粪便或被结核杆菌污染的用具等。患者体内器官或组织有结核病灶，结核杆菌通过血行、淋巴系统或由邻近结核病灶直接传播到皮肤，或从呼吸道或消化道等，将结核杆菌排至口腔及肛门附近皮肤或黏膜而发病。

诊 断

一、临床表现

易侵犯儿童及青少年，好发于面部，其次是颈部、臀部及四肢。

皮损初起为少数鲜红或褐红色粟粒大小或稍大的结节（狼疮结节），触之质软，稍隆起，结节表面薄嫩，用探针稍用力即可刺入，容易贯通（探针贯通现象）；玻片压诊呈棕黄色，如苹果酱颜色（"苹果酱现象"）。结节可增大增多并相互融合成大片红褐色浸润性损害，直径可达10~20cm，表面高低不平，可覆有大片叶状鳞屑。结节可自行吸收或破溃形成边缘穿凿不整的溃疡，表面有红褐色肉芽及少量稀薄脓液或结成污褐色薄痂。溃疡可自行愈合，愈合后形成平滑的萎缩性瘢痕，以后在瘢痕上又可发生新的结节。病程缓慢，常常出现中央区或皮损一侧结疤痊愈，而边缘或另一侧继续发展的现象（图9-5）。

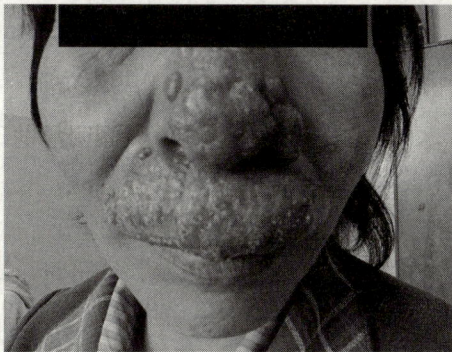

图9-5 寻常狼疮

自觉症状轻微，局部淋巴结可肿大，颜面部皮损可因破溃、瘢痕收缩导致眼睑外翻、口角偏斜或口唇缩小、耳廓缺损、鼻尖破坏等毁容面貌。发于四肢者可形成指节断缺及关节强直。本病呈慢性经过，易于复发，常自幼年发病，可迁延多年甚至数十年。

除上述典型症状外，尚可有多种不同的特殊表现，如扁平型、肥厚型、剥脱型及硬化型等。长期狼疮患者可并发鳞状上皮癌，称狼疮癌。

二、辅助检查

1. 组织病理检查 以典型的结核结构为主，即由聚积成群的上皮样细胞和多少不等的多核巨细胞（朗汉斯巨细胞）组成，中心可有干酪样坏死，外围绕以密集的淋巴细胞浸润，组织中可查到结核杆菌。这种典型的结核结节只有在损害成熟时才能见到，而处于早期的损害常表现为非特异性慢性炎症反应。

2. 结核菌纯蛋白衍生物（PPD）试验　阳性仅说明过去曾感染过结核杆菌或接种过卡介苗，强阳性反应说明体内可能存在活动性结核病灶。

3. 胸部X线检查　可发现活动性或陈旧性结核病灶征象。

4. 细菌学检查　直接涂片或组织切片行抗酸染色，可发现结核杆菌，有助于诊断。必要时可做细菌培养和PCR检测结核杆菌DNA。

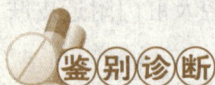

鉴别诊断

盘状红斑狼疮：常表现为蝶形红斑，色泽鲜红，表面有粘着性鳞屑及毛囊口扩张，内含角质栓，无狼疮结节。

治疗

治疗原则：以"早期、足量、规则、联合及全程应用抗结核药"为原则。

一、中医治疗

1. 辨证论治

（1）阴虚内热证

证候：颜面有紫红色浸润明显的斑块；伴有潮热、盗汗、心烦失眠；舌质红，苔少或光剥，脉细数。

治法：养阴清热，化痰软坚。

方药：增液汤加海藻、浙贝母。潮热盗汗者加龟板、地骨皮；失眠者加酸枣仁、夜交藤。

（2）气血亏虚证

证候：皮肤出现暗红色结节，溃后脓水稀薄；伴神疲乏力、便溏、纳呆；舌质淡，苔薄白，脉沉细。

治法：益气养血，软坚化痰。

方药：补中益气汤加陈皮、浙贝母。便溏者加白扁豆、薏苡仁；纳呆者加神曲、麦芽。

2. 外治

（1）未溃的局部结节或肿块可外敷冲和膏或阳和解凝膏掺黑退消。

（2）形成溃疡时用红油膏掺七三丹敷贴。

（3）腐肉脱落新肉生长之时可用生肌散掺白玉膏或用生肌玉红膏贴敷。

二、西药治疗

1. 内用药物　通常采用2~3种药物联合治疗，疗程一般不少于6个月，疗程结束后应定期复查。常用药物异烟肼、乙胺丁醇、链霉素、利福平等。

2. 外用药物

（1）可用0.5%~1%异烟肼软膏或15%~20%对氨基水杨酸软膏外用，涂在损害处抗痨。

（2）外用5%~10%焦性没食子酸软膏，先从5%开始，逐渐加大浓度达到药物腐蚀作用。

3. 物理治疗　皮损局限者，可用冷冻、激光等方法祛除。

4. 手术治疗　皮损局限者，可考虑手术切除。

三、中西医结合治疗思路

本病多迁延不愈，病程较长，应在使用抗结核药物的同时结合中医辨证施治，以增强患者机体抵抗力，能有效促进早日康复。

预防与调护

1. 做好防痨工作，普及新生儿卡介苗接种。
2. 定期进行肺部和其他部位健康检查，早期发现结核病灶，并及时治疗。
3. 保持心情舒畅，情绪稳定。注意适当休息，节制房事。
4. 在适当增加营养的同时，忌辛辣刺激性食物。

第五节　麻　风

麻风（leprosy）是由麻风分枝杆菌感染引起的一种慢性传染病，主要侵犯皮肤和周围神经。中医称为"疠风"、"大风"、"癞病"、"麻风"、"大麻风"等。临床特点：侵犯皮肤与周围神经，可见麻木、闭汗、周围神经粗大，麻风杆菌检查阳性。

病因病理

一、中医病因病机

多见体虚元气不充之人感受风疠之邪，或经常接触患者及其污染之厕所、床、被、衣服、用具等，感染疠气，袭入血脉，客于经络，留而不去，与血气相干，致营卫不和，淫邪散溢，故面色败、皮肤伤、鼻柱坏、须眉落。

二、西医病因病机

麻风分枝杆菌（简称麻风杆菌）为G⁺细菌，长约2~6μm，宽约0.2~0.6μm，呈短小棒状或稍弯曲，无鞭毛、荚膜和芽胞，抗酸染色时呈红色。麻风杆菌对外界抵抗力较强，分泌物离体自然干燥后仍可存活2~9天，在0℃时可存活3~4周，但煮沸8分钟或日光直射2~3小时可使之丧失繁殖力。

麻风患者是麻风杆菌的天然宿主，也是唯一传染源。主要通过飞沫传播，生活密切接触、文身等也可以传播。一般成人抵抗力较儿童强，且随年龄增长绝大多数成人对麻风杆菌感染有较强的抵抗力，密切接触患者其患病率低于5%。

诊 断

一、临床分型

在临床工作中较为通用5级分类法，免疫力较强的结核样型麻风（tuberculoid leprosy，TT）为一端，将免疫力较弱的瘤型麻风（lepromatous leprosy，LL）为另一端，在两端之间为免疫力不稳定的界线类偏结核样型麻风（borderline tuberculoid leprosy，BT）、中间界线类麻风（mid-borderline leprosy，BB）和界线类偏瘤型麻风（borderline lepromatous leprosy，BL）。这是根据机体免疫力由强到弱、麻风杆菌数量和类型演变来分型，又称为免疫光谱分类法。总的趋势是：麻风杆菌数量LL>BL>BB>BT>TT，而细胞免疫反应强度TT>BT>BB>BL>LL。麻风早期为未定类麻风（interminate leprosy，IL），可演变成免疫光谱中的任何一个类型，也可自愈。

为了便于联合化疗的开展，根据皮肤涂片查菌结果可将上述分类法简化为多菌型麻风和少菌型麻风两大类。

二、临床表现

多发于青壮年，本病主要累及皮肤黏膜和周围神经。

1. 未定类麻风 为麻风病的早期表现。典型表现为单个或数个浅色斑或淡红色斑，表面光滑无浸润，呈圆形、椭圆形或不规则形，境界清楚或不清楚。感觉障碍，神经损害症状较轻，可有浅神经粗大。多数患者菌检阴性，麻风菌素晚期反应可呈阳性或阴性。本型可自愈，亦可转变为其他型。

2. 结核样型麻风 皮损常局限，数量少。不对称累及面、肩、臀、四肢等少汗易受摩擦的部位。典型皮损为较大的红色斑块，境界清楚，表面干燥粗糙，毳毛脱失，可覆盖鳞屑。皮损附近神经粗大，伴有明显的感觉和出汗障碍、肌肉萎缩、运动障碍及畸形；一般不累及黏膜、眼和内脏器官。菌检阴性，麻风菌素晚期反应多呈强阳性。一般经治疗后皮损消退较快，预后较好。

3. 瘤型麻风　皮损数量多且对称，发展较快，受累组织器官范围较广。皮损处可见大量细菌，麻风菌素试验阴性。

（1）早期　皮损为浅色、浅黄色或淡红色斑，边界模糊，广泛而对称分布于四肢伸侧、面部和躯干等。浅感觉正常或稍迟钝，有蚁行感。鼻黏膜可充血、肿胀或糜烂。

（2）中期　皮损分布广泛，浸润明显，少数皮损可形成结节，眉、发脱落明显。浅感觉障碍，四肢呈套状麻木，周围神经普遍受累，除浅感觉障碍外还可出现运动障碍和畸形。足底营养性溃疡，淋巴结、肝、脾等肿大，睾丸亦可受累。

（3）晚期　皮损呈深在性、弥漫性浸润，常伴暗红色结节，面部结节或斑块可融合成大片凹凸不平，双唇肥厚，耳垂肿大，形如狮面；眉毛脱落，头发部分脱落。伴明显浅感觉及出汗障碍，周围神经受累导致面瘫、手足运动障碍和畸形、骨质疏松和足底溃疡等。淋巴结、睾丸、眼和内脏器官受损严重，睾丸可萎缩。

4. 麻风反应　麻风患者可突然出现原有皮损或神经炎加重，同时出现新皮损和神经损害，并伴有畏寒、发热、乏力、全身不适、食欲减退等症状，称为麻风反应。气候变化、药物、精神因素、内分泌改变（月经前后或妊娠后）、预防接种、酗酒、过度劳累、营养不良、外伤和手术治疗等为诱因。

三、实验室检查

1. 组织病理　结核样型麻风主要表现为真皮小血管及神经周围有上皮样细胞浸润，抗酸染色常未见抗酸杆菌；瘤型麻风表现为真皮内含有泡沫细胞（即麻风细胞）肉芽肿，抗酸染色显示泡沫细胞内有大量的麻风杆菌，表皮与真皮间无浸润带。

2. 麻风杆菌检查　取活动性皮损组织液印片进行抗酸染色，结核样型麻风多呈阴性，瘤型麻风多呈阳性。

3. 麻风菌素试验　反映机体对麻风杆菌的迟发型变态反应，结核样型麻风多呈强阳性，而瘤型麻风多呈阴性。

麻风的诊断必须根据病史、临床表现、实验室检查等综合分析，准确诊断。诊断依据：①皮损伴有感觉障碍及闭汗，或有麻木区；②周围神经受累，表现为神经干粗大伴相应功能障碍；③皮损区发现麻风杆菌；④病理有特征性病变。符合上述4条中的2条或2条以上，或符合第3条者一般可确立诊断。

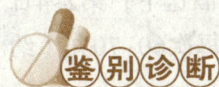

鉴别诊断

麻风皮损易与其他皮肤病相混淆，需与结节性红斑、白癜风、体癣、多形红斑及某些神经疾病如股外侧皮神经炎、多发性神经炎、面神经麻痹、脊髓空洞症、周围神经损伤等进行鉴别。

治 疗

治疗原则：应遵循早期、及时、足量、足程、规则的治疗。

西医治疗原则：本病以内用药物治疗为主，采用联合化疗方案。

中医治疗原则：①祛邪：驱风祛湿，攻毒杀虫，清热解毒，以消除麻风的致病因素；②扶正：以增强机体的抗病能力；③活血通络：经络气滞血瘀是各型麻风普遍存在的病机，治疗均应加入理气活血、化瘀通络之品。

一、中医治疗

1. 辨证论治

（1）实证

证候：多为结核样型麻风。皮疹为红色或暗红色斑疹，边界清楚，表面干燥或有脱屑，或有麻木感，周围神经粗大质硬；舌质红，苔黄，脉弦。

治法：清热解毒，祛风化瘀。

方药：解毒搜风化瘀汤加减。

（2）虚证

证候：多为瘤型麻风。皮疹浸润性斑块或结节，表面干燥，灰暗无光，麻木不仁，或四肢肌痿，足底溃烂，体弱乏力，大便不实；舌质淡，苔薄，脉沉迟或细弱无力。

治法：益气养血，化瘀通络。

方药：解毒扶正汤加减。

（3）虚实夹杂型

证候：多为界线类和未定类麻风。皮疹或为浅色斑、暗红斑，或为浸润性斑块、结节，范围较小，数目较少，有麻木感，或有神经粗大或粗大不明显；舌质淡红，苔薄白，脉沉细。

治法：解毒祛风，调和营卫，扶正祛邪。

方药：和营解毒汤加减。

2. 中成药

（1）万灵丹、神应消风散、磨风丸　第1日服万灵丹1粒，温酒送下；第2~4日服神应消风散，每日6g，早晨空腹温酒送下；第5~6日服磨风丸，每次60~70丸（约9g），每日2次，温酒送下。连续循环应用，至痊愈为止。

（2）一号扫风丸　成人初用6g，每日2次；3日后如无呕吐、恶心等反应，可每次加服1.5g；至第8日后，每日服3次，并不用增加剂量。

（3）苍耳草膏　每次1匙，每日3次，开水冲下，或用苍耳草30g，加水煎服，并逐渐增加剂量到90g，每日1剂。

二、西医治疗

1. 联合化疗（MDT）方案　为了增强疗效，防止耐药，缩短疗程，现在多主张采用数种有效的抗麻风化学药物联合治疗。世界卫生组织推荐了治疗麻风的MDT方案。成人方案如下。

（1）多菌型麻风（包括LL，BL，BB及少数BT）　利福平600mg每月1次，看服（在医务人员看视情况下，将药服下）；氯苯吩嗪300mg每月1次或50mg每日1次，看服；氨苯砜100mg每日1次，自服。疗程至少24个月，每月随访1次，每6个月做1次临床小结，每年做1次全面临床检查和疗效判定，连续随访5年或更长或皮肤涂片查菌阴性为止。

（2）少菌型麻风（包括IL，TT及大部分BT）　利福平600mg每月1次，看服；氨苯砜100mg每日1次，自服。疗程6个月。少菌型麻风病人的皮损如多于5块，或有3条以上神经受累者，均按多菌型麻风的化疗方案治疗。每月随访检查1次至病情不活动，以后每年随访1次，连续2年或2年以上。

2. 麻风反应的治疗　除严重的麻风反应外，不必停服抗麻风药物。首选糖皮质激素，可用泼尼松每日30~60mg，分次口服，随着病情缓解逐渐减量；亦可用沙利度胺，剂量可增加至300~400mg/d，分3~4次口服，一般1天~3天可控制症状，症状控制后可逐渐减至维持量每日25~50mg。

三、中西医结合治疗思路

1. 麻风病的治疗应注意早期、及时、足量、足程、规则治疗，可以增加康复率，减少畸形残废及复发。由于麻风杆菌很容易产生耐药性，为了减少耐药性，采用多种抗麻风药物联合治疗，它是控制传染，缩短疗程，提高疗效，减少耐药，控制和消灭麻风病的重要措施，但不良反应用相当大，要佐以中医治疗。

2. 麻风畸残者，需要通过矫形手术、中医中药、针灸、按摩、电疗、理疗等治疗手段协助解决。

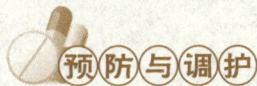

预防与调护

1. 对查菌阳性患者或重型患者，必须实行隔离治疗。

2. 在流行地区，进行卡介苗接种，增加易感人群对麻风的抵抗力。

3. 加强宣教工作，早发现，早治疗。

4. 患者应加强营养，建立合理的生活制度，适当参加劳动，忌房事。并注意保持居室空气新鲜和阳光充足。

复习思考题

1. 根据细菌形态简述细菌性皮肤病分类及常见病种。
2. 试述脓疱疮的病因病机、临床类型及其主要表现。
3. 简述丹毒的治疗方案。

第十章　浅部真菌病

要点导航

浅部真菌病是指由浅部真菌所引起的皮肤、黏膜和皮肤附属器的传染性皮肤病。

人类感染的浅部真菌包括毛癣菌属、小孢子菌属和表皮癣菌属，感染人体后可引起组织反应而发生红斑丘疹、水疱、鳞屑、断发、脱发和甲板改变等，引起的感染性疾病统称为皮肤癣菌病，简称癣。目前浅部真菌病按发病部位命名，如头癣、体癣、股癣、手癣和足癣等；少数按皮损形态命名，如花斑癣。皮肤科常见的浅部真菌病的发病机制、临床特征、诊断和治疗有其规律性。

第一节　癣

癣（tinea）是指由皮肤癣菌感染引起的一种浅部真菌病，也称为皮肤癣菌病。本病因其发生部位的不同，而名称各异。常见的癣有发于头部的头癣；发于手部的手癣；发于足部的足癣等。癣都具有传染性、长期性、广泛性的特征。

头　癣

头癣（tinea capitis）是指累及头发和头皮的癣菌病。根据致病菌和临床表现的不同，将头癣分为黄癣、白癣、黑点癣及脓癣四种类型。中医称黄癣为"肥疮"、"黄癣痢"、"瘌痢头"、"秃疮"，白癣为"白秃疮"、"白癞痢"等。

病因病理

一、中医病因病机

皮肤腠理失于固密，剃发、污手搔抓或接触不洁之物染毒，风热之邪侵入，淫于头皮，发失所养而发病；或湿热内蕴，上蒸头部，湿热上蒸头皮而生疮，侵蚀发根头发脱落。

二、西医病因及发病机制

黄癣由许兰毛癣菌引起；白癣主要由犬小孢子菌、铁锈色小孢子菌等小孢子属真菌引起；黑点癣由紫色毛癣菌和断发毛癣菌引起。主要通过直接接触、衣具或动物传染。

诊 断

一、临床表现

头癣多累及儿童，目前黄癣已明显减少，但随着饲养宠物的增多，白癣、脓癣发病率有所增加。

1. 黄癣（tinea favosa） 多在儿童期发病。皮损多从头顶部开始，渐及四周，可累及全头。无明显自觉症状或伴轻度瘙痒。

皮损初起为红色丘疹，或有脓疱，干后结痂。癣痂呈黄色，肥厚，富黏性，边缘翘起，中心微凹形如碟状（黄癣痂），上有毛发贯穿，质脆易粉碎，有特殊的鼠尿味，除去黄癣

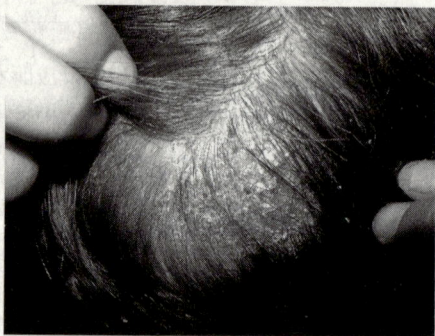

图10-1 黄癣

痂，其下为鲜红湿润的糜烂面（图10-1）。病变部位可相互融合，形成大片黄痂，严重者可覆盖整个头皮。

真菌在发内生长，造成病发干燥无光泽，质变脆，毛囊破坏，毛发脱落并形成大片永久性秃发，愈后遗留萎缩性瘢痕。

2. 白癣（white ringworm） 多见于学龄期儿童，男性多于女性。患者有程度不同的瘙痒。白癣有自限性反应，至青春期可自愈，这与青春期皮脂腺分泌活跃有关，皮脂中不饱和脂肪酸对真菌生长有抑制作用。本型不破坏毛囊，故不造成永久性秃发，愈后不留瘢痕。

皮损初起为群集的红色小丘疹，很快向四周扩大成圆形或椭圆形斑，上覆盖灰白色鳞屑，而后附近出现数片较小的相同皮损，称为"母子斑"。病发于高出头皮2~4mm处折断，残根部包绕灰白色套状鳞屑（菌鞘），后者由真菌寄生于发干而形成。

3. 黑点癣（black dot ringworm） 较少见，儿童及成人均可发病。皮损初起为散在的鳞屑性灰白色斑，逐渐扩大成片。病发刚出头皮即折断，断发残根留在毛囊内，毛囊口处断发呈黑点状，故称黑点癣。

皮损炎症轻，微痒。病程发展缓慢，久病不愈。由于本病属发内型感染，故愈后留有局灶性脱发和点状瘢痕。

4. 脓癣（kerion）　近年来有增多趋势，是亲动物性或亲土性皮肤癣菌引发的头皮强烈迟发性变态反应。

皮损初起为成群的炎性毛囊丘疹，渐融合成隆起的炎性肿块，质地软，毛囊口处形成脓疱并排脓，如蜂窝状。皮损处毛发松动，易拔出。

常伴耳后、颈、枕部淋巴结肿大，轻度疼痛和压痛；继发细菌感染后形成脓肿，亦可引起癣菌疹。由于本病可破坏毛囊，愈后常引起永久性秃发和瘢痕。

二、实验室检查

1. 真菌直接镜检　黄癣病发内可见与毛发长轴平行菌丝和关节孢子，黄癣痂内可见厚壁孢子和鹿角状菌丝；白癣病发外有成堆的圆形小孢子；黑点癣病发内可见呈链状排列的圆形大孢子。镜检发现菌丝和孢子表示真菌存在，且一次阴性不能完全否定。

2. 滤过紫外线灯检查　用滤过紫外线灯在暗室直接照射头部病区，黄癣病发呈暗绿色荧光；白癣病发呈亮绿色荧光；黑点癣病发无荧光。

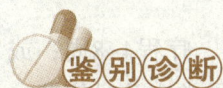

鉴别诊断

白癣、脂溢性皮炎及头皮银屑病的鉴别（表10-1）。

表10-1　白癣、脂溢性皮炎及头皮银屑病的鉴别诊断

病 名	白 癣	脂溢性皮炎	头皮银屑病
好发部位	头发和头皮	头面及胸背	头皮
皮损特点	圆形或椭圆形斑，上覆盖灰白色鳞屑，断发及菌鞘，可新发再生	鳞屑呈油腻性，头发呈稀疏脱落，无断发和菌鞘	堆积较厚的银白色鳞屑性斑块，头发成束，无脱发、断发及菌鞘
真菌检查	阳性	阴性	阴性
全身表现	瘙痒	瘙痒较显著	身体其他部位常有皮损

治疗

治疗原则： 采取综合治疗方案，服药、洗头、剪发、拔发、搽药、消毒。

一、中医治疗

1. 辨证论治

（1）风毒血燥证

证候： 皮损呈灰白色鳞屑斑片，瘙痒剧烈，毛发干枯，易于折断，舌质红，苔薄

黄，脉细数。

治法： 祛风杀虫，润燥止痒。

方药： 消风散加减。瘙痒甚者加白鲜皮、地肤子。

（2）湿热毒聚证

证候： 皮损呈红斑肿胀，丘疹，脓疱，结黄色痂，瘙痒；舌质红，苔黄，脉滑数

治法： 清热化湿，祛风解毒。

方药： 防风通圣散加减。瘙痒甚者加苦参、白鲜皮；臭秽者加黄柏、茵陈、蒲公英。

2. 外治 剪发后每日用0.5%明矾水或热肥皂水洗头一次，亦可选用紫草水或白鲜皮煎水洗头，然后在病灶处敷药如5%~10%硫黄软膏、雄黄软膏等，再用薄膜盖上，包扎或戴帽固定。每天如上法换药1次。敷药1周，头发比较松动时，即用镊子将病发连根拔除（争取在3日内拔完）。拔发后继续薄涂药膏，每日1次，连续2~3周，故此法也称为拔发疗法。复查真菌，若未转阴，应继续治疗。

二、西医治疗

1. 内用药物 灰黄霉素口服，疗程2~4周；伊曲康唑餐后即服，疗程4~8周；或特比萘芬口服，疗程4~8周。治疗过程中定期检查肝功能，如肝酶异常应及时停药。脓癣切忌切开。急性炎症期可短期联用小剂量糖皮质激素。继发细菌感染时可加用抗生素。

2. 外治疗法

（1）洗头 用硫黄皂或2%酮康唑洗剂洗头，每日1次，连用8周。

（2）剪发 每周理发1次，不可剃发，以免损伤头皮，尽可能将病发剪除，剪下的头发应烧毁，连续8周。

（3）搽药 可用3%~5%碘酊、1%联苯苄唑溶液或霜剂、5%~10%硫黄膏、1%特比萘芬霜等外用于头癣部位，每日2次，连续8周。

（4）消毒 患者使用过的毛巾、帽子、枕巾、梳子等生活用品及理发工具消毒。

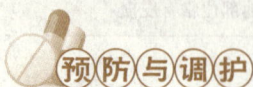

预防与调护

1. 对患者应做到早发现、早治疗，做好消毒隔离工作。

2. 对患畜也应给予治疗。

3. 对幼儿园、托儿所、学校、理发店要加强卫生宣传和管理。

体癣及股癣

体癣（tinea corporis）是指发生于除头皮、毛发、掌跖和甲以外其他部位的皮肤癣菌病；股癣（tinea cruris）是指腹股沟、会阴、肛周和臀部的皮肤癣菌病。中医称体癣为"圆癣"、"铜钱癣"，股癣称为"阴癣"。临床特点：皮损可见丘疹、水疱、鳞屑，中心自愈，边界清楚，向周围扩展呈环状，真菌检查阳性。

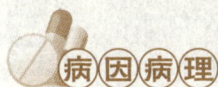

病因病理

一、中医病因病机

风湿之邪蕴于腠理；或接触不洁之物染毒，郁于皮肤所致。湿热蕴阻，缠绵不去而病情反复发作，迁延不愈；或由脚湿气传播而发。

二、西医病因及发病机制

主要由红色毛癣菌、须癣毛癣菌、疣状毛癣菌、犬小孢子菌等感染引起。通过直接或间接接触传染，或动物传染，也可通过自身传染（手、足、甲癣等）而发病。温暖潮湿，有利于本病的发生。

诊　断

一、临床表现

本病夏秋季节多发。肥胖多汗、糖尿病、慢性消耗性疾病、长期应用糖皮质激素或免疫抑制剂者为易感人群。本病可发生于任何年龄，但以青壮年为多见。

1. 体癣　好发于面、颈、躯干等部位。皮损初起为红色丘疹、丘疱疹或小水疱，继之形成有鳞屑的红色斑片，境界清楚，皮损边缘不断向外扩展，中央趋于消退，形成境界清楚的环状或多环状。由于致病真菌不同及个体差异，皮损亦不尽相同。由红色毛癣菌引起者皮损常呈大片状，数目较少；而亲动物性皮肤癣菌引起的皮损炎症反应明显，皮损数目多，范围较小，多有小水疱及脓疱发生（图10-2）。

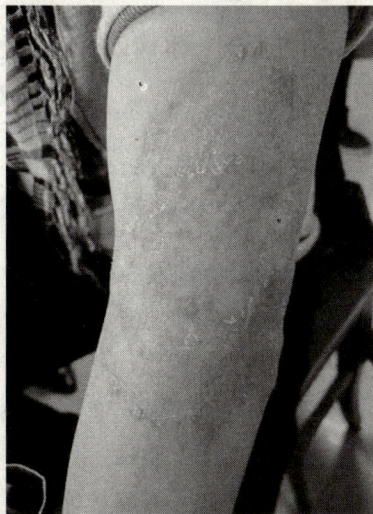

图10-2　体癣

自觉瘙痒，可因长期搔抓刺激引起局部湿疹样改变或浸润肥厚呈苔藓样变。

2. 股癣 好发于股部、臀部、会阴部及肛门周围。临床表现和体癣基本相同。由于患处透气性差、潮湿、易摩擦，常使皮损炎症明显，发展较快，瘙痒显著。皮损可发生于股部一侧或两侧，常为多发，融合成片，边缘潜行以下缘为明显，可见红色丘疹、抓痕、鳞屑等，日久中心常呈湿疹样变或皮损粗糙呈苔藓样变（图10-3）。

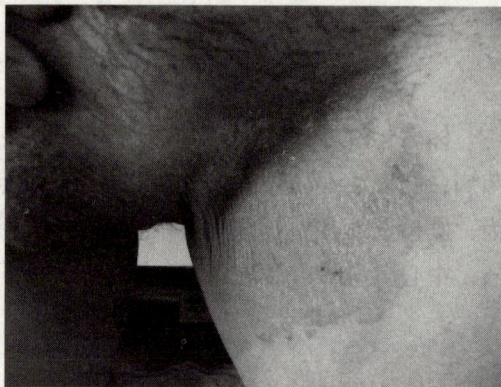

图10-3 股癣

二、实验室检查

真菌直接镜检 镜检可见菌丝或孢子。

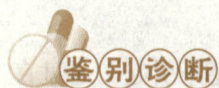

鉴别诊断

1. 体癣与玫瑰糠疹鉴别 后者多发于躯干及四肢近端，皮损数目多，椭圆形，边缘无丘疹和水疱，长轴常与皮纹平行，微痒；真菌检查阴性。

2. 股癣与神经性皮炎鉴别 后者初起时局部仅有瘙痒而无皮损，日久皮损呈苔藓样变，为正常皮色或淡褐色，无丘疹水疱，瘙痒较著；真菌检查阴性。

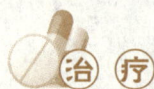

治疗

治疗原则：本病以外用药物治疗为主，皮损广泛或外用药疗效不佳者可考虑内用药物治疗。

一、中医治疗

1. 辨证论治

（1）风湿蕴肤证

证候：皮疹如钱币，渐次扩展，瘙痒，舌质淡红，苔白腻，脉滑。

治法：祛风除湿，杀虫止痒。

方药：消风散或苦参汤加减。

（2）湿热毒聚证

证候：红斑，丘疹、水疱、脓疱，糜烂结痂；舌质红，苔薄，脉数。

治法：清热利湿，解毒消肿。

方药：萆薢渗湿汤或五神汤加减。

2. 外治

体癣选用1号癣药水或2号癣药水、复方土槿皮酊等外搽，每日2次。股癣发生部位皮肤薄嫩，不宜用刺激性过强的外用药，可用稀释的癣药水外搽，每日2次。皮损糜烂，有渗出者，用苦参、黄柏、百部、地肤子、土槿皮、白矾等煎汤，湿敷，每日2次。坚持用药2周以上，或皮损消退后继续用药1~2周，以免复发。在治疗同时，内衣、内裤、浴巾等均应煮沸消毒。

二、西医治疗

1. 内用药物　对皮损广泛者，伊曲康唑餐后服，疗程2周；或特比萘芬口服，疗程1~2周。与外用药物联用治疗可增加疗效。

2. 外用药物　可酌情外用克霉唑霜、酮康唑霜、联苯苄唑霜、特比萘芬霜、复方苯甲酸酊等。腹股沟部位皮肤薄嫩，应选择刺激性小、浓度较低的外用药，并保持局部清洁干燥。

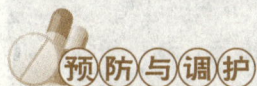

预防与调护

1. 应注意个人卫生，保持皮肤清洁干燥。
2. 患者共用衣具严格消毒。
3. 手、足、甲癣患者应积极治疗，减少自身传染的机会。
4. 避免接触癣病的患畜，消除传染源。

手癣和足癣

手癣（tinea manus）是指皮肤癣菌侵犯指间，手掌、掌侧平滑皮肤引起的浅部真菌性疾病；足癣（tinea pedis）是指皮肤癣菌侵犯足趾间、足跖、足跟、足侧缘引起的浅部真菌性疾病。中医称手癣为"鹅掌风"，足癣为"脚湿气"。手足癣临床特点：皮损以皮下小水疱、浸渍、糜烂渗液、角化过度、脱屑为主，自觉瘙痒，真菌检查阳性。

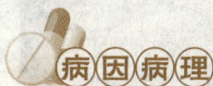

病因病理

一、中医病因病机

湿热下注，或由相互接触染毒；或久居湿地，水中工作，水浆浸渍，感染湿毒所致。病久湿热化燥，皮肤失去濡养所致。

二、西医病因及发病机制

主要由红色毛癣菌、须癣毛癣菌、石膏样小孢子菌和絮状表皮癣菌等感染引起，其中红色毛癣菌占50%以上。接触传染，与患者共用鞋袜、手套、浴巾、脚盆等衣具是主要传播途径。

诊 断

一、临床表现

手足癣（特别是足癣）是最常见的浅部真菌病，在全世界广泛流行，我国江淮流域以南地区发病较北方多。夏秋季发病率高，常表现为夏重冬轻或夏发冬愈。多累及成年人，男女比例无明显差别。皮损多由一侧传播至对侧。根据临床特点，手足癣可分为三种类型：

1. 水疱鳞屑型 好发于指（趾）间、掌心、足跖及足侧。皮损初起皮下水疱，疱液清，壁厚而发亮，不易破溃，水疱散在或群集，可融合成多房性大疱，撕去疱壁露出蜂窝状基底及鲜红的糜烂面，瘙痒明显。水疱经数天后干涸，呈现领圈状或片状脱屑，皮损不断向周围蔓延，病情稳定时以脱屑为主。

2. 角化过度型 好发于足跟及掌跖部。皮损干燥，角质增厚，表面粗糙脱屑，纹理加深，易发生皲裂，皮损还可向足背蔓延。一般无瘙痒，有皲裂时疼痛（图10-4）。

3. 浸渍糜烂型 好发于指（趾）缝，尤以第3~4和4~5指（趾）间多见。皮肤浸渍发白，表面松软易剥脱并露出潮红糜烂面甚至裂隙。有不同程度的瘙痒，常因搔抓摩擦易继发细菌感染，有恶臭味（图10-5）。

本病常以一种类型为主或几种类型同时存在。

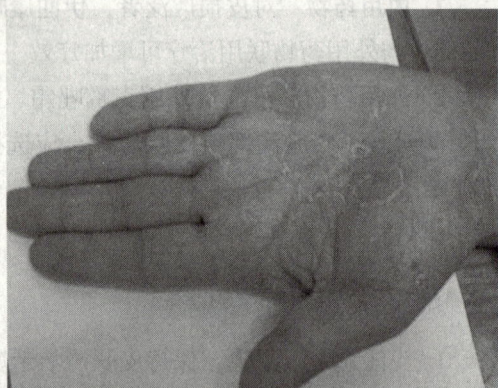

图10-4 手癣

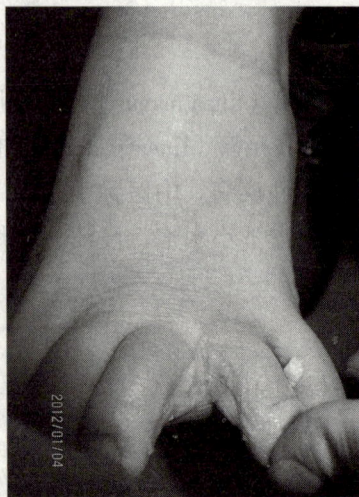

图10-5 足癣

治疗不彻底是导致其迁延不愈的主要原因之一。

足癣（尤其浸渍糜烂型）易继发细菌感染，出现急性淋巴管炎、淋巴结炎、蜂窝织炎或丹毒，炎症反应明显时可引发癣菌疹。

二、实验室检查

镜检 仅能确定菌丝和孢子的有无，阳性表示真菌存在，但一次阴性不能完全否定。

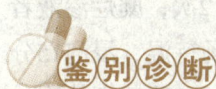

鉴别诊断

手足癣、掌跖脓疱病、汗疱疹及手足湿疹的鉴别（表10-2）。

表10-2 手足癣、掌跖脓疱病、汗疱疹及手足湿疹的鉴别诊断

病 名	手足癣	掌跖脓疱病	汗疱疹	手足湿疹
好发部位	手足部位	掌跖部位	掌跖、指趾屈侧	手、足背
皮损特点	水疱脱屑，角化过度易发生皲裂、出血，浸渍糜烂，界限清楚	对称发生在红斑基础上小脓疱，疱干后呈点状结痂、脱屑	深在性小水疱，周围无红晕，但一般不自行破裂，干涸后脱屑	一般对称发病，多形性损害，边界不清，易渗出倾向，反复发作
真菌检查	阳性	阴性	阴性	阴性
全身表现	不同程度瘙痒，常伴甲病变	瘙痒不明显	瘙痒或烧灼感，伴手足多汗	不同程度瘙痒，甲病变少见

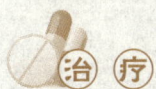

治 疗

治疗原则：以抗真菌、止痒、防止感染为主，重点采用外用药治疗。

一、中医治疗

1. 辨证论治

（1）风湿蕴肤证

证候：手掌或指间水疱如晶，干涸脱屑，境界明显，渐次扩大；或指间潮红，湿烂；舌质红，苔白或腻，脉滑。

治法：祛风除湿，杀虫止痒。

方药：消风散合苦参汤加减。瘙痒甚者加白鲜皮、地肤子。

（2）湿热下注证

证候：足跖及趾间，密集水疱，糜烂流水，浸淫成片，瘙痒疼痛或有发热；舌质红，苔薄黄，脉滑数。

治法： 清热利湿，解毒消肿。

方药： 萆薢渗湿汤合五神汤加减。

（3）血虚风燥证

证候： 手掌及足跖皮肤肥厚粗糙、干燥、粗糙干裂；或水疱不显，干涸脱屑；舌质淡红，苔薄，脉细。

治法： 养血润燥祛风。

方药： 当归饮子加减。瘙痒甚者加白鲜皮、地肤子。

2. 外治 水疱明显者用1号、2号癣药水或复方土槿酊外搽，每日2次；糜烂渗液者用半枝莲60g，或苦参、白鲜皮、黄柏、大黄、土槿皮、枯矾等，煎汤待温、浸泡15分钟，每日2次；角化过度者鹅掌风浸泡方浸泡患处，用雄黄膏或5%~10%硫黄膏外涂，每日2次。

二、西医治疗

1. 内用药物 对皮损广泛，或病久不愈者，伊曲康唑餐后即服，疗程2周；或特比萘芬口服，疗程1~2周。与外用药物联用治疗可增加疗效。足癣继发细菌感染时应联合应用抗生素，引发癣菌疹时应给予抗过敏药。

2. 外用药物 水疱鳞屑型应选择刺激性小的霜剂和水剂（如联苯苄唑霜或溶液等）；浸渍糜烂型给予醋酸铅溶液、硼酸溶液等湿敷，待渗出不多时再给予粉剂（如枯矾粉、咪康唑粉等），皮损干燥后再外用霜剂、水剂等，不宜用刺激性大、剥脱性强的药物；角化过度型无皲裂时可用剥脱作用较强的制剂（如复方苯甲酸软膏或酊剂等），有皲裂时应选用较温和的制剂（如特比萘芬软膏等），必要时可采用封包疗法。

三、中西医结合治疗思路

本病以外用抗真菌、止痒、防止感染药物治疗为主，成功的关键在于坚持用药，一般疗程较长。西医内用药物适应于皮损广泛，久治不愈者；根据皮损选用有效的中西药外用剂型效果理想。

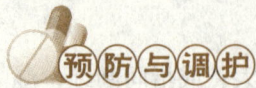

预防与调护

1. 注意个人卫生，不共用鞋袜、浴盆、脚盆等生活用品。
2. 及时、彻底地治疗浅部真菌病，消灭传染源。
3. 保持局部干燥。

陈某，男，45岁，工人。主诉：足部糜烂、瘙痒2周。2周前曾去公共浴室洗澡，自觉足3、4趾间瘙痒剧烈，继之糜烂，有特殊臭味，遂来求治。刻下症见左足3、4趾间皮肤浸渍发白，糜烂，有少量渗出液，并有恶臭味，舌质红，苔薄黄，脉滑数。既往体健。诊断：足癣（湿热下注证）。治宜清热化湿，解毒消肿。方用草薢渗湿汤加减。草薢15g，薏苡仁30g，滑石（包煎）30g，茯苓15g，牡丹皮12g，通草6g，黄柏12g，苍术10g，地肤子12g，牛膝10g，地丁15g，生甘草6g。用法：每日1剂，水煎500ml，分早、晚服。外用苦参、白鲜皮、黄柏、土槿皮、枯矾各15g，五剂煎汤待温、浸泡足15分钟，痒感消失。复诊：皮损浸渍糜烂减轻，痒感消失。经3周治疗后，皮损糜烂渗出基本消失，临床痊愈。

第二节　花斑癣

花斑癣（tinea versicolor）是指由马拉色菌侵犯皮肤角质层所致的一种浅部真菌病，又称"汗斑"。中医称为"紫白癜风"等。临床特点：好发于皮脂腺丰富的部位，以毛孔为中心、境界清楚的点状斑疹，表面覆以糠秕状鳞屑，可见皮肤色素加深或减退。

病因病理

一、中医病因病机

本病因感受暑湿，侵袭于皮肤，郁滞毛窍而成。湿性黏滞，缠绵不去而迁延不愈。

二、西医病因及发病机制

马拉色菌又称糠秕孢子菌，属嗜脂酵母，是常见的人体寄居菌，在某些特殊情况下由孢子相转为菌丝相并致病。发病与高温潮湿、多脂多汗、营养不良、慢性疾病及应用糖皮质激素等因素有关，可能具有遗传易感性。

诊断

一、临床表现

本病好发于青壮年男性的颈、前胸、肩背、上臂、腋窝等皮脂腺丰富的部位。

皮损初起为以毛孔为中心、境界清楚的点状斑疹，可为褐色、黄褐色或淡红，渐增大至甲盖大小，圆形或类圆形，邻近皮损可相互融合成不规则大片状，表面覆以糠秕状鳞屑，逐渐转为淡白色斑片（图10-6）。

一般无自觉症状，偶有瘙痒。病程慢性，一般冬轻夏重，如不治疗常持续多年，具有传染性。

二、实验室检查

直接镜检可见呈葡萄状簇集分布的圆形或卵圆形孢子和短粗、两头钝圆的腊肠形菌丝。滤过紫外线灯下皮损呈棕黄色荧光（图10-6）。

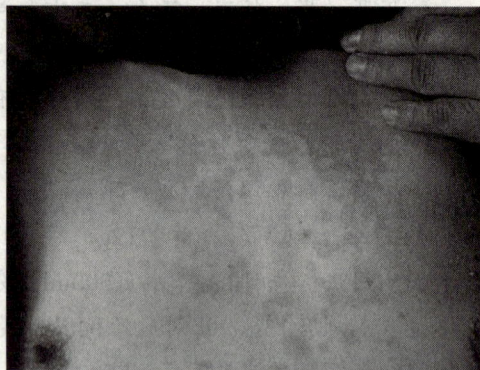

图10-6 花斑癣

鉴别诊断

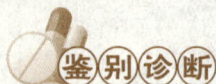

花斑癣、白癜风及玫瑰糠疹的鉴别（表10-3）。

表10-3 花斑癣、白癜风及玫瑰糠疹鉴别诊断

病名	花斑癣	白癜风	玫瑰糠疹
好发部位	皮脂腺丰富部位	发无定处	躯干和四肢近端
皮损特点	以毛孔为中心、境界清楚的点状斑疹，表面多有鳞屑	纯白色素脱失斑，毛发亦可变白、无季节性变化，表面无鳞屑	椭圆形淡红斑，边缘锯齿状，先有母斑，皮损长轴与皮纹一致，表面有鳞屑
真菌检查	阳性	阴性	阴性
自觉症状	轻微瘙痒	无	伴瘙痒

治疗

治疗原则： 以外治为主，皮损面积较大、单纯外用疗效不佳者可内服药物。

一、中医治疗

2号癣药水、复方土槿皮酊外搽，或密陀僧散干扑患处或醋调搽患处，每日2~3次。持续治疗1~2个月以上，或皮损消退后继续用药1~2周，以免复发。

二、西医治疗

1. 内用药物 口服抗真菌药（如伊曲康唑200mg，每日1次，疗程1~3周）。

2. 药物外治　先用温热水洗澡，拭干后外搽抗真菌药，如联苯苄唑溶液或霜、咪康唑霜、克霉唑霜、复方雷琐辛擦剂等，20%~40%硫代硫酸钠溶液、2.5%硫化硒等、2%酮康唑洗剂洗澡时外用也有效。

预防与调护

1. 注意个人卫生，经常洗澡，勤换内衣。
2. 大汗出或平时出汗较多者，应及时洗澡更衣，保持皮肤清洁干燥。
3. 患者的随身衣物、用具应消毒，防止反复感染及传染他人。

复习思考题

1. 癣的概念及常见癣病临床特点。
2. 简述体癣、手足癣的临床表现。

第十一章 动物性皮肤病

要点导航

可引起人类皮肤病的动物有很多种，发病机制主要为：①蚊、蠓、臭虫等的口器或尾钩叮咬皮肤机械损伤；②隐翅虫等虫类的分泌物、排泄物、刺毛以及蜈蚣、蝎等刺螫人时排出毒液刺激皮肤引起局部或全身反应；③昆虫的毒腺或唾液内所含的多种抗原引起变态反应；④昆虫的口器留在组织内或寄生虫直接钻入皮肤后作为异物引起肉芽肿或结节性反应。临床上如能明确致病昆虫种类时应直接诊断为所致的独立皮肤病（如疥疮、隐翅虫皮炎等），若致病昆虫种类不能确定，则统称为虫咬皮炎。

第一节 疥 疮

疥疮（scabies）是由疥螨引起的一种接触传染性皮肤病。中医称为"虫疥"、"干疤疥"、"癞疥"，若继发感染称为"脓窝疥"。临床特点：皮肤薄嫩处，丘疹、水疱、丘疱疹及隧道，疥疮结节，剧烈瘙痒，晚间为甚，可找到疥螨。

病因病理

一、中医病因病机

本病多因湿热内蕴，疥螨虫毒侵袭，郁于皮肤所致。

二、西医病因及发病机制

疥螨又称疥虫，是一种表皮内寄生虫，分为人型疥螨和动物疥螨两大类，人的疥疮主要由人型疥螨引起。人型疥螨雌虫较大，雄虫较小，雄虫在与雌虫交配后不久即死亡，雌虫受精后钻入皮肤角质层内，掘成隧道并在其内产卵，经1~2月排卵至40~50个后死亡，从卵到成虫约需15天左右。疥螨离开人体后可存活2~3天，可通过气味和体温寻找新的宿主。

疥螨主要通过直接或间接接触传染，且传染性较强。疥螨在皮肤内掘凿隧道机械刺激、疥螨分泌的毒液及排泄物刺激皮肤，引起异物、变态反应，出现丘疹、丘疱疹及剧烈瘙痒。

诊 断

临床表现

好发于皮肤薄嫩处，如指缝、手腕、前臂、肘窝、腋窝、乳晕、脐周、下腹、外生殖器及臀部等部位，多对称发生。成人头、面、掌跖等处不易受累，但婴幼儿例外，皮损可遍及全身。

基本皮损为瘙痒性丘疹、丘疱疹及隧道（图11-1）。丘疹约小米粒大小，淡红色或正常肤色，可有炎性红晕；丘疱疹一般约小米大，隧道为灰白色或浅黑色线纹，弯曲微隆起，末端可有丘疹和小水疱，为雌虫停留处，有的因搔抓或继发性病变如感染、湿疹化及苔藓样变而不容易见到典型隧道，儿童可在掌跖等处见到隧道；在阴囊、阴茎、龟头等部位出现直径3~5mm的暗红色结节（疥疮结节），是疥螨死后引起的异物反应。

图11-1 疥疮

高度敏感者皮损广泛，可有大疱。病程较长者可表现为湿疹样、苔藓样变，易继发感染而发生脓疱疮、毛囊炎、疖、淋巴结炎甚至发展为肾炎等。自觉剧烈瘙痒，尤以晚间为甚。

经常洗澡，不正规治疗者皮损可失去典型性，增加诊断的困难。对有感觉神经病变者易发生结痂型疥疮（也称挪威疥或角化型疥疮），表现为大量鳞屑、结痂、红皮病或疣状斑块，传染性极强。

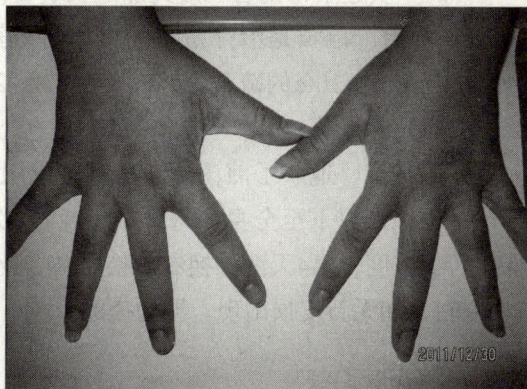

治 疗

治疗原则：必须隔离治疗，以外治为主，以杀虫止痒为基本原则。若皮损泛发全身，瘙痒难忍可内服祛风止痒剂或抗组胺药。

一、中医治疗

1. 辨证论治

湿热蕴结证

证候： 皮损可见水疱，丘疱疹泛发，壁薄液多，破流脂水，或脓疱，或起红丝走窜，臀核肿痛；舌质红，苔黄腻，脉滑数。

治法： 清热化湿，解毒杀虫。

方药： 黄连解毒汤合三妙丸加地肤子、白鲜皮、百部、苦参。

2. 外治 硫黄是治疗疥疮的常用特效药，目前临床常用浓度为5%~20%的硫黄膏，小儿用5%~10%的硫黄膏，成人用10%~20%的硫黄膏。亦可选用10%百部酊、雄黄膏、一扫光等外搽。

先用花椒、地肤子煎汤洗涤全身，或用温水肥皂洗澡，然后搽药，一般先搽好发部位，再搽颈以下至全身。每日早、晚各1次，连用3天，在此期间不洗澡不更衣，以保持药物浓度，第4天洗澡换衣、换席被，此为1疗程。一般治疗1~2疗程，停药后观察1周左右，如无新皮损出现，即为痊愈。

二、西医治疗

1. 内用药物 伊维菌素是一种口服的半合成大环内酯类药物，国内报道治疗疥疮安全有效。化脓感染者配合抗感染药物治疗。对瘙痒严重者可辅以镇静止痒药，睡前内服。

2. 药物外治

（1）5%三氯苯醚菊酯霜：是合成除虫菊酯，可杀死疥螨但对人体毒性较低。保留8~10小时后洗去。

（2）25%苯甲酸苄酯乳剂：杀虫力强，刺激性低，每日外用搽药1~2次，2~3天为1个疗程。

（3）疥疮结节难以消退可外用糖皮质激素霜剂或焦油凝胶，也可皮损内注射泼尼松龙混悬液，必要时可冷冻或切除。

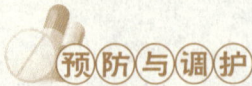

预防与调护

1. 注意个人卫生，勤洗澡、勤换衣、勤晒被褥。

2. 隔离治疗，消除传染源。

3. 污染物品应煮沸消毒或在日光下暴晒以杀灭疥螨。

4. 未治愈前应避免和别人身体密切接触，包括握手等。

第二节　虫咬皮炎

虫咬皮炎（insect bite dermatitis）为螨虫、蚊、臭虫、跳蚤、蜂等昆虫将口器刺入皮肤吸血，或将毒汁注入人体，引起皮肤过敏和炎症反应。中医称为"恶虫叮咬"、"虫咬伤"等。临床特点：皮肤呈丘疹样风团，上有针头大的瘀点、丘疹或水疱，呈散在性分布。

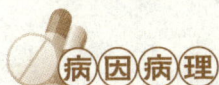

病因病理

一、中医病因病机

人体皮肤被虫类叮咬，接触其毒液，或接触虫体的毒毛，邪毒侵入肌肤，与气血相搏所致，或禀性不耐，热毒内蕴，而成本病。

二、西医病因及发病机制

螨虫、蚊、臭虫、跳蚤、蜂等昆虫，将口器刺入皮肤，吸血，或将毒汁注入人体，引起炎症反应。

诊断

一、临床表现

1. 螨虫皮炎　皮损为水肿性风团样丘疹、丘疱疹或瘀斑，其上有小水疱，偶尔为大疱，常伴有抓痕和血痂。严重者可出现头痛、发热、乏力、关节痛等全身症状，个别患者可出现哮喘、蛋白尿或嗜酸性粒细胞增高。

2. 蚊虫叮咬　或在皮肤上现瘀点、风团、丘疹或瘀斑，自觉剧痒。婴幼儿被叮咬后可发生血管性水肿，包皮、手背、面部等暴露部位易受累。严重者发生即刻过敏反应、延迟过敏反应甚至全身反应。

3. 臭虫叮咬　臭虫叮咬时释放的唾液中含有蛋白可引起过敏反应，数小时后可出现风团样丘疹和瘙痒。在皮损中央有针头大小出血性瘀点或水疱、大片红斑或紫癜，伴有剧烈瘙痒和疼痛。臭虫可在一晚上多次叮咬，形成线状损害。常因搔抓而色素沉着。

4. 跳蚤叮咬　跳蚤一般在人体停留数分钟到数小时，在吸血处形成带出血点的红色斑丘疹；对跳蚤唾液过敏者可有水疱、多形性红斑或紫癜。腿部和腰部易被叮咬，损害成群分布。

5. 蜂螯伤　螯伤后局部立即明显疼痛、烧灼感及痒感，很快出现红肿，中央有一瘀点，甚至形成水疱、大疱损害，偶可引起组织坏死。严重者可产生大面积肿胀，少数有恶心、呕吐、畏寒、发热等全身症状。由于组胺作用可产生肿胀性红斑、风团、血管性水肿，严重者因过敏性休克甚至死亡。螫伤后7~14天可发生血清病样迟发超敏反应，如发热、荨麻疹及关节痛。

治 疗

治疗原则：以外治为主。中医清热解毒止痒；西医对症支持治疗。

一、中医治疗

1. 辨证论治

热毒蕴结证

证候：皮疹较多，成片红肿、水疱较大，瘀斑明显；伴畏寒，发热，头疼，恶心，胸闷；舌质红，苔黄，脉数。

治法：清热解毒，消肿止痒。

方药：五味消毒饮合黄连解毒汤加地肤子、白鲜皮、紫荆皮。

2. 外治　初起红斑、丘疹、风团等皮损，可用1%薄荷三黄洗剂或炉甘石洗剂外搽；生于毛发处者，剃毛后外涂50%百部酊杀虫止痒；破溃糜烂者，可用马齿苋煎汤湿敷，然后青黛散油调外搽，或外搽颠倒散洗剂。

二、西医治疗

1. 内用药物　皮损广泛、过敏反应重者可短期口服泼尼松；瘙痒明显可口服抗组胺药；继发感染时应抗感染治疗；过敏性休克者应积极抗休克治疗；出现肌肉痉挛者可用10%葡萄糖酸钙10ml加入25%~50%葡萄糖液20ml内，缓慢静注；静脉补液以促进毒物排泄，同时应注意维持水、电解质和酸碱平衡。

2. 药物外治　各种虫咬皮炎症状轻微者局部外用糖皮质激素霜，或炉甘石洗剂等。

蜂螫伤后应首先检查是否有毒刺残留在皮肤内，若有则用镊子拔出，再用吸引器将毒汁吸出，随后局部外用10%氨水或5%~10%碳酸氢钠溶液冷湿敷，胡蜂螫伤后应用弱酸性溶液外敷。

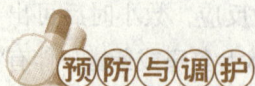

预防与调护

1. 保持环境清洁卫生，消灭害虫。
2. 衣服、被褥应勤洗勤晒，防虫藏身。
3. 发病期间忌海鲜鱼腥发物，多饮水，多吃水果蔬菜，保持大便通畅。

第三节　隐翅虫皮炎

隐翅虫皮炎（paederus dermatitis）是由于皮肤接触隐翅虫体内毒液所致毒性皮炎。属于中医的"虫毒伤"。临床特点：面部、四肢等暴露部位突然出现水肿性红斑，上有密集的丘疹、水疱及脓疱，伴瘙痒、灼痛和灼热感。

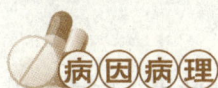

病因病理

一、中医病因病机

夏秋之季，人体腠理开泄，接触毒虫致使毒液侵入肌肤而发病。

二、西医病因及发病机制

隐翅虫属昆虫纲、鞘翅目、隐翅虫科，夏秋季节活跃，夜间常围绕灯光飞行，停于人体皮肤上，虫体被打破或压碎后，体内的强酸性（pH 1~2）毒液流出，引起皮炎。

诊断

临床表现

本病好发于夏秋季节，雨后闷热天气尤为多见。

好发于面、颈、四肢和躯干等暴露部位。

典型皮损为条状、片状或点簇状水肿性红斑，上有密集的丘疹、水疱及脓疱，部分脓疱融合成片，可出现糜烂、结痂、坏死，侵犯眼睑时肿胀明显。愈后局部遗留暂时性色素沉着（图11-2）。

主要为局部自觉瘙痒、灼痛和灼热感。严重者出现发热、头痛、头晕、恶心和浅表淋巴结肿大等全身症状。病程约1周。

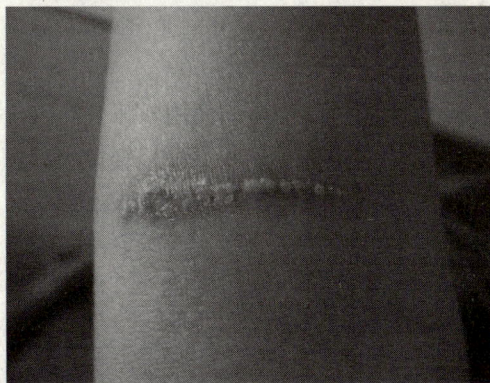

图11-2　隐翅虫皮炎

治疗

治疗原则：以外治为主，中医清热解毒。

一、中医治疗

1. 辨证论治
热毒蕴结证
证候：暴露部位皮肤见水肿性红斑，上有密集的丘疹、水疱及脓疱，瘙痒，灼痛，灼热感；伴发热、溲赤、便秘；舌质红，苔黄，脉数。
治法：清热解毒。
方药：黄连解毒汤加减。
2. 外治 新鲜马齿苋捣烂敷于患处可较快见效；局部红肿灼痛明显者，可用三黄洗剂外用。

二、西医治疗

1. 内用药物 有继发感染应给予抗感染治疗；病情严重者酌情使用糖皮质激素；瘙痒明显者内服抗组胺药物。
2. 药物外治 应尽快用肥皂水清洗皮肤，皮损无糜烂、渗出时可外用1%薄荷炉甘石洗剂或糖皮质激素霜剂；水肿明显或有糜烂渗出时可用1：5000~1：8000高锰酸钾溶液、0.1%依沙吖啶溶液、5%碳酸氢钠溶液或1：10聚维酮碘溶液湿敷。

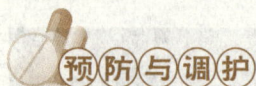

预防与调护

1. 夜间关了门窗，使用蚊帐。
2. 如遇虫落在皮肤上，轻轻拨去即可，避免直接在躯体上拍打虫体。
3. 接触部位应尽早用肥皂水清洗。

第四节 阴虱病

阴虱病（pediculosis pubis）是指由寄生于人体阴部的阴虱反复叮咬皮肤吸血后，引起的瘙痒性皮肤病。大多通过性接触传播，亦可通过被褥、衣帽等物品间接传播。临床特点：阴部瘙痒，内裤上常有点状污褐色血迹。

病因病理

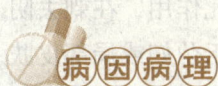

一、中医病因病机

房事不洁，互相染著，乃致阴虱叮咬皮肤；或与阴虱患者衣物间接接触，而生此疾。

二、西医病因及发病机制

虱为节肢动物，昆虫纲，属体外寄生虫，有相对宿主特异性和寄生部位特异性。阴虱的足爪对毛发的抓附能力与阴毛、腋毛的直径相匹配，阴虱的卵适于黏附在阴毛上，虱用口器刺入人体皮肤，吸吮人血时，其唾液内的毒性分泌物加上口器的机械刺激而发病。

诊 断

临床表现

阴虱主要寄生于阴毛，常由性接触传染。阴部剧烈瘙痒，晚间为甚，主要局限于耻骨部。可见阴毛上黏附有灰白色砂粒样颗粒即虱卵和缓慢移动的阴虱，阴虱也可一半钻入皮内，一半露于皮外，皮损为抓痕及血痂，或散在片状蓝色出血瘀斑。患者内裤上常有点状污褐色血迹，为阴虱吸血处出血所致。过度搔抓可继发毛囊炎和疖。

治 疗

治疗原则：以外治为主，杀虫止痒至为重要。

一、中医治疗

1. 辨证论治
热毒蕴结证
证候：阴部皮肤抓痕，或散在片状蓝色出血瘀斑，甚者血痂、成脓；瘙痒；舌质红，苔薄黄，脉滑数。
治法：清热解毒。
方药：黄连解毒汤加减。
2. 外治　剃除阴毛后，用百部溶液外洗、湿敷，每日2次，或外涂10%硫黄膏、50%百部酊，每日2次。

凡士林外涂可阻塞虱的呼吸道和消化道致虱死亡，对虱卵无杀死作用，在剃去阴毛和消毒内裤等措施配合下，仍有较好疗效，无毒无刺激性，适用于孕妇或局部皮肤有破损或炎症者。

二、西医治疗

药物外治

剃除阴毛后外用以下药物之一。

① 1%林旦（γ-666）：剂型有洗剂、香波和霜剂。该药有杀灭阴虱成虫和虫卵的作用。使用方法是将该药涂于患处，8h后洗净药物，观察3~5天，如未愈，可重复治疗1次。因该药过度吸收后可引起神经系统不良反应，甚至有报道林旦（γ-666）对人造血干细胞有毒性，故该药应禁用于孕妇、儿童、患处大片表皮脱落和阴囊上有多个皮损者。

② 马拉硫磷洗剂：该药有杀灭阴虱成虫和虫卵的作用。使用方法是将该药涂于患处，8~12h后洗净。

③ 扑灭司林（1%）：用该药对感染部位充分洗涤后10min再用温水慢慢洗净，观察7~l0天，如未愈，可重复治疗1次。

④ 25%苯甲酸苄酯乳剂：外用，应隔天洗浴，并于1周后重复1次。

预防与调护

1. 注意个人卫生，勤换衣服、勤洗澡。
2. 不与虱病患者直接或间接接触。

复习思考题

1. 简述动物性皮肤病的主要发病机制。
2. 试述疥疮临床表现和治疗方案。
3. 简述虫咬皮炎概念及其共同特点。

第十二章　变应性皮肤病

要　点　导　航

> 　　变应性反应性皮肤病，包括接触性皮炎、湿疹、特应性皮炎、郁积性皮炎、荨麻疹、药疹等疾病，是皮肤科常见病、多发病。病因及发病机制复杂多样，涉及变态反应Ⅰ～Ⅳ型。多数情况下，中西医结合治疗可收到理想疗效。病情严重者，如部分急性荨麻疹和重型药疹，要积极抢救。

第一节　接触性皮炎

　　接触性皮炎（contact dermatitis）是指皮肤或黏膜因接触某些外源性物质，在接触部位发生的急性或慢性炎症反应。中医文献没有一个统一的病名，根据接触物及其引起的临床特点来进行命名，如因漆刺激而引起者，称为"漆疮"；因贴膏药引起者，称为"膏药风"；接触马桶引起者，称为"马桶癣"等。临床特点：发病前有明显的接触史，皮损为境界清楚的红斑、肿胀、水疱等，祛除病因后易治愈。

病因病理

一、中医病因病机

$$\left.\begin{array}{l}禀赋不耐 \\ 接触染毒\end{array}\right\} \text{毒邪入侵，蕴郁化热，邪热与气血相搏} \longrightarrow \text{接触性皮炎}$$

二、西医病因及发病机制

　　引起接触性皮炎的物质很多，有动物性、植物性、化学性等。根据发病机制可分原发刺激性和变态反应性两大类。

　　1. 原发刺激性接触性皮炎　接触物对皮肤有强烈刺激性（如强酸、强碱等）或毒性，任何人接触后均可发病。严重程度主要取决于接触物刺激性的强弱、接触时间长短等。

　　2. 变应性接触性皮炎　属Ⅳ型变态反应。接触物多是小分子化学物质，小分子化学物质（半抗原）与表皮细胞膜载体蛋白或表皮内抗原呈递细胞（朗格汉斯细胞，Langerhans cell）结合后形成全抗原，全抗原使T淋巴细胞活化（诱导期）；当机体再次接触相同抗原后迅速引起炎症反应（激发期）。

诊 断

发病前有接触史。有一定的潜伏期，变态反应性接触性皮炎多在4~5天以上，再次接触可在数小时或1天左右发病；若为强刺激物引起者（原发刺激性接触性皮炎），皮损可即刻发生而无潜伏期。

好发于面颈、四肢等暴露部位，多急性发作。典型皮损为境界清楚的红斑，轻度水肿或粟粒大小密集红色丘疹；严重时红肿、丘疱疹、水疱或大疱等，但临床所见以单一损害为主。皮损形态与接触物有关。

自觉瘙痒或灼痛。去除病因或经恰当处理后可在1~2周内痊愈。若反复接触或处理不当，可转变为亚急性或慢性，皮损表现为增生肥厚、苔藓样变。

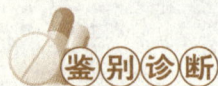

鉴别诊断

需与颜面丹毒鉴别。

表12-1　急性接触性皮炎与颜面丹毒鉴别

	急性接触性皮炎	颜面丹毒
病史	常有明显的接触史	局部皮肤、黏膜破损感染
皮损	红斑，肿胀，丘疹，水疱等	以水肿性红斑为主，灼热
自觉症状	瘙痒剧烈	疼痛
全身症状	一般无	寒战，高热，头痛，恶心等
血常规	基本正常	白细胞总数及中性粒细胞升高

治 疗

治疗原则：去除致敏物。中医治疗急性者清热凉血解毒；慢性者养血润肤；西医以抗炎、抗过敏治疗为主。

一、中医治疗

1. 辨证论治

（1）风热蕴肤证

证候： 起病急，好发头面部，皮损为红斑或丘疹、肿胀，自觉瘙痒，灼热；心烦，口干，小便微黄；舌红，苔薄白或薄黄，脉浮数。

治法： 疏风清热止痒。

方药： 消风散加减。加银花、连翘、白鲜皮等。

（2）湿热毒蕴证

证候：起病急骤，皮损鲜红肿胀，密集水疱或大疱，疱破后糜烂渗液，自觉灼热瘙痒；伴身热，口渴，大便干，小便黄；舌红，苔黄，脉弦滑。

治法：清热除湿，凉血解毒。

方药：龙胆泻肝汤合化斑解毒汤加减。色鲜红者，加水牛角、丹皮、赤芍；糜烂、渗液者，加土茯苓、地肤子；肿痛者，加蒲公英、紫花地丁。

（3）血虚风燥证

证候：病程长，多属反复接触弱刺激物所致。皮损肥厚干燥、裂隙、脱屑，或呈苔藓样变，瘙痒剧烈，舌淡红，苔薄白，脉弦细。

治法：养血润肤，祛风止痒。

方药：当归饮子加减。干燥、脱屑者，加玄参、麦冬；皮损肥厚者，加蜈蚣、乌梢蛇。

2. 外治

（1）皮损以红斑、丘疹为主者，选用三黄洗剂外搽，或选用青黛散冷开水调涂。

（2）糜烂、渗出者，选用苦参、马齿苋、黄柏、茵陈、龙胆草等组方煎水冷湿敷，或10%黄柏溶液湿敷。

（3）皮损肥厚干燥、脱屑，或呈苔藓样变者，选用软膏或霜剂，如黄连膏、青黛膏。

二、西医治疗

1. 内用药物　内服抗组胺药；皮损严重或泛发者，首选激素治疗，如泼尼松30~40mg／d，分2次口服。

2. 外用药物　急性期无渗液者用炉甘石洗剂，每日5~6次；有渗液时，用2%~3%硼酸溶液湿敷。亚急性及慢性期，皮损干燥者用糖皮质激素霜剂，有感染者加用抗生素。

预防与调护

1. 彻底清洗接触部位，避免热水、肥皂、搔抓等刺激。
2. 忌食辛辣、油腻、鱼腥等发物。
3. 寻找并去除病因；避免再次接触致敏原及其结构类似物。
4. 与职业有关者，应改善工作条件，加强防护措施。

第二节　湿　疹

湿疹（eczema）是由多种内、外因素引起的具有多形皮损和渗出倾向的真皮浅层及表皮炎症。中医根据皮损形态不同，有"浸淫疮"、"血风疮"等病名；根据发病部位不同，有"旋耳疮"、"肾囊风"、"脐疮"、"乳头风"等病名。临床特点：急性期以丘疱疹为主，有渗出倾向；慢性期以苔藓样变为主，易反复发作。

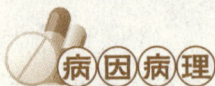

病因病理

一、中医病因病机

急性者以湿热为主；亚急性者多脾虚湿恋；慢性者多血虚风燥。

$$
\left.\begin{array}{l}
\text{内因——禀赋不耐，内蕴湿邪} \\
\text{外因——外感风、湿、热邪}
\end{array}\right\} \text{内外合邪蕴蒸肌肤} \longrightarrow \text{湿疹}
$$

二、西医病因及发病机制

本病病因复杂，涉及体内、外多种因素。内因与过敏体质、慢性感染、内分泌失调、血液循环障碍、神经精神因素等有关；外因可由食物、吸入物、动物皮毛、冷热刺激等诱发或加重。其发病往往是各种因素相互作用的结果；有的与迟发型变态反应有关。

诊 断

一、临床表现

根据其性质，可将本病分为急性、亚急性和慢性三种。

1. 急性湿疹 多发于面部、四肢、手足等部位，甚至泛发全身。常对称分布，皮损为多数粟粒大小红丘疹、丘疱疹或水疱，尚有明显点状或小片状糜烂、渗液，结痂。皮损境界不清（图12-2）。继发感染可见脓疱、脓痂。自觉瘙痒剧烈。

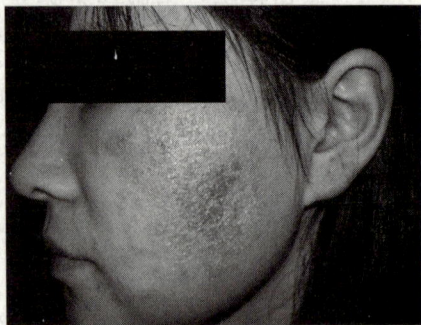

图12-2 急性湿疹

2. 亚急性湿疹 由急性湿疹炎症反应缓解或处理不当迁延而成。皮损以红丘疹、结痂、鳞屑为主，仅有少量水疱及轻度糜烂，自觉瘙痒。再刺激可急性发作；经久不愈可演变成慢性。

3. 慢性湿疹 多数由急性、亚急性演变而成，也可开始就呈慢性化。好发于手足、小腿、肘窝、外阴、肛门等处，分布多呈对称性。皮损为暗红色或棕红色斑或斑丘疹，常融合增厚呈苔藓样变（图12-3）。表面有鳞屑、抓痕、血痂，周围散在少量丘疹或水疱，自觉瘙痒。病情时轻时重，反复发作。

4. 常见特定部位的湿疹

（1）**手部湿疹** 手部接触外界刺激机会多，故湿疹发病率高。多起病缓慢，皮损形态多样。表现为手部干燥性红斑、潮红，局部浸润肥厚、粗糙，冬季常形成裂隙。病程较长，顽固难愈。

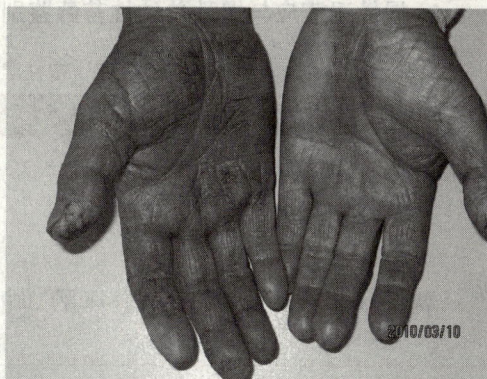

（2）**耳部湿疹** 中医称旋耳疮。多发生在耳后皱襞处，也可见耳轮上部及外耳道，皮损表现为红斑、糜烂、渗出、结痂及裂隙。多对称分布。

图12-3 慢性湿疹

（3）**乳房湿疹** 多见于哺乳期女性。好发于乳头、乳晕及其周围，往往双侧同时受累。皮损呈红斑、浸润、糜烂、渗出及结痂，有时伴裂隙。自觉痒甚。

（4）**钱币状湿疹** 因其皮损似钱币状而得名。好发于四肢。皮损为密集小丘疹或丘疱疹融合成圆形或类圆形，境界清楚。急性期潮红、渗出；慢性期皮损肥厚、色素沉着。自觉瘙痒剧烈。

（5）**外阴及阴囊湿疹** 局限于外阴或阴囊皮肤，有时可延至肛周。瘙痒剧烈，抓后红肿、渗出、糜烂，日久皮肤肥厚、苔藓样变。

二、组织病理

急性湿疹病理表现为表皮内海绵形成，真皮浅层毛细血管扩张、周围有淋巴细胞浸润；慢性湿疹表现为角化过度与角化不全，棘层肥厚，真皮浅层毛细血管壁增厚，胶原纤维增粗。

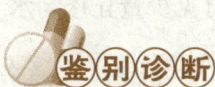

鉴别诊断

1. 急性湿疹应与急性接触性皮炎鉴别 见表12-2。

表12-2 急性湿疹与急性接触性皮炎鉴别

	急性湿疹	急性接触性皮炎
病因	多属内因，多因素、不易查清	多属外因，有接触史
部位	不固定，常对称发生	接触部位
皮损特点	多形性，丘疹、水疱等	较单一，可有大疱及坏死
主要症状	瘙痒剧烈	瘙痒、灼热或疼痛
病程	较长，常有复发倾向	较短，去除病因后很快痊愈

2. 慢性湿疹应与慢性单纯性苔藓鉴别　见表12-3。

表12-3　慢性湿疹与慢性单纯性苔藓鉴别

	慢性湿疹	慢性单纯性苔藓
病因	多种内外因素	病因不清，可能与某些刺激有关
病史	有急性湿疹发作史	摩擦、搔抓史
好发部位	无固定	颈项、骶尾、肘部伸侧
皮损特点	有多形损害，浸润肥厚、色沉，急性发作有渗出	多角形丘疹，密集成片，苔藓样变、干燥无渗出

治疗

治疗原则： 中医以清热除湿，祛风止痒为基本原则；西医抗炎、止痒治疗。

一、中医治疗

1. 辨证论治

（1）湿热蕴肤证

证候： 发病突然，病程短。皮损以红斑、丘疹、丘疱疹、小水疱为主。灼热瘙痒，抓破糜烂、渗液；伴心烦口渴，大便干，小便短赤；舌红，苔薄黄腻，脉滑数。

治法： 清热利湿止痒。

方药： 龙胆泻肝汤合萆薢渗湿汤加减。痒甚者，加白鲜皮、苦参；色鲜红、灼热者，加玄参、赤芍；大便干结者，加生大黄。

（2）脾虚湿蕴证

证候： 发病较缓，病程较长。皮损红色减退，糜烂渗出减少；可见少量丘疹，水疱，鳞屑，瘙痒，伴纳差、腹胀，易疲乏；舌淡胖，苔白腻，脉濡缓。

治法： 健脾利湿止痒。

方药： 除湿胃苓汤加减。止痒加白鲜皮、地肤子；湿甚者加生薏苡仁、佩兰。

（3）血虚风燥证

证候： 病程长，反复发作，皮损为暗红色斑或斑丘疹，色素沉着，粗糙肥厚，剧痒难忍，舌淡红，苔薄白，脉弦细。

治法： 养血润肤，祛风止痒。

方药： 当归饮子或四物消风饮加减。瘙痒难眠者，加夜交藤、酸枣仁；皮损肥厚、干燥者，加蜈蚣、乌梢蛇。

2. 外治　急性湿疹糜烂、渗出明显者可选用清热解毒利湿止痒的中药如龙胆草、苦参、黄柏、蒲公英、地肤子等煎汤冷敷或外洗；或10%黄柏溶液、三黄洗剂等湿敷。

慢性湿疹可选用各种软膏剂、乳剂，如青黛膏、5%硫黄软膏、冰黄肤乐软膏。

二、西医治疗

1. 内服药物　以抗炎、止痒为主。可用抗组胺药和镇静安定剂如曲吡那敏、去氯羟嗪、赛庚啶、酮替芬、氯雷他定、西替利嗪、非索非那定等，可酌情选择其中1~2种应用。急性期可选用钙剂、维生素C、硫代硫酸钠等静注或普鲁卡因静脉封闭。有继发感染者，加用抗生素。

2. 外用药物　急性期无渗液者用氧化锌油，渗出多者可用3%硼酸溶液冷湿敷。亚急性期，用糖皮质激素乳剂、糊剂，为防止和控制继发感染者，可加用抗生素。慢性期选用软膏、硬膏等。

三、中西医结合治疗思路

抗炎、止痒是本病治疗的关键，可在中医辨证治疗的同时，配合西医抗组胺药使用，标本兼治。

预防与调护

1. 尽量避免搔抓等刺激，忌用热水烫洗。
2. 忌食辛辣、鱼虾、鸡、鹅、牛、羊肉等发物，亦应忌食香菜、韭菜、芹菜、姜、葱、蒜等辛香之品。
3. 急性湿疹或慢性湿疹急性发作期间，应暂缓预防注射各种疫苗和接种牛痘。
4. 注意调节情绪，避免过度劳累及紧张。

典型病案

李某，男，31岁。双小腿对称性红丘疹、小水疱，瘙痒2周。患者2周前无明显诱因双小腿伸侧散发红丘疹，小水疱，瘙痒。皮疹日渐增多，范围扩大，瘙痒加重。刻下见双小腿对称性红丘疹，丘疱疹，小水疱，局部小片状糜烂，渗出。伴心烦口渴，大便干，小便黄。舌红，苔薄黄，脉滑数。诊断：急性湿疹。辨证：湿热蕴肤证。治法：清热利湿止痒。方用龙胆泻肝汤加减。柴胡15g，黄芩15g，炒山栀15g，龙胆草15g，生地20g，丹皮15g，赤芍20g，车前子15g，黄柏15g，白鲜皮20g，地肤子15g。每日1剂，水煎450ml，分3次餐后服。药渣煎水后冷敷。西药：氯雷他定10mg，睡前服，每日1次。

第三节　特应性皮炎

特应性皮炎（atopic dermatitis）原称"异位性皮炎"或"遗传过敏性皮炎"。是一种与遗传过敏体质有关的慢性、复发性、炎症性皮肤病。临床上除表现为特定年龄阶段湿疹样皮损外，还具有以下特点：患者或家族成员常伴发哮喘、过敏性鼻炎；对异种蛋白过敏；血清IgE值升高；外周血嗜酸性粒细胞增多。

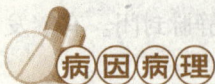

病因病理

一、中医病因病机

婴儿及儿童期多表现为脾虚湿恋；成年期多表现为阴虚血燥。
中医病因病机示意图：

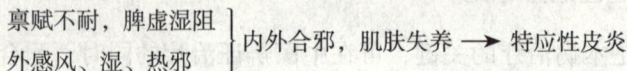

$$\left.\begin{array}{l}禀赋不耐，脾虚湿阻\\外感风、湿、热邪\end{array}\right\}内外合邪，肌肤失养\longrightarrow 特应性皮炎$$

二、西医病因及发病机制

本病病因和发病机制复杂，至今未完全清楚。主要因素为：

1. 遗传过敏体质 表现为患者本人及其家族成员对某些体内外物质的敏感性往往高于正常人；双亲均有特应性皮炎表现者，其子女发病率可高达79%；目前还发现了与本病有关的易感基因位点。

2. 免疫发病机制 主要与Ⅰ型、Ⅳ型变态反应有关。约80%的患者血清IgE水平升高；患者Th2细胞在皮损中显著增高等。

3. 环境因素 尘螨、花粉、动物皮毛等均可诱发特应性皮炎；蛋白质食品也可导致疾病加重。

总之，特应性皮炎发病机制既有变态反应，也有非变态反应。并与遗传和环境因素密切相关。

诊 断

一、临床表现

特应性皮炎可分为婴儿期、儿童期和成人期三个阶段。

1. 婴儿期 多在出生后2~3个月开始发病。好发于头面，也可发展到四肢、躯干等部。皮损表现为急性或亚急性湿疹。多数患儿2岁左右症状逐渐缓解，直至自愈。部分患儿迁延不愈，可持续发展到儿童期。

2. 儿童期 常由婴儿期演变而来。皮损多发

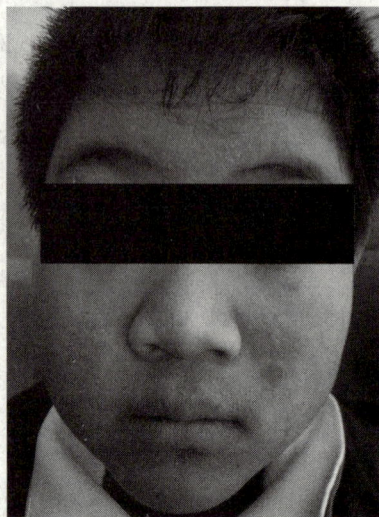

图12-4 特应性皮炎

于四肢屈侧，特别是肘窝和腘窝；其次为眼睑、颜面部。以亚急性或慢性湿疹样表现为主，皮肤干燥、瘙痒剧烈，抓后呈苔藓样变。多数患者至青春期可自愈，少数持续发展至成人期。

3. 青年及成人期　多有婴儿期或儿童期特应性皮炎病史。皮损好发于面部、眼周、肘腘窝、四肢等处，皮肤干燥。皮疹多对称分布，以红斑、丘疹融合成苔藓样变，表面有灰白色鳞屑（图12-4）。瘙痒剧烈，可因搔抓而继发感染。病程呈慢性经过，时轻时重，最终亦可逐渐痊愈。

二、实验室检查

外周血嗜酸性粒细胞升高；血清IgE升高。

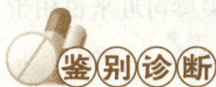

鉴别诊断

1. 婴儿脂溢性皮炎　常发生于婴儿的头皮、耳后、眉间、鼻唇沟处，皮疹为灰黄色或棕黄色油性鳞屑，无遗传过敏性家族史。

2. 湿疹　常无家族史，无一定好发部位。

治疗

治疗原则：避免刺激、抑制炎症、止痒、润肤。

一、中医治疗

1. 辨证论治

（1）脾虚风燥证

证候：多见于婴儿或儿童。皮疹常在同一部位反复发作，以红斑、丘疹、小水疱为主，局部干燥瘙痒，抓破糜烂、结痂；伴纳差，便溏；舌淡，苔薄白，脉濡细。

治法：健脾渗湿，祛风止痒。

方药：参苓白术散加减。酌加荆芥、防风、当归、白芍；痒甚者，加白鲜皮、地肤子；色红、干燥者，加玄参、麦冬。

（2）阴虚血燥证

证候：多见于青年及成人。病程长，反复发作，皮肤干燥、色淡红，轻度肥厚、浸润，瘙痒剧烈；伴抓痕、血痂、苔藓样变，舌淡红少津，苔少，脉弦细。

治法：滋阴养血，润肤止痒。

方药：当归饮子加减。瘙痒难眠者，加夜交藤、酸枣仁；皮损肥厚、干燥者，加丹参、乌梢蛇。

2. 外治

（1）婴儿及儿童期：用药应柔和，急性期可用藿香、香薷、茵陈、黄柏、地肤子等煎汤冷湿敷；缓解期可用青黛散麻油调搽。

（2）青年成人期：原则上同湿疹。皮损干燥瘙痒者，用青黛膏、3%~5%黑豆馏油软膏等。

二、西医治疗

1. 内服药物　可用抗组胺药缓解瘙痒；继发细菌感染者可使用抗生素。

2. 外用药物　最基本及重要的方法是局部外用糖皮质激素，可抑制炎症，减缓瘙痒。但应注意长期使用导致的不良反应，可根据年龄及病情调整用量及时间。在外用激素的同时加用保湿剂。钙调蛋白磷酸酶抑制剂，如他克莫司、吡美莫司近来也用于临床。

三、中西医结合治疗思路

阻断炎症—瘙痒—搔抓—炎症的恶性循环是本病治疗的关键，在中医辨证治疗的同时，可配合激素外用、抗组胺药内服。保湿剂的使用也是重要措施。

预防与调护

1. 尽量避免外来刺激，穿纯棉衣物；避免搔抓及摩擦皮肤，婴幼儿晚间可戴手套。
2. 注意分析并忌食患者对之敏感的食物。
3. 适当减少洗澡及使用肥皂的次数，洗澡后尽快使用保湿剂。
4. 注意调节情绪，避免过度劳累及紧张。

第四节　郁积性皮炎

郁积性皮炎（stasis dermatitis）又称"静脉曲张性湿疹"。是下肢静脉曲张综合征中最常见的皮肤损害。中医记载的"裤口疮"、"臁疮"与本病溃疡期类似。临床特点：在下肢静脉曲张基础上，继发小腿急、慢性皮肤炎症，甚者局部溃疡。

病因病理

一、中医病因病机

$$\left.\begin{array}{l}\text{气滞血瘀，筋脉横解}\\\text{湿邪下注、破损染毒}\end{array}\right\}\text{瘀湿互结，肌肤失养}\longrightarrow\text{郁积性皮炎}$$

二、西医病因及发病机制

由于静脉曲张，血流郁滞、静脉压增高，毛细血管壁的通透性增加，血管内液体、纤维蛋白原、红细胞和代谢产物渗出至皮下组织，引起纤维增生和色素沉着；5-羟色胺及儿茶酚胺等增多阻碍了毛细血管与周围正常组织间氧气与养分的交换，致局部组织营养不良，抵抗力降低，继发皮炎、溃疡。

诊 断

一、临床表现

好发于中老年人，常伴下肢静脉曲张。初期小腿下段轻度肿胀、踝部及胫前红斑，色素沉着；继而出现湿疹样损害，急性发作表现为丘疹、水疱、渗液、糜烂、结痂等。慢性损害以皮肤干燥、脱屑、肥厚、苔藓样变为主。由于搔抓或创伤，常在小腿远端形成溃疡，多经久不愈，或经常反复。

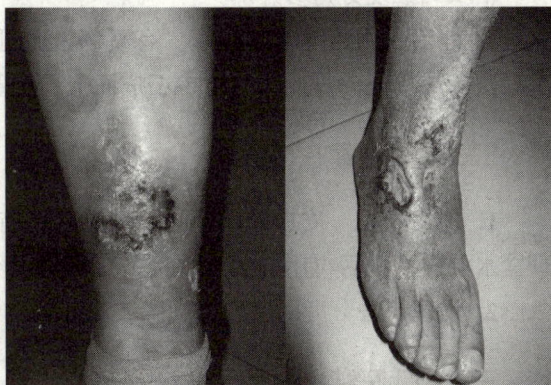

图12-5 郁积性皮炎　左：湿疹样变　右：溃疡

二、组织病理

除皮肤炎症病理改变外，还出现真皮血管数量明显增多，管壁增厚；可见多数血管外红细胞及含铁血黄素细胞。

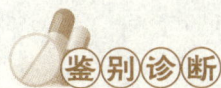

鉴别诊断

湿疹样皮损需与自身敏感性皮炎、进行性色素性紫癜性皮病相鉴别。

治 疗

治疗原则：活血化瘀，利湿止痒，祛腐生肌；促进下肢静脉回流。

一、中医治疗

1. 辨证论治

（1）湿热下注证

证候：小腿青筋暴露，局部发红、肿胀，或见丘疹、小水疱、渗液、糜烂、结痂等，自觉瘙痒、疼痛；伴大便不爽，尿黄；舌质红，苔黄腻，脉滑数。

治法：清热利湿，止痒。

方药：三妙丸合五神汤加减。红肿疼痛重者，加丹皮、赤芍、丹参；瘙痒甚者，加白鲜皮、地肤子。

（2）气滞血瘀证

证候：病程长，反复发作，皮肤干燥、脱屑，色暗红、肥厚；或见溃疡，舌暗或有瘀斑，苔薄白，脉细涩。

治法：活血化瘀，利湿解毒。

方药：桃红四物汤合四妙汤加减。溃疡者，加蒲公英、地丁。

中成药：复方丹参片。

2. 外治 用药基本同湿疹。有溃疡者，可用白头翁、龙胆草、苦参、蛇床子等煎水湿敷；或用九一丹或八二丹掺于疮面上，金黄膏盖贴。

二、西医治疗

1. 外用药物 皮损外用药物参照湿疹，有感染时加用抗生素软膏；溃疡面可用生理盐水湿敷清洗后再用抗生素软膏；有蜂窝织炎时应全身使用抗生素。

2. 物理疗法 可用远红外、微波治疗仪、氦氖激光等理疗。

三、中西医结合治疗思路

解决静脉淤阻是本病治疗的关键，在活血化瘀、利湿通络的同时，必要时行曲张静脉外科手术治疗。

预防与调护

1. 避免久行久立，休息时抬高患肢。
2. 可用弹力绷带绑扎，以促进静脉回流。

第五节　荨　麻　疹

荨麻疹（urticaria）是由于皮肤黏膜小血管反应性扩张及渗透性增加而引起的一种局限性水肿反应。中医称"瘾疹"。临床特点：皮肤上出现瘙痒性风团，发无定处，骤起骤退，退后不留痕迹。

病因病理

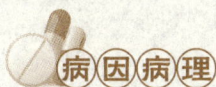

一、中医病因病机

内因——禀赋不耐，腠理不密，卫外失固　内外合邪，搏于肌表，

外因——风寒、风热、湿热入侵　营卫失调或气血不足　──→ 荨麻疹

二、西医病因及发病机制

病因复杂，多数患者不能找到确切原因，特别是慢性荨麻疹。常见病因有：

1. 食物　如动物蛋白（鱼、虾、甲壳类、蛋类、牛奶等）、植物（坚果、草莓、蕈类、葱蒜）、食品添加剂等，有的作为变应原引起变态反应；有的可直接刺激肥大细胞释放组胺。

2. 药物　常见的有青霉素、磺胺、各种疫苗、阿司匹林等。可通过变态反应反应或非变态反应反应机制引起。

3. 感染　各种细菌（如金黄色葡萄球菌、链球菌）、病毒（如病毒性上呼吸道感染、肝炎、柯萨奇病毒感染）、真菌（浅部或深部真菌感染）、寄生虫（蛔虫、钩虫、蛲虫等）等感染均可引起荨麻疹。

4. 动植物因素　如各种花粉、尘螨、动物皮毛等。

此外，精神因素、物理因素（冷、热、受压）、内脏及全身性疾病（风湿热、系统性红斑狼疮、内分泌紊乱等）等均可引发荨麻疹。

发病机制　分为变态反应和非变态反应两种。

1. 变态反应机制　绝大多数属于I型变态反应，少数属II型或III型。I型变态反应的发生，首先是变应原刺激机体产生IgE，IgE与肥大细胞、嗜碱粒细胞表面的受体（FcεRI）结合使机体致敏；当相同变应原再次进入机体时，即与致敏了的肥大细胞或嗜碱粒细胞表面的IgE抗体特异性结合，使其脱颗粒，释放组胺、缓激肽、白三烯等，引起小血管扩张、毛细血管通透性增加，平滑肌收缩、腺体分泌增加，从而引起皮肤黏膜充血水肿、出现一系列局部或全身过敏反应症状。

接触变应原后数秒钟内发病者，称速发相反应（early-phase reaction）。主要由组胺引起，多持续数小时；若变应原刺激后6~12小时发病者，称迟发相反应（late-phase reaction）。参与反应的化学介质多为白三烯、血小板活化因子、前列腺素D$_2$等，可持续数天。

2. 非变态反应机制　由食物、药物、动物毒素及物理刺激等直接诱发肥大细胞释放组胺引起。

诊 断

一、临床表现

本病可以发生于任何年龄、季节。根据临床表现可分为急性、慢性和特殊类型三类。

1. 急性荨麻疹 发病突然，皮损可发生于任何部位，出现形态不一，大小不等的红色或苍白色风团，境界清楚（图12-6）。数小时内风团变为红斑并逐渐消失，持续时间一般不超过24小时。自觉灼热、瘙痒剧烈。部分患者可有怕冷、发热等症状；如侵犯消化道黏膜，可伴有恶心呕吐，腹痛，腹泻等症状；喉头和支气管受累时可导致喉头水肿及呼吸困难，有明显胸闷窒息感，甚至发生晕厥；严重者可出现心慌、烦躁甚至血压降低等过敏性休克样症状。

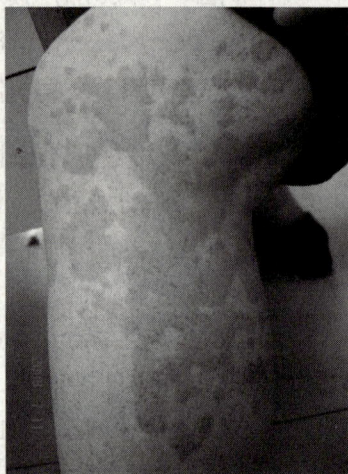

图12-6 荨麻疹

2. 慢性荨麻疹 皮损反复发作超过6周以上者称为慢性荨麻疹。患者全身症状一般较轻，风团时多时少，反复发生，常达数月或数年之久。

3. 特殊类型荨麻疹

（1）**皮肤划痕征** 又称人工荨麻疹。表现为用钝器划过皮肤后，沿划痕处出现条状隆起，伴瘙痒。不久后自行消退。可单独发生也可与荨麻疹伴发。

（2）**胆碱能性荨麻疹** 多见于青年。在受热、情绪激动或运动后出现。皮损特点是直径2~4mm的圆形丘疹性小风团，周边绕以红晕，多在躯干及四肢近端，瘙痒剧烈。用1∶5000乙酰胆碱进行皮内试验可呈阳性反应。

（3）**寒冷性荨麻疹** 可分为家族性和获得性两型。前者临床罕见，为常染色体显性遗传，出生后不久或早年发病，可持续终生；后者较常见，皮肤在暴露于冷风、冷水等后，数分钟内局部出现瘙痒性水肿和风团，保暖后缓解。贴冰试验阳性。

（4）**血管性水肿** 亦称巨大荨麻疹。好发于眼睑、口唇、阴部等组织疏松部位，表现为突然发生的大片暂时性水肿，边缘不清，肤色或稍带苍白及淡红色，不痒或轻度烧灼及不适感。多在数小时或24小时消失，长者持续1~3天。发生在咽喉部者，可出现喉头水肿。

二、实验室检查

伴感染者，白细胞总数及中性粒细胞的百分比增高。

鉴别诊断

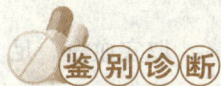

1. **丘疹性荨麻疹**　多见于儿童，春夏季好发。皮损为梭形水肿性红色斑丘疹，似风团样，中央可有水疱。四肢、臀、腰等处多见。

2. 伴腹痛或腹泻者，应与急腹症及胃肠炎等进行鉴别。

治疗

治疗原则：急性以抗过敏治疗为主，慢性以辨证论证为主，消除病因是治本之法。

一、中医治疗

1. 辨证论治

（1）风寒束表证

证候：风团色白，遇冷发作或加重，得暖则减；口不渴；舌淡红，苔薄白，脉浮紧。

治法：疏风散寒，调和营卫。

方药：麻黄桂枝各半汤加减。表虚者，加生黄芪、炒白术、防风；恶寒、头痛者，加羌活、藁本。

（2）风热犯表证

证候：风团色红，灼热作痒，遇热加重，得冷则减；伴发热，口干，咽痛；舌质红，苔薄黄，脉浮数。

治法：疏风清热，调和气血。

方药：消风散加减。血热甚者，加牡丹皮、赤芍；便秘者，加生大黄；瘙痒剧烈者，加刺蒺藜、白鲜皮。

（3）胃肠湿热证

证候：风团片大、色红、灼热剧痒；风团出现的同时伴腹痛或腹泻，恶心呕吐，神疲纳呆，或大便秘结；舌质红，苔黄腻，脉弦滑数。

治法：疏风解表，通腑泄热。

方药：防风通圣散加减。腹泻者，去大黄、石膏、栀子，加白术、陈皮；恶心呕吐者，加半夏、竹茹。

（4）气虚不固证

证候：风团反复发作，时轻时重，迁延数月或数年；伴神疲乏力，面色萎黄或恶风怕冷；舌淡，苔薄白，脉缓。

治法：益气固表，养血祛风。

方药：玉屏风散加减。脾虚纳差者，加党参、茯苓、神曲。

2. 针刺疗法

（1）针刺　皮疹发于上半身者，取穴曲池、内关；发于下半身者，取穴血海、足三里、三阴交；发于全身者，配风市、风池、大椎、大肠俞等。

（2）耳穴埋压　取肺区、脾区、肾上腺、皮质下、神门等。用王不留行籽或磁珠埋压。

二、西医治疗

1. 内用药物

（1）急性荨麻疹　首选抗组胺H₁受体拮抗剂治疗。可配合使用维生素C及钙剂；伴腹痛者可给予解痉药物。病情严重，伴有休克、喉头水肿及呼吸困难者，应积极抢救：①0.1%肾上腺素0.5~1ml皮下或肌内注射，亦可加入50%葡萄糖溶液40ml内静脉注射，以减轻呼吸道黏膜水肿及平滑肌痉挛，并可升高血压；②地塞米松5~10mg肌注或静脉入壶给药；同时5%葡萄糖液500~1000ml加氢化可的松200~400mg静脉滴注。③吸氧，密切观察血压变化，血压低者可用升压药（如多巴胺、间羟胺）。④支气管痉挛严重时可静注氨茶碱；喉头水肿呼吸不畅者可行气管切开；心跳呼吸骤停时应进行心肺复苏术。

（2）慢性荨麻疹　以抗组胺药为主，可根据风团发生时间用药。风团控制后应继续用药并逐渐减量；一种抗组胺药效果不佳时，可2~3种联用或交替使用；病情顽固单用H₁受体拮抗剂疗效不佳者，可联用H₂受体拮抗剂。可酌情选用利血平、氨茶碱等口服。

（3）特殊类型荨麻疹　根据不同类型选用相应抗组胺药。如皮肤划痕征用酮替芬；寒冷性荨麻疹用酮替芬、赛庚啶、多虑平；胆碱能性荨麻疹用酮替芬、阿托品等。

2. 外用药物　外搽炉甘石洗剂。

三、中西医结合治疗思路

慢性荨麻疹及特殊类型荨麻疹是临床治疗难点。中医辨证论治配合西药抗组胺治疗，既可较快缓解症状，又可巩固疗效、减少复发。

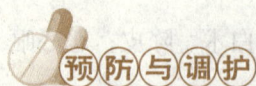

预防与调护

1. 通过详细询问病史和系统检查，尽量找出病因（如食物、感染、药物等）并去除之。

2. 慢性荨麻疹患者要尽量避免各种诱发加重因素。

3. 第一代抗组胺药常有嗜睡、头晕等不良反应，驾驶员、高空作业者慎用；第二、三代抗组胺药较少嗜睡作用，但也存在个体差异，使用时应提醒患者注意。

典型案例

　　李某，女，32岁。四肢躯干风团，瘙痒2年。患者2年前无明显诱因四肢躯干起风团，瘙痒。风团时多时少，无固定发作时间及部位。先后服用过"扑尔敏"、"赛庚啶"、"西替利嗪"、"酮替芬"等多种药物。用药期间可缓解，停药后复发。刻下见四肢躯干散在少量风团、色淡，瘙痒；伴神疲乏力，面色萎黄，月经量少；舌淡，苔薄白，脉缓。诊断：慢性荨麻疹。辨证：气虚不固证。治法：益气固表，养血祛风。方用玉屏风散加味。生黄芪30g，白术15g，防风15g，荆芥15g，桂枝15g，杭芍20g，当归15g，川芎15g，牛膝30g，制首乌30g，白鲜皮30g，地肤子20g。每日1剂，水煎450ml，分3次餐后服。西药：盐酸非索非那丁60mg，每日2次，早晨及睡前服。

第六节　药　疹

　　药疹（drug eruption）或称药物性皮炎（dermatitis medicamentosa），是指药物通过各种途径，如注射、口服、吸入、外用等进入人体后引起的皮肤黏膜炎症反应。重者伴有内脏损害。中医文献把药物引起的内脏或皮肤反应，统称为"中药毒"。临床特点：发病前有用药史，有一定的潜伏期，常突然发病，皮损形态多样，颜色鲜艳，瘙痒剧烈，除固定红斑型药疹外多泛发。

病因病理

一、中医病因病机

$$\left.\begin{array}{l}禀赋不耐\\药毒入侵\end{array}\right\}热毒与气血相搏，外溢肌肤，内份脏腑 \longrightarrow 药疹$$

二、西医病因及发病机制

（一）病因

药疹发生的原因主要有两方面。

　　1. 个体差异　不同个体对药物反应的敏感性差异较大，其原因包括遗传因素（过敏体质）、某些酶的缺陷、机体病理或生理状态的影响等。

　　2. 药物因素　能引起药疹的药物非常广泛，一般而言，药物的抗原性越强，其产生药疹的机会也就越多。临床常见的易引起药疹的药物有：①抗生素类，青霉素居首，其他包括半合成青霉素、磺胺类、头孢菌素类等；②解热镇痛药，如阿司匹林；③镇静催眠药与抗癫痫药，如苯巴比妥片、苯妥英钠、卡马西平等；④异种血清制剂

121

及疫苗，如破伤风抗毒素、狂犬病疫苗、蛇毒免疫血清等。近些年来，由中药制剂引起的药疹也时有报告。

（二）发病机制

药疹的发病机制复杂，包括变态反应机制和非变态反应机制两大类。

1. 变态反应机制　大多数药疹由变态反应引起。大分子药物（如血清、疫苗、生物制品等）本身有完全抗原的作用；多数小分子药物属半抗原，需与体内蛋白等载体结合形成全抗原后才能激发变态反应。

药疹涉及到变态反应的Ⅰ～Ⅳ型。具有以下共同特点：①只发生于少数过敏体质者；②病情轻重与药物药理及毒理作用、剂量无关；③有一定潜伏期，初次用药4~20天发病，已致敏者再用该药可在数分钟至24小时内发病；④临床表现复杂，皮疹类型多样；⑤存在交叉过敏及多价过敏现象；⑥停止用药后好转，糖皮质激素治疗有效。

2. 非变态反应机制　包括药物的药理作用（如烟酸可引起血管扩张、面部潮红）、过量反应（如甲氨蝶呤治疗剂量与中毒剂量非常接近）、蓄积作用（如碘化物长期使用会引起痤疮样皮损、个体某些代谢酶缺陷或抑制等。

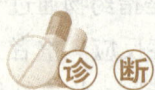

诊 断

一、临床表现

药疹临床表现复杂多样，常见类型有：

1. 固定型药疹（fixed drug eruption）　皮损好发于口周、外生殖器、手足背等。为局限性圆形或椭圆形水肿性红斑，颜色鲜红或紫红（图12-7）。重者，中央有水疱。愈后留色素沉着，发作越频则色素越深。重复用药每次均在原来部位发病，但原皮损扩大且数目可渐增多。自觉瘙痒或灼痛。此型药疹常由磺胺类、解热镇痛类、巴比妥类药物引起。

2. 荨麻疹型药疹（urticarial drug eruption）　皮损与急性荨麻疹相似，但持续时间较长，色泽更为鲜艳。可伴发热、关节疼痛、淋巴结肿大、蛋白尿等。此型药疹常由血清制品、呋喃唑酮、青霉素等引起。

3. 麻疹样或猩红热型药疹（morbilliform drug eruption and

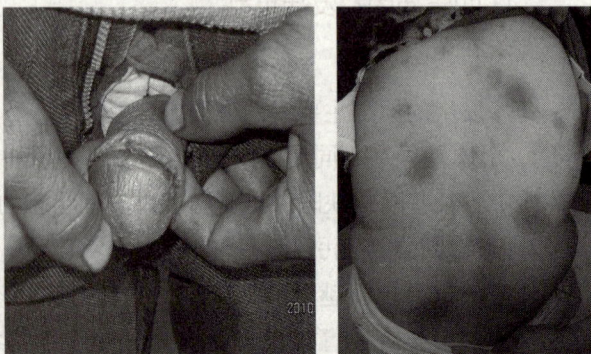

图12-7　固定型药疹

scarlatiniform drug eruption） 是药疹中最常见类型，又称发疹型药疹。皮疹为针头至米粒大小的丘疹或斑丘疹，稀疏或密集分布，有自上而下的发疹顺序，以躯干为主，也可扩展到四肢。皮损焮红灼热，明显瘙痒。此型药疹常由青霉素（尤其是半合成青霉素）、磺胺类、解热镇痛类、巴比妥类药物引起。

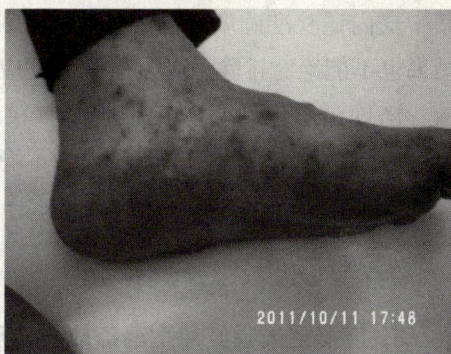

图12-8　多形红斑型药疹

4. 多形红斑型药疹（erythema multiforme drug eruption） 与多形红斑相似，皮疹为豌豆至蚕豆大圆形或椭圆形水肿性红斑、丘疹，境界清楚，有虹膜现象，常有水疱。严重者，口腔、外阴黏膜也出现水疱，糜烂，疼痛剧烈（图12-8）。此型药疹常由磺胺类、解热镇痛类、巴比妥类药物引起。

5. 湿疹型药疹（eczematous drug eruption） 因外用药物引起接触性皮炎后，再次使用相同或类似药物后导致。皮疹为泛发性或对称性湿疹样损害，自觉剧烈瘙痒，或有发热不适等全身症状。

6. 紫癜型药疹（purpuric drug eruption） 药物引起的过敏性紫癜。此型药疹可通过Ⅱ型变态反应（引起血小板减少性紫癜）和Ⅲ型变态反应（引起血管炎）介导。皮疹为针头至黄豆大小紫红色瘀点，散在或密集分布，可有瘀斑、血疱。轻者仅发生于下肢，重者可累及四肢、躯干。病情严重者可出现关节肿痛、腹痛、便血、尿血等。此型药疹常由抗生素、巴比妥类、利尿剂等引起。

7. 剥脱性皮炎型药疹（drug-induced exfoliative dermatitis） 此型较为严重。起病较急，呈进行性加重。初期多为麻疹、猩红热样表现，继而全身皮肤潮红、肿胀、呈鲜红色或棕红色，大量脱屑，手足部可出现袜套样剥脱，脱屑大约持续1个月左右，重者毛发、指甲都可以脱落；可伴有恶寒、高热（39~40℃以上），烦躁口渴，甚至有肝肾损害而出现昏迷、衰竭。病程常超过1个月，甚至更长。此型药疹常由磺胺类、巴比妥类、解热镇痛类、抗生素等引起。

8. 大疱性表皮松解型药疹（drug-induced bullosa epidermolysis） 是药疹中最严重的一种，死亡率高。发病急，常伴有高热、烦躁，严重者可出现神昏谵语，甚至昏迷。皮疹为大片鲜红色或紫红色斑片，很快出现松弛性水疱及大疱，形似烫伤，尼氏征阳性，表皮极易擦掉而露糜烂面。口腔、眼、呼吸道、胃肠黏膜可累及，内脏亦可受累。此型药疹常由磺胺类、解热镇痛类、抗生素、巴比妥类等引起。

二、实验室检查

致敏药物的检测包括体内试验与体外试验。

体内试验又可分皮肤试验（皮内试验、划破试验、点刺试验）和药物激发试验。

其中皮内试验准确度较高，如临床上用于预测青霉素、普鲁卡因等过敏反应，但阴性结果也不能绝对排除患者发生临床反应的可能，对有高度药物过敏史者禁用。

体外试验包括嗜碱粒细胞脱颗粒试验、淋巴细胞转化试验、放射变应原吸附试验、琼脂弥散试验等。试验结果均不稳定，临床少用。

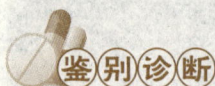

鉴别诊断

1. 麻疹型或猩红热型药疹应与麻疹或猩红热相鉴别 药疹的皮损颜色更为鲜艳，瘙痒更剧烈。全身症状较轻，无麻疹的Koplik斑，猩红热的草莓样舌等。

2. 大疱性表皮松解型药疹应与葡萄球菌性烫伤样皮肤综合征相鉴别 后者多见于出生后3个月内的婴儿，起病前有上呼吸道感染或其他部位的化脓性感染，口腔黏膜无损伤。

治疗

治疗原则：首先要立即停用致敏或可疑致敏药物，慎用与其化学结构相近似药物。促进药物排泄，防治并发症。

一、中医治疗

1. 辨证论治

（1）风热血热证

证候：好发躯干上部，皮损为粟粒状红色丘疹、红斑、风团等，焮热作痒；心烦，口干，小便微黄；舌红，苔薄白或薄黄，脉浮数。

治法：清热凉血，疏风止痒。

方药：消风散加减。皮损鲜红者，加玄参、丹皮、赤芍；瘙痒剧烈者，加白鲜皮、地肤子。

（2）湿毒蕴肤证

证候：皮疹为红斑、丘疹、风团、水疱、甚则糜烂渗液，表皮剥脱；伴灼热剧痒，口干，大便燥结，小便黄赤，或有发热；舌红，苔薄白或黄，脉滑或数。

治法：清热利湿，解毒止痒。

方药：萆薢渗湿汤加减。伴发热，加生石膏、知母；肿胀糜烂者，加地肤子、茵陈；剧烈瘙痒者，加白鲜皮；大便燥结者，加生大黄。

（3）热毒入营证

证候：皮疹鲜红或紫红，甚则紫斑、血疱，灼热痒痛；伴高热，神志不清，口唇焦燥，口渴不欲饮，大便干结，小便短赤；舌红绛，苔少或镜面舌，脉洪数。

治法：清热凉血，解毒护阴。

方药：清营汤加减。热盛者，加生石膏、知母；尿血者，加大、小蓟、侧柏叶。

（4）气阴两虚证

证候： 严重药疹后期大片脱屑，神疲乏力，纳呆，口干唇燥欲饮；舌红，少苔，脉细数。

治法： 益气养阴清热。

方药： 增液汤合益胃汤加减。脾胃虚弱者，加太子参、茯苓、白术、山药。

2. 外治　以红斑、丘疹为主，无渗出者可选用三黄洗剂外搽；大量渗出糜烂者，用龙胆草、白头翁、黄柏、蒲公英煎汤冷敷；少量渗液者用青黛散麻油调敷。

二、西医治疗

1. 轻型药疹　给予抗组胺药、钙剂、维生素C等；必要时给予中等剂量泼尼松，症状好转后逐渐减量至停药。

2. 重型药疹

（1）尽早足量应用皮质类固醇激素，如氢化可的松200~500mg/d，加入5%~10%葡萄糖溶液500~1000ml中，静脉滴注，病情稳定后逐渐减量；或地塞米松10~20mg/d，分2~3次静脉入壶滴注。若3天后病情仍未控制，应在原剂量基础上增加1/3~1/2；病情严重者，可用冲击疗法，如甲泼尼龙，1g/d静脉注射，连用3天。病情稳定后逐渐减量。

（2）防治继发感染：应强调消毒隔离；有感染存在选用抗生素时应注意避免使用易过敏药物。

（3）加强支持疗法：包括及时纠正低蛋白血症、水电解质紊乱；必要时输血等。

3. 外用药物　以红斑、丘疹为主者可选炉甘石洗剂或糖皮质激素霜剂；糜烂渗出者，可用3%的硼酸溶液或生理盐水湿敷。

三、中西医结合治疗思路

轻型药疹可中医辨证论治，西医抗过敏治疗。重型药疹以激素治疗为主，要及时抢救、降低病死率，减少并发症，缩短病程。

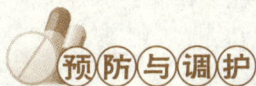

预防与调护

一、预防

1. 用药前应仔细询问患者有无药物过敏史。要避免使用与原致敏药物化学结构式近似的药物。

2. 严格执行有关药物的常规皮试制度。

3. 注意药物过敏反应的早期表现，用药过程中遇到全身出疹、瘙痒，要考虑药疹的可能，应立即停用一切可疑致敏药，并及时处理。

4. 重型药疹要加强眼、鼻、口腔、肛门和外生殖器黏膜清洁护理。

典型病案

夏某，男，38岁。口唇、包皮红斑、糜烂2天。患者3天前患"急性胃肠炎"服"泻痢停"2片，数小时后口唇及龟头包皮处发红、瘙痒，继而糜烂。刻下见下唇中部及龟头背侧冠状沟处圆形红斑、糜烂，自觉灼热、瘙痒。伴口干，尿黄；舌红，苔薄黄，脉滑数。诊断：固定型药疹。辨证：湿毒蕴肤证。治法：清热利湿，解毒止痒。萆薢渗湿汤加减。萆薢30g，生薏苡仁30g，炒黄柏15g，茯苓30g，滑石10g，泽泻15g，丹皮15g，赤芍30g，连翘20g，忍冬藤20g，白鲜皮30g，地肤子20g。每日1剂，水煎450ml，分3次餐后服。西药：氯雷他定10mg，每日1次，睡前服。

复习思考题

1. 湿疹有哪些诊断要点？如何辨证论治？
2. 荨麻疹有哪些临床类型？如何辨证论治？
3. 药疹有哪些临床类型？如何诊断？

第十三章　物理性皮肤病

—— 要点导航 ——

物理性皮肤病是由光、温度、机械力等因素引起的皮肤病，包括日光性皮肤病、鸡眼与胼胝、冻疮等，其病因病机不同，消除致病因素是防治物理性皮肤病的重要内容。

第一节　日光性皮肤病

日光引起皮肤病的有紫外线（UV）和可见光。皮肤对光有一定的防御功能，其机制包括对光线的反射和折射及皮肤结构对光的吸收（主要是黑素细胞）。日光照射对皮肤的影响包括免疫抑制、光老化、诱导肿瘤和导致光敏性皮肤病等，后者的发生机制包括光毒性反应和光变态反应，二者可同时存在或以其中一种为主，临床上有时不易区分。

一、多形日光疹

多形日光疹（polymorphous light eruption，PLE）是一种发生于暴露部位的反复发作的慢性光敏性炎症性皮肤病。本病属中医学"日晒疮"范畴。临床特点是皮疹多形性，反复发作，与季节关系明显，春夏加重，秋冬减轻或消失。

病因病机

中医认为多因素体禀赋不耐，腠理不密，复受日光暴晒，致脾失运化，湿热内生，外感火热毒邪，皮热不得外泄，蕴郁肌肤所致。

西医病因尚不明确，可能与以下因素相关：免疫学变化、遗传、内分泌改变、微量元素和代谢改变、超氧化物歧化酶活力变化、花生四烯酸代谢异常等。

诊　断

临床表现　有日晒史，常发生于日晒后数小时至数天。好发于中青年女性的曝光部位（如面部、颈后、颈前V形区、手背和前臂伸侧），而头发及衣物遮盖部位多不累及。皮损呈多形性，常见的有小丘疹、丘疱疹，也可表现为水肿性红斑、大丘疹或斑块，常以一种皮损为主。瘙痒明显。多无全身症状，易反复发作。

治 疗

治疗原则：中医以疏风清热解毒为主；西医以避光、止痒、消炎为原则。

一、中医治疗

1. 辨证论治
风热阻肤证
证候：暴露部位红色丘疹，或暗红色斑块；自觉瘙痒；舌质红，苔薄黄，脉浮数。
治法：疏风清热。
方药：消风散加减。痒甚者，加乌梢蛇、全蝎；表虚风重者，加党参、黄芪。
2. 外治 糜烂渗出用蒲公英、野菊花各50g，黄连、黄柏各30g，水煎后冷敷。

二、西医治疗

1. 内用药物 口服抗组胺药、羟氯喹及烟酰胺。
2. 外用药物 以保护、抗炎、收敛、止痒为原则。
（1）遮光剂：如15%氧化锌软膏、5%~10%对氨基苯甲酸（PABA）乳剂，外出前30分钟外用。
（2）糖皮质激素制剂：如去炎松乳剂、艾洛松、氟米松等，每日1~2次外用。

三、中西医结合治疗思路

本病主要病因是日光，为火热之邪，中医治疗以清热泻火为主，而西医治疗以消炎止痒为主，中西药同用，相得益彰。

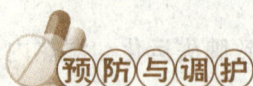

预防与调护

1. 避光防晒。
2. 外出时注意遮阳防护，如戴帽子、手套。

二、日晒伤

日晒伤（sunburn，SB）也称日光性皮炎（solar dermatitis，SD），是皮肤对强烈日光照射产生的一种急性炎症反应。本病属中医"晒疮"范畴。其实质为急性光毒性皮炎。

病因病机

中医认为日光曝晒，灼伤皮肤，发生日晒伤。

西医病因及发病机制　皮肤经紫外线（UVB为主）过度照射后，细胞中蛋白质和核酸吸收大量的紫外线产生一系列复杂的光生物化学反应，局部产生多种活性物质，如白介素、组胺、前列腺素等。这些物质弥散入真皮，引起血管扩张、细胞浸润等炎性反应，从而引起表皮、真皮的炎症反应。发病情况因日光强度、曝晒时间及个体皮肤敏感性而异。

诊　断

在春夏季，好发于妇女儿童，多见于暴露部位，日晒后于6~24小时出现红斑，但个体敏感性不一样。初发皮损为鲜红至猩红色水肿性斑，边界清楚，严重者可起水疱。局部自觉灼痛。皮损广泛时可有寒战和发热等全身症状。数天后红斑和水肿消退，继以脱屑和暂时性色素沉着。

治　疗

治疗原则：西医以消炎止痛；中医宜清热凉血解毒。

一、中医治疗

1. 辨证论治

暑湿热毒证

证候：局部潮红、水肿、水疱、糜烂；烧灼样疼痛，恶心纳差，头晕乏力；舌质红苔黄腻，脉滑数。

治法：清热吐湿，凉血解毒

方药：清暑汤加减。热重者加生石膏、知母。

2. 外治　红斑无渗出，瘙痒甚者，三黄洗剂外搽，或青黛膏外涂；皮肤糜烂渗出较多者，用马齿苋、黄柏、苦参、大黄各等份煎水进行开放性冷湿敷。

二、西医治疗

1. 内用药物　同多形性日光疹用药。

2. 外用药物　可选炉甘石洗剂及糖皮质激素软膏。

预防与调护

1. 光照季节经常参加户外活动，以增强对日光照射的耐受性。

2. 避免过度曝晒，外出时注意遮阳防护。

第二节　鸡眼与胼胝

鸡眼（clavus）和胼胝（callus）均系长期压迫和摩擦诱发的角质层增厚。中医称鸡眼亦为"鸡眼"及"肉刺"，胼胝中医称"脚垫"。鸡眼的特点是好发于跖部或趾侧，皮损淡黄色，顶起硬凸，根陷肉里，因形似鸡眼而得名。胼胝好发于足跖，也可累及手掌。

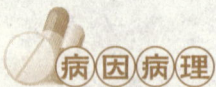

病因病理

一、中医病因病机

由于局部受压或摩擦而致气血运行不畅，瘀阻日久，经络阻隔，肌肤失养所致。

二、西医病因及发病机制

多因足骨畸形，或与长久站立、行走或穿鞋过窄过紧有关。长期机械刺激（如压迫和摩擦）引起角质层过度增生。

诊　断

1. 鸡眼　好发于成人的足跖前中部、小趾外侧或拇趾内侧缘，也可见于趾背及足跟，偶见于手部。皮损为嵌入皮内的圆锥形角质栓，一般如黄豆大或更大，表面光滑，与皮面平或稍隆起，境界清楚，呈淡黄或深黄色，稍透明，尖端呈楔形嵌入真皮部位，其下可见一层灰白薄膜即鸡眼滑囊。由于尖端压迫神经末梢，故行走时自觉顶撞样疼痛。

2. 胼胝　多对称发生于手足。皮损为蜡黄色、扁平或稍隆起的局限性角质肥厚斑块，质地坚实，表面光滑，边界不明显，中央较厚边缘薄，表面皮纹清晰，局部汗液分泌减少、感觉迟钝。多无自觉症状，严重者可有压痛。

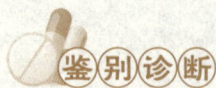

鉴别诊断

跖疣　不限于足底受压部位，表面呈乳头状角质增生，皮纹中断，常有黑色出血点，挤压痛较明显。

治　疗

治疗原则：以外治为主。

一、中医治疗

鸦胆子或鲜半夏捣烂、五妙水仙膏局部贴敷患处。

二、西医治疗

1. 鸡眼

（1）挖除术 一般不需麻醉，常规消毒后，用手术刀将鸡眼表面角质削除露出白色的角质栓，分清与正常组织分界的乳白色环，用刀沿此环分离后取出鸡眼栓，并将鸡眼基底膜剥离干净，以免复发。

（2）外用鸡眼膏、50%水杨酸软膏，应注意保护周围正常的皮肤。

（3）局部冷冻或电灼亦可选用。

2. 胼胝 减少摩擦多能痊愈。较厚皮损可先用热水浸泡再用刀削除，也可外用角质剥脱剂如硫黄、水杨酸软膏、维A酸软膏。

预防与调护

1. 应穿大小合适、质地柔软的鞋子，以减少摩擦和挤压。
2. 患者不可自行乱挖或随便用药物腐蚀，以防感染。
3. 足部有畸形者应进行矫正。

第三节 冻 疮

冻疮（pernio）是一种发生于寒冷季节的局限性淤血性炎症性疾病。中医称之为"冻烂疮"、"冻风疮"、"冻烂肿疮"。临床特点为手、足、耳廓等末梢部位受冻后红肿发凉，遇热瘙痒，甚则起水疱及溃疡，好发于儿童、妇女及末梢循环不良者。

病因病理

一、中医病因病机

总因寒邪侵袭肌肤，寒凝血脉，或气血不足，久坐少动，阳气失于温通，气血凝滞而成。

二、西医病因及发病机制

长期暴露于寒冷、潮湿的空气中，加上患者末梢循环较差为主要发病因素，缺乏运动、手足多汗、营养不良、贫血、鞋袜过紧、户外工作及慢性消耗性疾病，均为本病诱因。受冻部位的皮下动脉由于寒冷的刺激而收缩，导致血流淤滞、组织缺氧引起细胞损伤，如受冻时间较长，动脉持续痉挛，导致血管麻痹而出现静脉淤血，毛细血管扩张，渗透性增加，血浆渗入组织间隙而引发本病。

诊 断

本病易发于初冬、早春季节。各年龄组均可发生，但以儿童、青年妇女或末梢血循环不良者多见。好发于手指、手背、耳廓、鼻尖等末梢及暴露部位。皮损为局限性水肿性紫红块及结节，按之色退，触之冰凉，严重时可有水疱，破溃后形成溃疡。自觉有瘙痒及肿胀感，遇热后瘙痒加剧，有溃疡者疼痛。病程慢性，天暖后可自愈，次年冬季可再发。

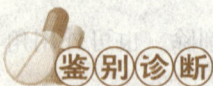

鉴别诊断

多形红斑　无明显季节性，发病急骤，皮疹可发生于四肢、躯干及黏膜，皮损以红斑为主，兼有丘疹、水疱、风团及靶样损害。

治 疗

治疗原则：扩血管促进血液循环，局部以消炎、消肿；中医以温经散寒，活血化瘀为主要治疗原则。

一、中医治疗

1. 辨证论治

（1）寒凝血瘀证

证候：皮损处肤色青紫或暗红，肿胀结块，或有水疱，结痂，麻木冷痛，遇热瘙痒，手足清冷，舌质淡，苔白，脉沉或沉细。

治法：温经散寒，活血通络。

方药：当归四逆汤加减；气血不足者，加黄芪、党参等。

（2）寒瘀化热证

证候：创面溃烂流脓，四周红肿色暗，疼痛加重，伴发热口干，舌质红，苔黄，脉数。

治法：清热解毒，活血止痛。

方药：四妙勇安汤加减。气虚疮面久不愈合者，加生黄芪；疼痛甚者，加炙乳香、炙没药等。

2. 外治　未破者可用茄子秆、辣椒秆或蕲艾、冬瓜皮、桂皮各10g水煎热泡，每天1~2次，每次30分钟；或用冻疮膏。冻疮溃烂者，用红油膏掺九一丹外敷。

二、西医治疗

1. 内用药物　血管扩张剂：烟酸50~100mg，每天3次，桂利嗪（脑益嗪）25mg，每天3次；对严重的复发性冻疮，可用硝苯地平20mg，每天3次，手足损害连用8天。维生素E 0.1~0.2g，每日3次口服。

2. 外用药物　皮损未破者，可用松节油、冻疮软膏、辣椒酊或维生素E软膏外擦。已破溃无感染者，可用10%樟脑软膏，蜂蜜猪油软膏（蜂蜜70%，猪油30%）；有感染者，可用利凡诺湿敷，干燥后可用莫匹罗星软膏外擦。

3. 物理治疗　紫外线红斑量照射2~3次/周，于冬季开始时照射皮损处。氦氖激光局部照射，2~3次/周，每次10~15分钟。

三、中西医结合治疗思路

本病为寒邪致病，寒凝血瘀为本病病机关键，血瘀与西医的血液循环障碍类似，因此活血化瘀中药及血管扩张剂同时使用效果会更好。

预防与调护

1. 应注意保暖，避免暴露于湿冷环境中。
2. 坚持体育锻炼可促进血液循环，提高机体对寒冷的耐受性。
3. 受冻部位不宜立即烘烤和热水烫洗。
4. 冬天户外工作，静止时间不宜过长，应适当活动。
5. 冻疮未溃破瘙痒时，不宜用手搔抓，防止抓破后感染。

复习思考题

1. 日光性皮肤病的发病机制及治疗。
2. 冻疮的诊断要点及鉴别诊断。

第十四章　瘙痒性皮肤病

要点导航

瘙痒性皮肤病包括一组以瘙痒为突出表现的皮肤病，病因复杂，发病机制不明，多认为直接或间接与神经精神因素相关，造成瘙痒—搔抓—瘙痒的恶性循环，病情顽固难愈，因此其防治除药物治疗外，尚需积极查找病因，并有针对性地进行心理治疗，在预防调护方面向患者详细告知，减少瘙痒性皮肤病的发作频率。

第一节　皮肤瘙痒症

皮肤瘙痒症（pruritus）是有皮肤瘙痒而无原发性皮肤损害为特点的皮肤病。中医称之为"风瘙痒"、"痒风"。临床分为全身性和局限性。

病因病理

一、中医病因病机

外因——湿热、风热、血热　　⎫
　　　　　　　　　　　　　　　⎬　湿热阻滞于肌肤，营阴不足，生风化燥
内因——血虚肝旺生风　　　　⎭

二、西医病因及发病机制

病因尚未明确，由多种内外因素引起。内因包括个体皮肤状况、感染、妊娠、神经精神因素、系统性疾病、中毒、酗酒等；外因包括环境因素、生活习惯等。局部瘙痒由感染（真菌、滴虫、阴虱等）、衣物刺激、局部多汗、药物刺激等引起。

诊断

临床表现

1. 全身性皮肤瘙痒症　瘙痒可开始即为全身性，或最初限于一处，继而扩展至全身，或呈痒无定处的游走形式。瘙痒为阵发性，尤以夜间为重；饮酒、喝茶、情绪波动、遇热或摩擦刺激均可引起瘙痒发作或加重，搔抓可引起条状抓痕、表皮剥蚀、血痂、色素沉着或减退，日久可呈湿疹样变和苔藓样变等继发性皮损，或者继发各种皮肤感染如毛囊炎、疖、淋巴结炎等。此外尚可表现为烧灼、蚁行感等感觉。老年性瘙痒症：常因皮肤腺体功能减退所致的皮肤萎缩、干燥粗糙、脱屑等引起。季节性瘙痒症：冬季常由气候干燥引起，在使用肥皂洗浴后或脱衣睡觉时瘙痒加剧，尤见于小腿胫前。少数患者夏季发生，秋季自愈，可能与多汗刺激有关。

2. 局限性皮肤瘙痒症　多局限于身体某个部位，好发于外阴、头皮、小腿等部位。

（1）肛门瘙痒症　男女均可发病，多见于中年男性，瘙痒一般局限于肛门及其周围皮肤，也可扩展累及会阴、阴囊或女阴。因长期搔抓，肛门部皮肤肥厚，可有辐射状皲裂、浸渍等继发性改变。

（2）阴囊瘙痒症　如真菌感染、阴虱叮咬、核黄素缺乏、某些洗剂引起的接触性皮炎；机械性摩擦、粗糙的毛制品或化纤衬裤可引起阴囊瘙痒；经常搔抓可致局部糜烂、渗液、水肿、结痂、肥厚、色素改变或苔藓样变等。

（3）女阴瘙痒症　多见于停经以后，主要发生于大阴唇外侧，亦可累及小阴唇、阴阜及阴蒂周围。瘙痒为阵发性，夜间为甚，因长期搔抓，局部肥厚，浸润及苔藓样变常见。

治疗

治疗原则：积极寻找引起瘙痒的各种潜在因素，及时治疗。中医以疏风清热，养血润肤为主；西医止痒，对症处理。

一、中医治疗

1. 辨证论治

（1）风热血热证

证候：瘙痒突然，游走不定，遍身作痒，热甚者焮红作痒，伴有身热、心烦、口干，溲赤。舌质红，苔薄黄，脉浮数或滑数。

治法：疏风清热，凉血止痒。

方药：消风散加减，风盛瘙痒者加乌梢蛇、银花、连翘；热盛者加丹皮、黄连。

（2）血虚肝旺证

证候：年龄大者多见，病程日久，夜间尤甚，皮肤干燥起白屑，伴口干乏津，大便秘结。舌质淡或淡红，苔薄，脉细数或弦数。

治法：养血润燥，祛风止痒。

方药：当归饮子加减。体弱者重用黄芪、当归，痒甚者加用桃仁、红花。

（3）湿热下注证

证候：外阴或肛周处瘙痒不止，阵阵发作，搔后渗液，日久苔藓化，伴胸胁苦闷、纳呆。舌质红，苔黄腻，脉滑数或弦数。

治法：清热利湿止痒。

方药：龙胆泻肝汤加减。痒甚者加防风、蝉蜕。

2. 外治　黄芩、黄柏、地肤子、蛇床子、百部、苦参、白鲜皮、九里明、侧柏叶煎水外洗。

3. 耳针　神门及肝穴，神门穴既能止痛，又能止痒，一般埋针5~7天。

二、西医治疗

1. 内用药物　口服抗组胺药、静脉滴注钙剂、维生素C等，必要加用镇静催眠药口服，或普鲁卡因静脉封闭。

2. 外用药物　可用止痒剂及润肤剂（维生素E霜、硅霜、鱼肝油软膏）、表面麻醉剂、糖皮质激素霜等。

3. 物理疗法　紫外线光疗（UVA、UVB）本病有较好疗效。

三、中西医结合治疗思路

瘙痒是外在的现象，各种系统疾病是内因，寻找各种致病因素。辨证论治效果明显，配合抗组胺药或镇静药可提高病人治疗的依从性。

预防与调护

1. 避免热水烫、剧烈搔抓，冬季减少洗澡次数及碱性肥皂洗澡。
2. 忌饮酒、茶、咖啡及刺激性食物，多食蔬菜水果。
3. 注意保湿，内衣柔软宽松，宜穿棉织品。

典型病案

　　王某，男，79岁。因"全身皮肤瘙痒半年余"就诊。患者半年多前出现全身皮肤瘙痒，无任何皮疹，瘙痒以夜间尤甚，遇热加剧，曾到多家医院诊治，效果不佳，遂来就诊。查体：躯干四肢见散在的抓痕及血痂，余未见异常。舌质淡红，苔薄，脉细数。诊断：皮肤瘙痒症。辨证：血虚肝旺证。治法：养血润燥，祛风止痒。方药：当归饮子加减：生地12g，　熟地12g，当归10g，黄芪20g，麦冬12g，黄芩10g，天花粉12g，水煎服，每日1剂，分3次餐前服。氯雷他定片10mg，每日1次口服；葡萄糖酸钙10ml、维生素C 2.0ml入5%葡萄糖注射液250ml静脉滴注，每日1次，局部外用鱼肝油，每日2次。

第二节 慢性单纯性苔癣

慢性单纯性苔癣（lichen simplex chronicus），又称神经性皮炎，是一种以皮肤神经功能障碍为主的皮肤病。中医称之为"牛皮癣"、"顽癣"、"摄领疮"。临床特点为阵发性剧烈瘙痒，圆形或多角形的丘疹融合成片，皮损肥厚，形成苔藓样变。

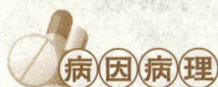

病因病理

一、中医病因病机

外因——肝火郁滞，心火上炎 ┐
内因——营阴不足，脾蕴湿化热 ┘ 瘀滞于肌肤，血虚生风，湿热瘀阻 → 慢性单纯性苔癣

二、西医病因及发病机制

发病机制尚不明确。目前认为本病与神经功能障碍、大脑皮质功能失调有关，发病诱因主要有神经精神紧张、内分泌代谢功能紊乱、胃肠功能失调、物理、机械性刺激、日晒等，引起长期搔抓，导致皮肤苔藓样变。

诊断

一、临床表现

本病多见于青中年人，老人及儿童少见。根据皮损范围，可分为局限型和播散型。

1. 局限型 多见于20~40岁的青中年人，好发于颈项、眼睑、肘部、腰骶、外阴、胫前、足背、外踝等处，初始为局部瘙痒，经搔抓后开始出现粟粒至米粒大小圆形或多角形性扁平丘疹，皮色淡红色或褐黄色，表面有少许白色鳞屑，日久聚集成片，皮损肥厚，皮沟加深，形成苔藓样变，剧烈瘙痒，神经精神紧张或受刺激时瘙痒加重。

2. 播散型 皮损广泛分布，除局限型部位外，好发于头皮、躯干、四肢或泛发全身，瘙痒剧烈，夜间尤甚。长期不愈，愈后易于复发，因剧烈搔抓易引起湿疹样变或感染。

二、组织病理

角化亢进，灶性角化不全，真皮乳头层增厚，胶原粗厚红染，纤维母细胞肥大、增多，浅层血管周围可见淋巴组织细胞浸润。

鉴别诊断

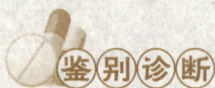

慢性单纯性苔藓需与慢性湿疹、扁平苔藓及皮肤淀粉样变相鉴别（表14-1）。

表14-1　慢性单纯性苔藓、慢性湿疹、扁平苔藓及皮肤淀粉样变

	慢性单纯性苔藓	慢性湿疹	扁平苔藓	皮肤淀粉样变
病　因	大脑皮质抑制与兴奋功能失调有关	不明	不明	与遗传有关
发病年龄	20~40岁青中年人	各组年龄人	成年人	从青壮年发病
好发部位	颈部、眼睑、肘部、腰骶部、外阴、眼睑等	全身皮肤	口腔、小腿伸侧、外阴	肩胛区、小腿伸侧
皮损特点	类圆形或多角形丘疹、苔藓样变	皮肤肥厚，边界清楚，对称发作	多角型紫红色丘疹，有蜡样光泽	褐色网状色素斑或褐色半球形丘疹

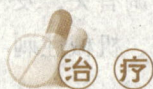

治　疗

治疗原则：中医宜疏风清热利湿止痒，西医予对症止痒处理，延长复发时间。

一、中医治疗

1. 辨证论治

（1）风湿蕴肤证

证候：皮损成片，粗糙肥厚，伴有皮损色红、血痂，阵发性剧痒，夜间尤甚。舌苔薄白或白腻，脉濡数。

治法：疏风清热利湿。

方药：消风散加减。情绪激动，难以入睡者加五味子、夜交藤、生牡蛎；瘙痒甚者加乌梢蛇、地龙。

（2）肝郁化火证

证候：皮疹色红，心烦易怒或精神抑郁，失眠多梦、眩晕、心悸、口苦咽干。舌边尖红，舌苔薄白，脉弦数。

治法：清肝泻火。

方药：龙胆泻肝汤加减。

（3）血虚风燥证

证候：病程长，皮损干燥、脱屑、肥厚，粗糙似牛皮，抓如枯木。舌质淡，苔薄，脉濡细。

治法：养血祛风润燥。

方药：四物消风饮或当归饮子加减。失眠者，加茯神、夜交藤、五味子。

2. 外治　黄柏、石榴皮、百部、地肤子、蛇床子、苦参煎水外洗，每日1次。

3. 针刺　曲池、血海、大椎、足三里、合谷、三阴交，隔日一次或梅花针、滚刺疗法。

二、西医治疗

1. 内用药物　选用抗组胺药、维生素、沙利度胺、镇静催眠类等，必要时用普鲁卡因静脉封闭。

2. 外用药物　糖皮质激素类软膏或霜剂、二甲基亚砜制剂、焦油类，或局部封闭疗法。

3. 物理疗法　UVA、UVB、NB-UVB或浅层X线、氦氖激光等。

三、中西医结合治疗思路

中医辨证论治结合调节患者精神紧张，避免刺激，对症治疗，消除皮损，防止复发。

预防与调护

1. 忌食辛辣、海鲜、牛、羊、狗肉、香菜、酒、茶、咖啡等发物。

2. 避免各种机械性、物理性刺激。

3. 舒缓紧张情绪，调整心态，劳逸结合。

第三节　痒　疹

痒疹（pururigo）是一组以剧烈瘙痒，散在性小风团样丘疹为特征的皮肤病。中医称为"顽湿聚结"、"粟疮"、"血疳"等。临床特点为风团样丘疹、结节，伴奇痒。

病因病理

一、中医病因病机

本病因感受风、湿、热之邪，客于肌腠，郁闭不宣，聚结皮肤；或因饮食不节，脏腑功能失调，湿热内生；若久病不愈，伤阴耗血，血燥生风，肌肤失养所致。

二、西医病因病机

病因不明，多数学者认为与变态反应有关，也可能与遗传过敏体质、神经精神因素、虫咬、气候变化、食物或药物过敏及慢性病灶等有关。

诊 断

一、临床表现

1. 小儿痒疹 又称hebra痒疹或早发性痒疹。多发于3岁前的儿童，特别是1岁左右者。好发于四肢伸侧，以下肢明显，重者可泛发全身。基本皮损初发多为绿豆大小风团或淡红色小丘疹，皮疹逐渐增多，继而转变为淡红色、褐黄或正常肤色的坚硬小结节（痒疹小结节），自觉瘙痒剧烈。长期搔抓可出现抓痕、血痂、色素沉着，形成苔藓样变，亦可继发湿疹样改变或化脓性感染。常伴有淋巴结无痛性肿大。本病呈慢性经过，可反复发作，青春期可缓解或自愈。

2. 成人痒疹 又称寻常型痒疹。好发于30岁以上成人，以女性多见。好发于躯干及四肢伸侧、胸部、腰围，有时可累及头皮及面部。皮损为米粒至绿豆大小风团样丘疹或丘疱疹，少数可形成水疱、结痂，反复发疹及搔抓可引起皮肤增厚粗糙，有时可出现皮肤苔藓化、色素沉着。自觉瘙痒剧烈。病程慢性迁延。

二、组织病理

表皮角化过度，棘层肥厚，表皮嵴不规则地向真皮增生，形成假性上皮瘤状，真皮血管扩张，血管周围有淋巴细胞组织，细胞浆，细胞肥大，细胞和嗜酸，细胞浸润，表皮和真皮间有粗大结缔组织形成的硬化现象，结节的边缘或中央有明显的神经组织增生。

治 疗

治疗原则：去除各种致病因素，中医辨证论治配合局部治疗。

一、中医治疗

1. 辨证论治

（1）风湿热证

证候： 发病急，皮疹以红色或暗红色风团样丘疹为主，瘙痒剧烈，较多抓痕、血痂或水疱，甚或脓疱；伴心烦，大便干结，小便短赤；舌红，苔黄，脉数。

治法： 清热祛风，利湿止痒。

方药： 消风散加减。

（2）血虚风燥证

证候： 病程长，反复发作，皮肤干燥粗糙，色素沉着，苔藓样变；伴失眠，神疲乏力，面色萎黄，舌淡红，少苔，脉细无力。

治法： 养血，祛风润燥。

方药： 当归饮子加减。

（3）瘀血阻肤证

证候： 病程旷久，皮疹坚实，色泽黯黑，呈散在孤立分布，抓破可见浊血外溢或血痂，舌质暗红或有瘀点，苔少，脉沉涩。

治法： 理气散结，活血化瘀。

方药： 桃红四物汤加减。

2. 外治 病初可予1%薄荷三黄洗剂外搽或外洗，病久可用25%百部酊外搽。

二、西医治疗

1. 内用药物 酌情选用抗组胺药物、维生素C、钙剂、硫代硫酸钠等。有精神因素者，可服用镇静抗焦虑药物如安定、多虑平等。病情较重者，可短期系统使用小剂量糖皮质激素，如泼尼松20~30mg/天；或可采用普鲁卡因静脉封闭。皮疹泛发者给予氨苯砜100mg，口服，每天一次。

2. 外用药 外用各种止痒药物，如炉甘石洗剂、糖皮质激素软膏或霜剂、焦油类软膏、含石炭酸及薄荷的洗剂；还可用硫黄或淀粉浴。

3. 其他疗法 对于顽固性皮损可使用UVB或PUVA疗法治疗。

三、中西医结合治疗思路

本病致病原因复杂，治疗亦较困难，治疗上应予中医辨证论治结合西医对症处理相结合。活血化瘀，软坚散结效果明显。

预防与调护

1. 注意环境卫生，防治虫咬，清除感染病灶。
2. 忌食辛辣刺激性食物和肥甘厚腻食物，忌浓茶、浓咖啡，禁酒等。
3. 保持大便通畅，养成良好排便习惯。
4. 避免热水烫洗或频繁搔抓，以免染毒成脓。

复习思考题

1. 引起皮肤瘙痒症的原因有哪些？
2. 简述痒疹的诊断要点及鉴别诊断。

第十五章　红斑鳞屑性皮肤病

要点导航

红斑鳞屑性皮肤病是一类以红斑或鳞屑为表现的炎症性皮肤病。中医认为此类疾病的发生是由于禀赋不耐、外感六淫、内伤饮食等导致素体血热内蕴，外发肌肤，复受风热之邪侵袭，郁于肌肤，闭塞腠理而发病，故在治疗过程中始终贯穿清热祛风。西医病因及发病机制多不明确。

第一节　银屑病

银屑病（psoriasis）是一种常见的慢性复发性炎症性皮肤病。中医文献记载中有"白疕"、"松皮癣"、"干癣"、"蛇虱"、"白壳疮"等病名。临床特点：红斑上有厚层银白色鳞屑，刮去鳞屑可见薄膜现象和点状出血（Auspitz征）。

病因病理

一、中医病因病机

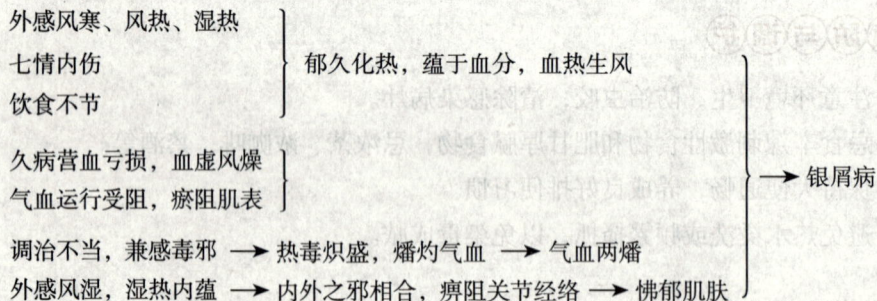

外感风寒、风热、湿热
七情内伤　　　　　　　　　郁久化热，蕴于血分，血热生风
饮食不节

久病营血亏损，血虚风燥
气血运行受阻，瘀阻肌表　　　　　　　　　　　　　　　　　　→ 银屑病

调治不当，兼感毒邪 → 热毒炽盛，燔灼气血 → 气血两燔
外感风湿，湿热内蕴 → 内外之邪相合，痹阻关节经络 → 佛郁肌肤

二、西医病因及发病机制

病因及发病机制不明。目前研究认为银屑病是在环境、药物、感染、精神及遗传倾向等多因素影响下，由皮肤T细胞参与介导的免疫反应引发。

诊　断

一、临床表现

根据银屑病的临床特征，可分为寻常型、关节型、脓疱型和红皮病型，其中寻常型占99%以上。

1. 寻常型银屑病　此型多急性发病，皮损可发于全身各处，以四肢伸侧为多，头部、肘膝部和腰骶部最为常见，皮损常呈对称性。初起皮损为红色丘疹或斑丘疹，逐渐扩展成为境界清楚的红色斑块，上覆多层干燥鳞屑（蜡滴现象），刮去银白色鳞屑可见淡红色发光半透明薄膜（薄膜现象），剥去薄膜可见多个筛状出血（Auspitz征）。蜡滴现象、薄膜现象与点状出血是本病的临床特征。皮损可呈点滴状、钱币状、斑块状、环状、地图状、蛎壳状及混合状等（图15-1）。头皮皮损境界清楚，头发呈束状，无折断和脱发。面部皮损散在分布或脂溢性皮炎样改变。腋下、乳房和腹股沟等皱褶部位鳞屑减少，并可出现糜烂、渗出及裂隙。甲板上呈点状凹陷，状似顶针箍，或凹凸不平、增厚、分离。口腔黏膜上常呈灰白色或灰黄色丘疹或斑片。龟头上呈光滑干燥性红斑，上有细薄的白色鳞屑。自觉不同程度的瘙痒。本病病程缓慢，反复发作。初发者一般冬季加重或复发，夏季减轻或消失；也有夏季发作，冬季痊愈者；日久则四季皆有皮损。本病因病程不同可分为三期。

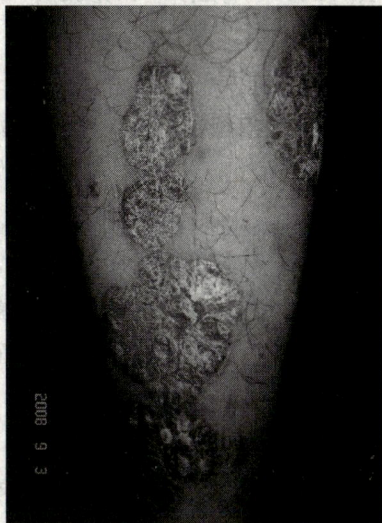

图15-1　寻常型银屑病

（1）进行期　旧皮疹不断扩大，新皮疹不断出现，颜色鲜红，鳞屑增多，摩擦、外伤、注射、针刺、搔抓等刺激均可导致受损部位出现典型的银屑病皮损，称为同形反应。

（2）静止期　皮损稳定，无新皮损出现，旧皮损也不消退。

（3）消退期　皮损缩小或变平，颜色逐渐变淡，鳞屑减少，从中心开始消退，遗留暂时性色素减退或色素沉着斑。

2. 关节型银屑病　除银屑病典型皮损外，伴有关节红肿热痛，活动受限，甚至变形，关节症状常与皮损同时出现或先后出现，并与皮肤症状同时加重或减轻。任何关节均可受累，但以指（趾）关节为多见，严重时累及大关节或脊柱。少数患者伴有发热等全身症状。

3. 红皮病型银屑病　常因某些刺激如外用刺激性较强的药物或不适当的治疗引起；或由进行期皮损演变而成。表现为全身皮肤呈弥漫性潮红浸润肿胀，伴有大量麸皮样鳞屑，其间可有片状正常"皮岛"出现（图15-2），头皮可有大量厚积污秽的鳞痂，手足可呈"手套"式、"袜套"状的皮肤剥脱，指（趾）甲变混浊，增厚或变形。常伴发热、畏寒、头痛等全身症状，浅表淋巴结可肿大。

4. 脓疱型银屑病　根据发病面积分为泛发性与局限性两型。

（1）**泛发性脓疱型银屑病**　急性发病，在寻常型银屑病皮损或无皮损的正常皮肤上迅速出现针尖至粟粒大小、淡黄色或黄白色的无菌性浅在性脓疱，密集分布，逐渐融合成片状脓湖，表面有鳞屑、脓痂，伴有肿胀与疼痛感。全身可出现寒战、弛张热、关节痛等症状。患者也可因继发感染，器官衰竭而死亡。

（2）**局限性脓疱型银屑病**　皮损局限于手掌及足跖，对称分布，皮损为成批出现密集针头至粟粒大小的无菌性脓疱，1~2周后脓疱破裂、结痂，脓疱不断反复出现，甲变形增厚，病情顽固，经久不愈。

以上四型可合并发生或相互转化。

二、实验室检查

红皮病型及脓疱型可出现白细胞计数增高，脓疱疱液细菌培养为阴性；关节型类风湿因子阴性。

三、组织病理

典型的寻常型银屑病表现为角化过度伴角化不全，角化不全区可见Munro微脓肿，颗粒层明显减少或消失，棘层增厚，表皮突向下延伸呈棒槌状；真皮乳头顶部呈棒槌状，其上方棘层变薄，毛细血管迂曲、扩张、充血，周围可见淋巴细胞、中性粒细胞等浸润。红皮病型银屑病的病理主要是真皮毛细血管扩张迂曲明显。脓疱型银屑病可见Kogoj微脓肿。

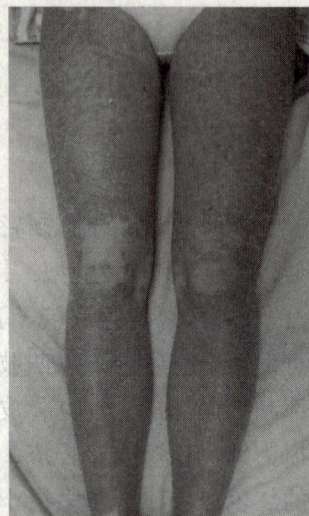

鉴别诊断

1. 银屑病与脂溢性皮炎鉴别　见表15-1。

图15-1　寻常型银屑病

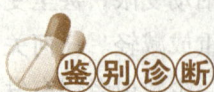

表15-1　银屑病与脂溢性皮炎鉴别

	头皮银屑病	头皮脂溢性皮炎
发病季节	冬重夏轻	无明显季节性
皮损特点	边界清楚，上覆白色鳞屑	边界不清，其上有细小黄色油腻性鳞屑
毛发	束状发，无脱落，皮损可超过前发际线	毛发稀疏、脱落，无束状发，皮损不超过前发际线

2. 银屑病与扁平苔癣鉴别　扁平苔癣皮损是多角形扁平紫红色丘疹，可见网状纹理，鳞屑薄而紧贴，不易刮除。

治疗

治疗原则：中医以清热凉血、活血化瘀、养血祛风、滋阴润燥止痒为基本原则，西医以抑制增生、抗炎、调节免疫为主。

一、中医治疗

1. 辨证论治

（1）血热内蕴证

证候：皮损不断增多，颜色鲜红，有层层鳞屑，刮去鳞屑则点状出血明显，有同形反应；伴瘙痒、咽喉疼痛、口干舌燥、心烦易怒、大便干结、小便黄赤；舌质红，苔薄黄，脉弦滑或数。

治法：清热凉血，解毒消斑。

方药：用犀角地黄汤或清营汤加减。皮损以头面部为主者，加野菊花、玫瑰花、鸡冠花；大便干结者加大黄、栀子；伴有咽喉疼痛者，加板蓝根、玄参、山豆根。

（2）血虚风燥证

证候：病程长，皮损不扩大，或有少数新发皮疹，皮损较薄，多为斑片状，颜色淡红，干燥脱屑，层层脱落；伴有瘙痒、口干舌燥、面色无华，舌质淡红，舌苔薄白或少，脉沉细或弦细。

治法：养血滋阴，祛风润燥。

方药：四物汤合增液汤加减或当归饮子加减。少数新起皮疹者，加白茅根、紫草、茜草；瘙痒明显者加白鲜皮，苦参；脾虚者，加白术、茯苓。

（3）气血瘀滞证

证候：皮损经久不退，多为钱币状、斑块状，少数为蛎壳状，肥厚性斑块，颜色暗红，覆有较厚干燥鳞屑，不易脱落；伴有不同程度瘙痒或不痒；舌紫暗或有瘀点、瘀斑，舌苔薄白或薄黄，脉涩或细缓。

治法：活血化瘀，解毒通络。

方药：桃红四物汤加减。病程长久，皮损肥厚明显者可适当加全蝎、乌蛇、地龙、蜂房；皮损面积大，久治不愈者加藏红花、三七粉。

（4）风湿痹阻证

证候： 皮损呈红斑、丘疹，上覆白色鳞屑，刮后见点状出血，有时可见脓疱，伴关节肿胀疼痛，屈伸不利，多见于手指、足趾末节关节，苔白腻，脉弦滑或弦数。

治法： 活血通络，祛风除湿。

方药： 独活寄生汤加减。发于躯干上肢者，加羌活、桂枝、蝉衣；发于下肢者，加牛膝、木瓜、独活。

（5）火毒炽盛证

证候： 多属红皮病型或脓疱型。全身皮肤潮红、肿胀、大量脱皮，或有密集小脓疱；伴灼热痒痛，口渴、便干溲赤，舌质红绛，苔薄，脉弦滑数。

治法： 清热凉血，泻火解毒。

方药： 清瘟败毒饮加减。神昏谵语者可用紫雪丹、安宫牛黄丸；口干者加天花粉、石斛；大便秘结者，加生大黄。

2. 外治 进行期和红皮病型可用青黛散麻油调搽或用黄连膏，不宜用刺激性强的药物，忌热水洗浴；静止期和退行期可用5%~10%硫黄软膏、黄连膏、京红软膏；慢性肥厚性皮损可用5%~10%硫黄软膏、雄黄膏、疯油膏或2号癣药水外搽。

3. 针刺治疗 皮损在头面、上肢者取主穴曲池、支沟、风池、合谷，配穴血海、三阴交；面部皮损多者，加迎香、素髎；皮损在下肢者，取主穴血海、三阴交、足三里，配穴支沟、曲池；皮损泛发全身者取大椎、曲池、合谷、血海、三阴交。用泻法，留针20~30min，每日1次。

4. 其他疗法 药浴疗法：枯矾药浴（枯矾120克、野菊花250克、侧柏叶250克、花椒120克、芒硝500克，煎水淋浴或泡洗，水温不宜太高）。

二、西医治疗

1. 内用药物 维A酸类药物如阿维A胶囊、依曲替酸等适合脓疱型和红皮病型银屑病；免疫抑制剂适用于除寻常型外的各型银屑病，常用的有甲氨蝶呤、环孢素、吗替麦考酚酯、雷公藤多苷等；急性点滴状银屑病伴上呼吸道感染、扁桃体炎可给予青霉素、红霉素等；糖皮质激素一般不主张使用，红皮病型急性发病、泛发性脓疱型可酌情使用，应短期使用并逐渐减量；生物制剂适用于关节型银屑病及重度顽固性银屑病，如依那西普。

2. 外用药物 外用药物应当根据银屑病类型、分期和皮损的严重程度、分布以及部位选择用药。角质促成剂如煤焦油软膏、地蒽酚治疗寻常型稳定性银屑病有效药物之一；糖皮质激素类外用药物治疗银屑病见效快，但不宜大面积长期使用，如氢化可的松软膏、卤米松乳膏、丙酸卤倍他索软膏；维生素D_3衍生物如卡泊三醇、他卡西醇和骨化三醇不宜用于皱褶和面部；维A酸类药物如他扎罗汀软膏、维A酸乳膏适用于斑块型银屑病；钙调磷酸酶抑制剂他克莫司软膏可用于局限顽固性银屑病；润肤类药物如尿素霜、硅霜、维生素E霜、凡士林或甘油等。

3. 物理治疗　光化学疗法（PUVA、窄谱中波紫外线）可用于寻常型银屑病。红皮病型和脓疱型银屑病患者慎用。308nm准分子激光可用于局限性慢性斑块状银屑病，头皮部位银屑病。

三、中西医结合治疗思路

银屑病病因未明，治疗也乏特效方法。治疗的关键是根据患者的情况进行个体化的治疗。应向患者做病情分析，解除精神负担，嘱其尽量避免各种诱发因素。目前对银屑病的各种治疗只能达到近期疗效，不能防止复发，寻常型银屑病对身体危害不大，切不可盲目追求彻底治疗而采用可导致严重不良反应的药物（如系统使用糖皮质激素、免疫抑制剂等），以免使病情加重或向其他类型转化；中医内服药以清热凉血、活血化瘀、养血祛风、滋阴润燥止痒为主，对处于进行期的寻常型银屑病、急性点滴性银屑病、红皮病型银屑病及脓疱型银屑病的患者，外用药物应温和；对限局性银屑病患者，应以局部治疗为主；西医以促进角质剥脱、抗炎为主，主要以外用药、药浴及光疗法为主要手段，治疗方案应根据银屑病的类型及不同的病期，因人因时而宜。

预防与调护

1. 预防感染和外伤，在秋冬及冬春季节交替之时，要特别注意预防感冒、咽炎、扁桃体炎。对反复发作的扁桃体炎合并扁桃体肿大者，可考虑手术摘除。
2. 忌食辛辣腥膻发物，戒烟酒，多食新鲜蔬菜和水果。
3. 避免过度紧张劳累，生活要有规律，保持情绪稳定。
4. 急性期或红皮病型不宜用刺激性强的药物，忌热水洗浴。

典型案例

张某，女，45岁。因"全身鳞屑性红斑伴痒3年，加重5天"就诊。患者3年前无明显诱因躯干、四肢伸侧出现多处红斑，其上有厚层白色鳞屑，微痒，各指趾甲不同程度变形、凹陷。患者于当地医院诊治，拟"银屑病"予糖皮质激素外用，病情有所好转，但易复发，以冬季和饮酒后为重。10天前因外感后出现低热、咽痛。5天前原有皮疹扩大，鳞屑增多，瘙痒加重，同时新出现较多绿豆大小的鳞屑性红斑、丘疹，独立分布，遍布全身。为进一步诊治来就诊。患者自起病以来，无关节疼痛，无泛发性脓疱、潮红斑，大便干结、小便黄赤；舌质红，苔薄黄，脉弦滑。诊断：寻常型银屑病（进行期）；辨证：血热蕴肤证。治则：清热凉血，解毒消斑。方药：清营汤加减。水牛角30g，生地30，丹皮15g，连翘

15g，黄连6g，知母10g，玄参15g，栀子15g，竹叶6g，射干15g，地肤子10g，甘草6g。每日1剂，分3次餐后服。黄连膏外用，每日2次，药渣煎水后药浴。青霉素640万U入生理盐水250ml静脉点滴，每日1次。

第二节　多形红斑

多形红斑（erythema multiforme）是一种病因不明的急性自限性炎症性皮肤病。中医称之为"雁疮"、"猫眼疮"、"寒疮"。临床表现为突发性对称性固定性红色丘疹，部分表现为典型的丘疹样靶形损害，常累及皮肤和黏膜，易复发。

病因病理

一、中医病因病机

$$\left.\begin{array}{l}\text{外因——外感风寒、风热}\\\text{内因——禀赋不耐，湿热内蕴，火毒炽盛}\end{array}\right\} \longrightarrow \text{多形红斑}$$

二、西医病因及发病机制

病因复杂。目前认为多形红斑是由多种抗原物质所致的变态反应。多与病毒、细菌、真菌、支原体及原虫等感染有关，尤其是复发性多形红斑多与单纯疱疹病毒感染有关，部分可能是因药物、接触物或系统性疾病所致。

诊　断

一、临床表现

本病前驱可出现发热、头痛、扁桃体肿痛、四肢倦怠、食欲不振、关节痛等症状。依皮损特点，分为轻症型和重症型。

1. 轻症型　此型多见，好发于儿童及青年女性。手背及前臂为主要受累部位，口腔黏膜损害可无或症状较轻。皮损呈多形性，典型损害表现为水肿性红斑或淡红色扁平丘疹，直径小于3cm，呈远心性扩展，中央部分可出现暗红色或紫红色红斑、紫癜、重叠水疱或血疱，皮损略凹

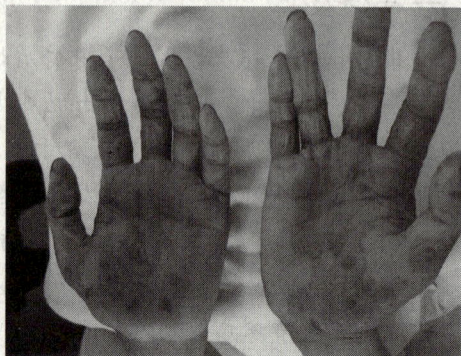

图15-3　多形红斑

陷，类似靶环，称为皮肤靶样损害（图15-3）。口腔黏膜的损害可以单独发生，表现为充血、水肿、糜烂、渗出，唇部可出现多形渗出性红斑。自觉局部灼热、瘙痒不适。皮损常呈对称性，消退后会留有色素沉着。一般全身症状较轻，不发生或较少发生系统损害，病程约2~4周左右，本型预后较好，但易复发。

2. 重症型　发病急骤，主要累及躯干和四肢，可出现系统损害。皮肤有典型的靶样红斑，并有水疱、大疱、血疱、风团、瘀斑及紫癜等，尼氏征阳性，皮损可迅速发展为疼痛性糜烂面，广泛分布于全身；黏膜损害严重，口鼻、生殖器及肛门黏膜处可出现大片糜烂和坏死；双眼呈急性炎症，结膜充血、内眦糜烂，分泌物多，甚者出现失明；患者自觉瘙痒、灼热疼痛感明显。系统可并发支原体肺炎、气管炎、消化道出血、肝肾功能损害等，重者继发感染可出现败血症，全身症状重，这种多器官病损，称为Stevens-Johnson综合征。病程约3~6周，预后差，死亡率较高。

二、实验室检查

血沉增高、C反应蛋白阳性，白细胞计数及嗜酸性粒细胞增高，电解质紊乱；若肾脏损害，可出现蛋白尿、血尿、尿素氮增高；糜烂面分泌物培养及血培养可为阳性。

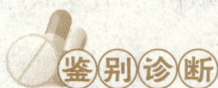

鉴别诊断

1. 多形红斑与冻疮鉴别　见表15-2。

表15-2　多形红斑与冻疮鉴别

	多形红斑	冻疮
发病季节	无明显季节性	多发于冬季
部位	四肢、躯干、黏膜	暴露部位及肢端
皮损特点	红斑为主，兼有丘疹、水疱、风团，靶样损害	紫红斑、肿胀、溃疡甚者坏死，瘙痒遇热加重

2. 多形红斑与寻常型天疱疮鉴别　见表15-3。

表15-3　多形红斑与寻常型天疱疮鉴别

	多形红斑	寻常型天疱疮
皮损特点	靶样损害，水疱发生在中央部位	皮疹以大疱为主
组织病理	表皮无棘层松解现象	表皮有棘层松解现象
直接免疫荧光	棘细胞间无IgG及C3沉积	棘细胞间IgG及C3沉积

治 疗

治疗原则：积极寻找并去除可疑病因。中医以清热解毒除湿，温经散寒通络为主；西医轻症型对症处理，重症型尽早使用糖皮质激素，积极治疗。

一、中医治疗

1. 辨证论治

（1）风寒阻络证

证候：寒冷时发作，皮损呈暗红色或紫红色斑片，或其上有水疱，状如猫眼，肢端肿胀，痛痒不甚；伴恶寒肢冷，关节冷痛；小便清长，舌质淡，苔白，脉沉紧或濡缓。

治法：温经散寒，和营通络。

方药：桂枝汤或当归四逆汤加减。畏寒肢冷者，加制附片、肉桂；关节痛者加独活、威灵仙；肿胀明显者加车前草、泽泻等。

（2）风热犯肤证

证候：红斑、丘疹、斑丘疹、风团样损害为主，色鲜红，自觉瘙痒；可伴发热，咽干咽痛，大便干，小便黄；舌红，苔薄黄，脉浮数。

治法：疏风清热，凉血解毒。

方药：消风散加减。皮损色鲜红者，加紫草、丹皮；咽干咽痛者加玄参、射干、山豆根等。

（3）湿热蕴结证

证候：皮损为鲜红色红斑或斑丘疹，水疱多，甚或糜烂渗水，灼热瘙痒，有黏膜损害；伴发热咽痛，关节痛；溲赤便秘，舌质红苔黄，脉滑数。

治法：清热利湿，解毒止痒。

方药：龙胆泻肝汤加减。风热偏盛，加银花、板蓝根；瘙痒甚者，加地肤子、白鲜皮。

（4）热毒炽盛证

证候：发病突然，全身症状重，皮损广泛，有红斑、大疱、糜烂，出血等，黏膜损害严重；伴高热、咽喉肿痛、口干、全身酸楚，心悸、胸痛，甚者神昏谵语；大便秘结，小便黄赤，舌质红绛苔黄，脉洪数。

治法：清热除湿，凉血解毒。

方药：清温败毒饮合犀角地黄汤加减。神昏谵语者可用紫雪丹、安宫牛黄丸；口干者加天花粉、石斛；大便秘结者，加生大黄。

2. 外治　红色斑疹无渗出，瘙痒甚者，三黄洗剂外搽，或青黛膏外涂；黏膜糜烂者，用青吹口散或锡类散外吹；皮肤糜烂渗出较多者，用马齿苋、黄柏、苦参、大黄各等份煎水进行开放性冷湿敷。

二、西医治疗

1. 内用药物　轻症者口服抗组织胺药，如地氯雷他定、西替利嗪、咪唑斯汀等。重症应尽早给予足量糖皮质激素，口服泼尼松1~1.5mg/kg·d，或等效剂量的甲泼尼龙静滴，可加用环孢素、氨苯砜、环磷酰胺或沙利度胺等；或静脉给予免疫球蛋白0.4g/kg·d；补充多种维生素、水分、蛋白质，保持水、电解质平衡。

2. 外用药物　以清洁、保护、抗炎、收敛、止痒及预防感染为原则。皮损无渗出外用炉甘石洗剂或糖皮质激素软膏；皮肤糜烂渗出可用3%硼酸溶液或0.1%依沙丫啶溶液开放性冷湿敷，眼部损害可用金霉素眼膏外用，外生殖器、尿道口、肛门黏膜糜烂处可用0.05%氯己定溶液清洁，有感染者可用莫匹罗星软膏。

三、中西医结合治疗思路

本病轻、重症临床差别很大，轻症采用中医辨证论治和西医对症处理相结合，疗效显著。重症者要积极抢救、综合治疗。

预防与调护

1. 忌食辛辣、海鲜、牛、羊、狗肉、香菜、酒及发物。
2. 风寒型注意保暖，避免寒冷刺激。
3. 对药物诱发者，立即停药。
4. 重症者防止继发感染。

第三节　红皮病

红皮病（erythroderma）又称剥脱性皮炎，一种少见而严重的炎症性皮肤病。临床特点：全身皮肤弥漫性的潮红、浸润、肿胀、脱屑，皮损受累面积达到整个皮肤的90%以上，黏膜、皮肤附属器、淋巴结甚至内脏均有受累。

病因病理

一、中医病因病机

药毒，外感湿毒之邪 ╲
　　　　　　　　　　　 ├→ 血热湿毒郁于肌肤，燔灼营血 ╲
禀赋不耐，素体血热 ╱ 　　 病程日久，损及脏腑，气阴两亏 ╱ →红皮病

二、西医病因及发病机制

红皮病的病因复杂，可以继发于其他皮肤病、药物反应、恶性肿瘤以及特发性红皮病等。细胞因子及其受体、黏附因子、染色体功能突变等均可能与其发病机制有关。

诊 断

一、临床表现

根据临床经过分为急性和慢性两型。

1. 急性红皮病 起病急，症状重。初起为猩红热样、麻疹样或红斑，皮疹迅速扩展全身，呈弥漫性潮红、肿胀、脱屑（图15-4），手足部鳞屑呈手套、袜套状脱落；皮肤附属器毛发脱落；指（趾）甲可以出现萎缩、混浊、凹陷等；黏膜损害可见糜烂，渗出。自觉剧烈瘙痒、疼痛。

2. 慢性红皮病 发病较缓，病程长，可迁延数月或数年，反复发作。全身或大部皮肤呈弥漫性暗红色浸润肥厚、鳞屑脱落较著。自觉瘙痒剧烈，易继发严重感染并累及多脏器，出现全身性淋巴结肿大、脾脏肿大、心血管疾病及内分泌代谢性疾病，甚至引起死亡。

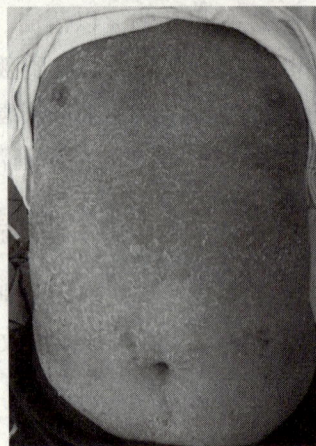

图15-4 红皮病

二、实验室检查

有助于判断原疾病和全身状态，如血和尿常规、肝、肾、心、肺功能、血浆蛋白、电解质、骨髓穿刺、X线等。

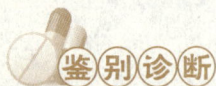

鉴别诊断

红皮病与落叶型天疱疮鉴别（表15-4）。

表15-4 红皮病与落叶型天疱疮鉴别

	红皮病	落叶型天疱疮
皮损特点	皮损潮红、肿胀、脱屑	皮损以大疱为主，表皮浅层剥离，脱屑呈油腻性叶状结痂，尼氏征阳性
组织病理	表皮无棘层松解现象	表皮有棘层松解现象
直接免疫荧光	表皮内无IgG沉积	棘细胞间IgG沉积

治 疗

治疗原则： 中医清热解毒，养阴清热；西医抗炎、对因对症治疗。

一、中医治疗

1. 辨证论治

（1）热毒炽盛证

证候：多见于急性红皮病，全身皮肤出现弥漫性红斑、肿胀、脱屑、灼热，瘙痒剧烈，伴高热，恶寒，口渴，便干溲赤，舌红，苔薄黄，脉数。

治法：清热凉血，解毒护阴。

方药：清瘟败毒饮加减。高热神昏者，加羚羊粉3~6g（冲服）；热盛伤阴而口干思饮者，加石斛、麦冬、天花粉，大便秘结者，加生大黄（后下）。

（2）湿热毒蕴证

证候：全身皮肤弥漫性鲜红色，肿胀、渗出明显，脱屑，瘙痒，伴发热、烦躁，口苦咽干，便秘溲黄，舌质红，苔黄腻，脉滑数。

治法：清热除湿，凉血解毒。

方药：龙胆泻肝汤合清营汤加减。湿浊困脾，纳差便黏者，加藿香、佩兰、砂仁；皮肤肿胀渗出明显者，加车前子（包煎）、白茅根、赤苓皮；皮肤黏腻而痒者，加地肤子、苦参。

（3）气阴两虚证

证候：见于慢性红皮病，皮肤红肿渐退，渗出减少，表皮层层脱落，发热或轻或重，口渴，不思饮食，或口舌糜烂。纳食减少，口燥鼻干，舌红少苔或无苔，脉细数或沉细。

治法：清热养阴，益气健脾。

方药：增液汤和参苓白术散加减。气短懒言者加黄芪、太子参；午后低热者，伴舌光无苔者，加炙鳖甲、炙龟板、地骨皮；皮肤暗红而瘙痒者，加僵蚕、白蒺藜；食少纳差者，加砂仁、炒麦芽、玉竹。

2. 外治

皮损潮红肿胀无渗液者，选用青黛软膏、黄连膏、三黄洗剂；潮红肿胀、渗液、糜烂者用10%黄柏溶液湿敷，或青黛散麻油调敷；脱屑多用麻油或紫草油外搽。

二、西医治疗

1. 内用药物

针对不同的病因给予相应治疗，药物引起者用糖皮质激素治疗，成人剂量40~60mg/d。银屑病引起者用甲氨蝶呤、阿维A等治疗。恶性肿瘤所致者尽快手术或放、化疗。及时进行支持疗法，补充水、电解质、营养物质。瘙痒重者给予抗组胺药物，合并感染者给予抗感染治疗。

2. 外用药物

以安抚、止痒、保护皮肤、防止感染为原则。外用润滑和保湿剂，如硅油乳膏、植物油等；渗出多者用3%硼酸溶液局部湿敷；潮红肿胀者可用氧化锌油、炉甘石洗剂；无感染等并发症，可外用中低效糖皮质激素。

三、中西医结合治疗思路

本病治疗的关键在于对因治疗，配合中医辨证治疗，标本兼治。

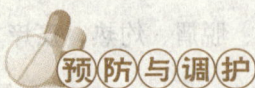

预防与调护

1. 急性期应卧床休息，保持室内温暖、卫生，预防感染。
2. 加强营养. 补充足量的蛋白质和维生素，水、电解质紊乱应从时纠正。
3. 积极找到病因，去除致病因素。药物致病应迅速停药，继发于其他皮肤病者应停用刺激性外用药，肿瘤引起者力争早采取手术切除等治疗措施。

第四节　玫瑰糠疹

玫瑰糠疹（pityriasis rosea）是常见的急性自限性炎症性皮肤病。中医称之为"风热疮"、"血疳"、"风癣"等。临床特点：好发于躯干和四肢近端玫瑰红色鳞屑斑，长轴与皮纹一致。多发于春秋季节，有自限性，一般不复发。

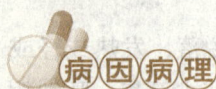

病因病理

一、中医病因病机

本病由于素体血热内蕴，外发肌肤，复受风热之邪侵袭，郁于肌肤，闭塞腠理而发病。

二、西医病因及发病机制

病因不明。一般认为可能是病毒感染后产生的变态反应。

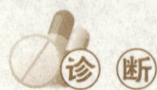

诊　断

临床表现

本病皮损常见于躯干或四肢近端等处。先出现一个指盖大小的椭圆形或圆形、玫瑰红或黄褐色斑片，并逐渐增大，斑疹中心产生糠秕样鳞屑，称为母斑。约经1~2周后在躯干及四肢等处迅速分批出现形态相似的小红斑，称为子斑，表面附有少量细薄皱纹纸状鳞屑，散在分布，互不融合，其长轴常和皮纹方向平行。自觉不同程度的瘙痒。大多无全身症状。本病有自限性，病程一般约经4~8周。通常不复发，少数病例皮疹反复出现，病程可迁延半年以上或更长时间。

治疗

治疗原则：中医以清热凉血、疏风止痒为基本原则；西医抗炎、止痒。

一、中医治疗

1. 辨证论治

（1）风热蕴肤证

证候：病程较短，皮损为大量斑片，圆形或椭圆形，指甲或钱币大小，色淡红或玫瑰色，上覆细薄鳞屑；自觉轻痒，亦有剧痒者，兼见身热、咽痛、轻微头痛；舌质红，苔薄黄，脉数。

治法：疏风清热止痒。

方药：消风散加减。剧痒者，重用刺蒺藜；咽痛者，加桔梗；头痛者，加桑叶、菊花。

（2）血热偏盛证

证候：病程较长，数月不愈。皮损红或暗红、红褐，泛发散布，覆有细薄鳞屑，部分皮疹消退；自觉瘙痒，或不痒；舌质红，苔薄黄，脉弦数。

治疗：清热凉血，祛风止痒。

方药：凉血消风散加减。若皮疹鲜红，可加丹皮、紫草以加强凉血清热作用。若久病皮疹暗红，可加桃仁、丹参以增活血之力。

2. 外治法 皮疹较少，一般不需外治。若皮损较多，瘙痒明显，可选用三黄洗剂外搽，或苦参洗剂外洗。

3. 针刺治疗 久治不愈者，可配合针刺疗法治之。取合谷、曲池、大椎、肩井、血海、足三里等穴，每次选2~3穴，施泻法，留针10~20分钟，日1次。

二、西医治疗

1. 内用药物 抗组织胺药口服。糖皮质激素对病情较重者可小剂量短程应用。

2. 外治药物 炉甘石洗剂或糖皮质激素软膏外搽。

3. 物理治疗 紫外线照射，用红斑量或亚红斑量分区交替进行照射，隔日1次，10次一疗程。

三、中西医结合治疗思路

本病有自限性。中医治疗早期以疏风清热为主；病情反复，迁延日久则应以凉血祛风为主。伴有上呼吸道症状者临床辨证可选用一些具有抗病毒作用的中草药，会取得更好的疗效。

预防与调护

1. 预防感冒，避免风邪外袭。
2. 忌食辛辣、酒类及腥发之品。
3. 注意皮肤清洁卫生，不宜过度搔抓；减少热水沐浴。

第五节 白色糠疹

白色糠疹（pityriasis alba）也称单纯糠疹，是一种好发于儿童面部的皮肤病。中医称之为"吹花癣"、"桃花癣"、"风癣"等。临床特点：浅表性干燥鳞屑性浅色斑。

病因病理

一、中医病因病机

肺胃风热，或因虫积邪毒阻滞于头面而成，气血失和肌肤白斑，风热血燥则起鳞屑，风邪上扰则瘙痒。

二、西医病因及发病机制

病因不明。可能与细菌、病毒、霉菌等感染有关，也可能是肠寄生虫、营养不良、维生素缺乏、强烈的日光曝晒及皮肤干燥等因素诱发。

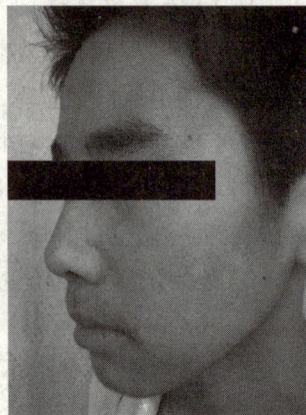

图15-5 白色糠疹

诊 断

临床表现

本病好发于儿童面颊部，颈部、躯干、四肢亦可发。皮损为表浅性圆形或椭圆形色素减少斑，呈淡白色或淡红色，边界较清楚，边缘可略高或略红，表面附有少量细小鳞屑，或鳞屑不明显。可有轻度瘙痒，或无自觉症状。

鉴别诊断

单纯糠疹与白癜风鉴别（表15-5）。

表15-5　单纯糠疹与白癜风鉴别

	单纯糠疹	白癜风
好发部位	面部	暴露及摩擦部位
皮损特点	色素减少斑呈淡白色或淡红色，边界欠清，表面有细小鳞屑	色素减少斑呈瓷白色，边界清，表面无鳞屑，白斑部毛发变白

治　疗

治疗原则：中医以疏风清热、健脾消积为基本原则。

一、中医治疗

1. 辨证论治

（1）风热袭肺证

证候：皮疹初起为片状淡红，日久呈淡白的圆形或椭圆形斑，大小不等，表面干燥，附有细小白色鳞屑，轻度瘙痒。伴鼻燥咽干，舌红，苔薄黄，脉浮数。

治法：疏风清热，宣肺祛斑。

方药：消风散加减。

（2）脾虚虫积证

证候：面部斑片，大小不等，圆形或椭圆形，部分呈不规则，搔之有糠秕状细小鳞屑，伴脐周疼痛，神疲形瘦，纳呆，舌质淡，苔白或花剥，脉弦或濡缓。

治法：健脾利湿，驱虫消积。

方药：化虫丸加减。

2. 外治法　局部酌情选用5％硫黄软膏、黄连膏。

二、西医治疗

1. 内用药物　可内服维生素B片。

2. 外用药物　可选用维生素B_6软膏或保温润肤之品。

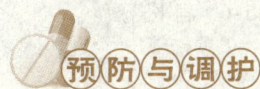

预防与调护

1. 及时治疗体内感染病灶，有寄生虫者应定期驱虫治疗。
2. 纠正偏食习惯，多食含维生素丰富的蔬菜、水果等。

第六节　扁平苔癣

扁平苔癣（lichen planus）是一种病因不明累及皮肤和黏膜的慢性复发性炎症性皮肤病。临床特点：紫红色多角形扁平丘疹、斑丘疹，表面有蜡样光泽，上有灰白色斑点或网状白色条纹。病程缓慢，易复发。

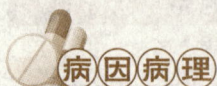

病因病理

一、中医病因病机

本病由外感风湿热之邪，或阴血亏损，生风生燥，或久病入络，邪毒遏伏肌腠，气血瘀滞而成。

二、西医病因及发病机制

病因尚不完全清楚，一般认为与精神、感染、自身免疫、遗传、内分泌、药物、慢性病灶等因素有关。本病是通过各种细胞因子介导的T细胞免疫反应。

诊 断

一、临床表现

皮损可发生于身体任何部位，但以四肢屈侧多见，尤以腕屈侧、踝部、股内侧、及腰部最易受累。皮损为紫红色扁平丘疹，多密集分布，可相互融合成大小不等、形状不一的斑块，边界清楚，表面蜡样光泽，其上有白色网状条纹。可沿搔抓处出现线条损害，即同形反应。常有黏膜损害，口腔颊黏膜可出现树枝状或网状白色条纹，口唇部可见糜烂及黏着性鳞屑。头皮损害可引起斑状脱发，甲损害者，甲板有纵沟、纵嵴、甚至裂缝。自觉有不同程度的瘙痒，亦可无自觉症状。本病呈慢性经过，可持续数月或数年。

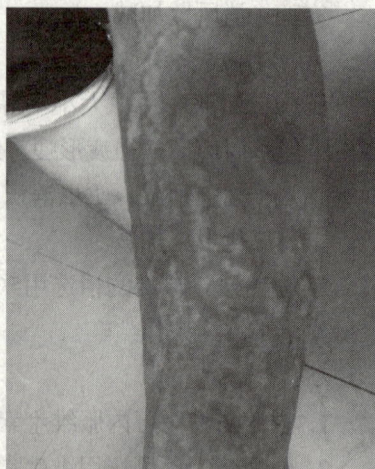

图15-6 扁平苔癣

二、组织病理

扁平苔癣组织病理具有特征性改变，表皮角化过度，颗粒层楔形增厚，棘细胞层不规则增厚，皮突呈锯齿状，基底细胞液化变性，真皮上部带状细胞浸润，以淋巴细胞为主。

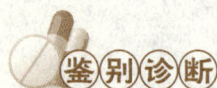

鉴别诊断

扁平苔癣与慢性单纯性苔癣鉴别（表15-6）。

表15-6 扁平苔藓与慢性单纯性苔藓鉴别

	扁平苔藓	慢性单纯性苔藓
好发部位	四肢屈侧	颈部、肘部
皮损特点	紫红色扁平丘疹	皮疹为苔藓样变

治 疗

治疗原则：中医以祛风止痒、活血化瘀为基本原则；西医抗炎、对症治疗。

一、中医治疗

1. 辨证论治

（1）风热瘀阻证

证候：起病较急，皮疹紫红，表面光滑，常呈多角形，阵发剧痒。伴口干欲饮，舌质紫红，苔薄黄，脉数。

治法：祛风清热，活血止痒。

方药：消风散加减。皮疹瘙痒剧烈者，加地龙、白鲜皮；皮损兼见水疱者，加白茅根、车前草、土茯苓、地肤子；皮疹炎症明显颜色较红者，加紫草、丹皮、赤芍。

（2）血虚风燥证

证候：病程长，皮疹紫蓝或紫褐，疣状增厚，或融合成斑块或条带状，表面粗糙，剧痒难忍，夜寐欠安，口干不欲饮，舌质暗红，苔薄白，或微腻，脉弦缓。

治法：养血活血，祛风止痒。

方药：桃红四物汤合当归饮子加减。因肝郁不舒，胸闷胁胀、情绪抑郁或急躁易怒者，加柴胡、郁金、枳壳、佛手；皮损肥厚、增殖明显者，加莪术、鬼箭羽。

（3）阴虚内热证

证候：口腔黏膜及口唇发疹，为乳白色点状或网状条纹，糜烂，自觉疼痛，伴有头晕耳鸣、五心烦热、健忘多梦，舌边尖红，苔薄白，脉细数。

治法：补益肝肾，滋阴降火。

方药：知柏地黄汤加减。咽干燥者，加天花粉、天麦冬；皮损粗糙、舌质暗红者，加丹参、赤芍、鸡血藤；若纳呆腹胀、舌苔腻者，加生薏苡仁、生白术。

2. 外治法 皮损瘙痒明显者，可外涂苦参酊、百部酊或土槿皮酊。皮损泛发者，用三黄洗剂外涂。皮损肥厚者，可外搽藜芦膏、硫黄霜等。亦可用轻佗散（轻粉5g，冰片9g，密陀僧15g，分别研细末，再合研混匀，香油调糊状）外搽。黏膜溃疡者可选用养阴生肌散或锡类散外吹或外涂患处。亦可用金银花、甘草煎水漱口。

二、西医治疗

1. 内用药物 抗组织胺药及镇静剂适用于瘙痒明显者。皮损广泛、肥厚，瘙痒剧烈者可口服糖皮质激素或维A酸，一般用中小剂量泼尼松，皮损缓解后逐渐减量。病情顽固或激素疗效不明显者可用氯喹、羟氯喹等，或选用免疫抑制剂如环孢素A、氨苯砜或雷公藤多苷等。

2. 外用药物　局部外用糖皮质类固醇激素软膏、0.1%维A酸软膏、他扎罗汀软膏等。对肥厚性皮损，可采用局部封包治疗。

3. 局部注射　局限性扁平苔藓以及口腔黏膜的顽固者，皮损内可注射糖皮质激素。

4. 物理疗法　光化学疗法（PUVA）疗效较好，复发率低。激光、冷冻、放射线治疗主要用于肥厚性损害。

三、中西医结合治疗思路

扁平苔藓治疗比较困难，宜中医辨证论治，结合抗组胺药、糖皮质激素等抗炎治疗，病程缩短。

预防与调护

1. 保持心情舒畅，消除精神紧张。
2. 不吃辛辣、烟酒等刺激性食物。
3. 对体内慢性感染病灶及时治疗。
4. 切勿用热水洗浴或过度搔抓，以免产生同形反应而扩散。

复习思考题

1. 多形性红斑的临床表现？
2. 银屑病的临床表现、中医辨证论治、外用药物治疗原则？
3. 红皮病的病因？
4. 扁平苔藓的组织病理？

第十六章 大疱性皮肤病

要点导航

　　大疱性皮肤病是指一组以大疱为基本损害的自身免疫性皮肤病。中医认为此类疾病的发生是由于心火脾湿内蕴，外感风热毒邪，阻于肌肤而成，故在治疗过程中始终贯穿清心泻火、健脾利湿。西医病因及发病机制多与自身免疫有关，使用糖皮质激素治疗有效。

第一节　天疱疮

　　天疱疮（pemphigus）是一种慢性复发性自身免疫性大疱性皮肤病。与中医文献记载的"天疱疮"、"火赤疮"、"登豆疮"等相似。临床特点：在外观正常的皮肤和黏膜上出现松弛性大疱，尼氏征阳性，预后大多不良。

病因病理

一、中医病因病机

　　本病总由心火脾湿内蕴，外感风热毒邪，阻于肌肤而成。

二、西医病因及发病机制

　　天疱疮的病因不明，目前认为与病毒感染、紫外线照射、某些药物（如青霉胺等）的刺激，使棘细胞层间的黏合物质成为自身抗原而诱发自身免疫反应有关。

诊断

一、临床表现

　　根据临床特点不同，一般可分为寻常型、增殖型、落叶型、红斑型四个类型。

　　1. 寻常型　是最常见和最严重的类型，多见于中年发病。好发于口腔黏膜、头面、胸背等受压及摩擦部位，重者累及全身。皮损特征是在正常的皮肤或红斑基础上，出现大小不一水疱或大疱，疱壁薄、松弛，尼氏征阳性，疱破裂后形成红色湿润的糜烂面，易出血，结黄褐色痂，常有腥臭（图16-1）。黏膜损害较皮肤损害出现较早，多呈大片糜烂面，以口腔最常见。自觉瘙痒和疼痛，常伴有不同程度的畏寒发热、食欲减退、乏力等全身症状。因病程长，慢性消耗，易继发感染，并发肺炎、败血症、低蛋白血症等而危及生命，预后在天疱疮四型中最差。

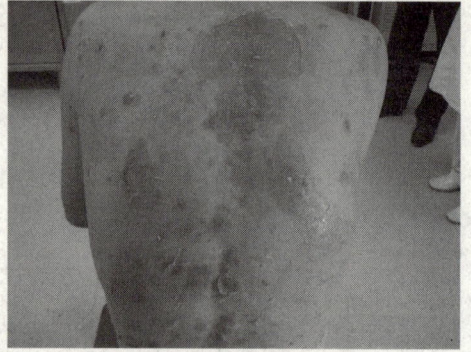

图16-1　寻常型天疱疮

2. 增殖型　本型为寻常型的亚型。好发于腋窝、腹股沟、肛门、外阴、乳房下、脐窝等处。早期损害与寻常型相同，尼氏征阳性，其特点为糜烂面上出现蕈状及乳头状增殖，周围绕有炎性红斑，表面结污秽厚痂，散发腥臭气味。黏膜损害较轻。自觉症状轻微，病程长，预后较好。

3. 落叶型　多发于头部、颜面、胸背部。皮损初为小而松弛的水疱，疱壁薄，尼氏征阳性，破裂后形成浅在性糜烂面。以后水疱较少发生，主要以表皮浅分离和剥脱为特征。表面有叶状鳞痂，中央黏着，边缘游离，基底潮红湿润。黏膜损害较少见，症状轻微。自觉灼热疼痛，间有严重瘙痒。本型预后较好。

4. 红斑型　本型为落叶型的亚型。皮损主要发生在头、面、躯干及上肢等处，黏膜及下肢一般不受侵犯。鼻及颊部出现蝶形红斑，表面被有角化及脂溢性鳞屑，除去痂皮可见浅在性糜烂面。胸、背、四肢等处可见在红斑基础上，出现松弛性薄壁小疱，尼氏征阳性，破裂后形成鳞屑。病程缓慢，常复发，预后良好。

四型天疱疮可相互转化，寻常型可转变成增殖型，红斑型可转变成落叶型，甚至两者界限不清，难以区分。

二、组织病理

1. 各型天疱疮基本组织病理变化　是表皮棘层松解，形成表皮内裂隙和水疱，疱内有棘层松解细胞，这种细胞体积较正常棘细胞大、呈球形，胞核大深染，胞浆均匀呈嗜碱性，核周有浅蓝色晕。不同类型天疱疮棘层松解部位不同。寻常性天疱疮的表皮内大疱位于基底细胞上方，增殖性天疱疮的组织病理与寻常性者基本相同，此外尚见表皮增生呈现乳头瘤样增生，表皮内有多数嗜酸细胞小脓肿形成。落叶性、红斑性天疱疮的棘刺松解部位在颗粒层或棘层上部，形成的疱最为浅表。

2. 免疫荧光检查　取水疱周围皮肤做直接免疫荧光检查，几乎所有患者棘细胞间都有IgG和C_3的沉积，呈网状分布，少数有IgM和IgA沉积。取病情活动患者血清做间接免疫荧光，可测出天疱疮抗体，且滴度与疾病活动性及严重程度平行。

鉴别诊断

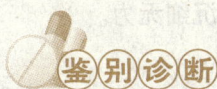

1. 天疱疮与大疱性类天疱疮鉴别（表16-1）。

表16-1　天疱疮与大疱性类天疱疮鉴别

	天 疱 疮	大疱性类天疱疮
好发年龄	中年人	老年人
皮损特点	松弛性水疱，壁薄，易破	紧张性水疱，壁厚，不易破
尼氏征	阳性	阴性
黏膜受累	多受累	多不受累
组织病理	表皮内水疱	表皮下水疱
免疫荧光	棘细胞间都有IgG和C3的沉积，呈网状分布	基底膜带IgG和C3呈线状沉积

治疗

治疗原则：中医以清心泻火、健脾利湿、益气养阴为基本原则；西医及时足量糖皮质激素，抗炎抗免疫、防止感染、营养支持。

一、中医治疗

1. 辨证论治

（1）热毒炽盛证

证候：发病急骤，水疱迅速扩展，皮肤黏膜遍布大小水疱，糜烂面鲜红，或有血疱，或有脓液；伴有寒战高热，口渴欲饮，烦躁不安，便结溲赤；舌红绛，苔黄或苔少而干，脉弦数。

治法：凉血清热，利湿解毒。

方药：清瘟败毒饮或犀角地黄汤加减。高热者加生玳瑁冲服；大便燥结者加生大黄；高热而神昏者，加紫雪散。

（2）心火脾湿型

证候：病情稳定，红斑、水疱，此起彼伏，糜烂、渗出，流滋较多；伴身热心烦，口渴，或胸闷纳呆，腹部胀满，大便溏或干，小便短赤；舌红、苔薄黄，脉滑数。

治法：清心泻火，健脾利湿。

方药：清脾除湿饮加减。红斑明显者加牡丹皮、赤芍；糜烂面继发感染者加紫花地丁。

（3）气阴两虚证

证候：病情缓解，或是后期水疱少数发生；人体消瘦，神疲乏力，汗出口渴不欲

163

多饮，或烦躁不安；舌质淡红或红绛，舌体胖或有裂纹，苔薄白，脉沉细无力。

治法：益气养阴，清解余毒。

方药：生脉饮合五味消毒饮加减。食少纳差者加砂仁、玉竹；午后低热者加炙鳖甲、炙龟板、地骨皮。

2. 外治 糜烂渗出多者，用银花、地榆、野菊花、秦皮，煎汤湿敷。皮损破溃但渗出不多时用青黛散调麻油或紫草油外搽。黏膜糜烂者，可选用锡类散、养阴生肌散外搽。皮损结痂或层层脱落时，可外涂麻油；痂较厚者，用黄连软膏或化毒散软膏厚敷，使厚痂脱落后再处理疮面。

二、西医治疗

1. 内用药物

（1）一般治疗 支持疗法，及时补充白蛋白，补充多种维生素，必要时可以输血或血浆。维持水、电解质及酸碱平衡。

（2）皮质类固醇激素 系统使用糖皮质激素是目前的首选治疗。大体上可分为首剂量、控制量及维持量3个阶段。剂量主要根据皮损的严重程度而定。相当于泼尼松0.5~2.0mg/kg·d，用药后，密切观察3~5d，若仍有较多新出疱，原有水疱及糜烂面不见好转，则按原剂量50%增加，直至皮损完全控制。一般在皮损完全愈合2周后可减药，并逐渐进入维持治疗阶段。仅有口腔黏膜损害，此时可给予泼尼松龙（口含后咽下）30~40mg/d。对重症的天疱疮患者可行激素冲击疗法，如甲泼尼龙500mg静脉滴注，每天1次，连续3d，然后逐渐减量。一般第1年年底服药的量大致为控制量的40%~50%，以后每年视病情可减少上一年药量的50%，直至完全停药。一般天疱疮疗程需3~5年。

（3）免疫抑制剂 对中、重症及严重患者，在没有使用禁忌证的前提下，治疗开始时就应合并使用或病情较严重，口服大剂量激素仍不能控制而又不宜继续加量的患者，可加用免疫抑制剂如甲氨蝶呤每周10~25mg一次顿服，病情稳定后减量至每周5~7.5mg；环磷酰胺：50mg，口服每天2~3次。对严重患者可每周静脉滴注1次，每次600~800mg；或隔日静脉滴注1次，200mg，3次/周。硫唑嘌呤：每次50mg，日服2~3次；环孢霉素A：3~5mg/kg·d。

（4）抗生素 对有大量创面的天疱疮患者，在给予大剂量糖皮质激素的同时应给予相应的系统用抗生素。抗生素可根据创面细菌培养的结果来选择。

（5）大剂量免疫球蛋白冲击疗法 病情较严重或皮质类固醇激素治疗失败或有显著不良反应时可选用。

顽固病例可以考虑用血浆置换疗法、免疫吸附、生物制剂利妥昔单抗等治疗。

2. 外用药物 创面局部治疗可给予0.05%的黄连素液，0.1%依沙吖啶液或0.02%呋喃西林液清洁，并以湿纱布敷盖，或用1：10000高锰酸钾溶液洗浴。

三、中西医结合治疗思路

天疱疮是一种大疱性病死率较高的危重皮肤病，早期诊断，早期治疗，及早控制，长期随访是治疗成功的关键。目前多主张采用中西医结合治疗。急性暴发期应首选皮质类固醇激素及免疫抑制剂，合并感染者，可给予抗生素，同时配合辨证论治，既可提高疗效，又可减少激素用量和快速撤减激素，从而减少和避免由激素引起的合并症和不良反应。

预防与调护

1. 在治疗过程中严密观察使用激素的不良反应。
2. 卧床休息，防止褥疮。
3. 预防感染，加强尤其注意眼、口腔、生殖器等局部损害的护理，衣服、被单每日消毒，皮损广泛应按烫伤病人护理。
4. 应给予高蛋白、高维生素、低盐饮食。

典型病案

王某，男，55岁。因"全身皮肤、黏膜水疱1年，加重半月"就诊。患者于1年前无明原因经常口腔糜烂，有时于全身起数个黄豆大水疱，松弛性，易破，不易愈合，有时疼痛，影响睡眠，在多家医院治疗，从未愈合过。半月前患者口腔糜烂加重，头面、躯干四肢逐渐出现红斑，在红斑基础上有水疱或大疱，疱壁薄、松弛，尼氏征阳性，部分疱破裂后形成红色湿润的糜烂面，易出血，部分结黄褐色痂，常有腥臭，自觉瘙痒。伴有高热，口渴欲饮，烦躁不安，便结溲赤；舌红绛，苔薄黄腻，脉弦数。诊断：寻常型天疱疮。辨证：热毒炽盛证。治则：凉血清热，利湿解毒。方药：清瘟败毒饮加减。水牛角30g，生地30g，石膏15g，黄连6g，栀子15g，黄芩15g，知母15g，赤芍15g，玄参20g，连翘15g，丹皮15g，竹叶15g，草决明30g，甘草6g。每日1剂，分3次餐后服。紫草油纱外敷头面、皱褶处糜烂面。西药：地塞米松注射液12.5mg、头孢他定1g、泮托拉唑钠40mg静脉注射，每日1次。地氯雷他定片5mg，睡前服；氯化钾缓释片0.5，每日3次，口服。外用0.05%的黄连素液湿纱布敷盖躯干四肢糜烂面。

第二节 大疱性类天疱疮

大疱性类天疱疮（bullous pemphigoid，BP）是一个好发于老年人的获得性自身免疫性大疱性皮肤病。临床特点：躯干、四肢出现张力性大疱、壁厚、不易破，尼氏征阴性为特点。

病因病理

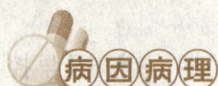

一、中医病因病机

本病由于湿热毒蕴，脾虚湿停，日久阴虚湿恋，脾气不足，内外合邪蕴搏肌肤发病。

二、西医病因及发病机制

病因不明。目前认为本病是一种自身免疫性疾病，可能是由于在补体参与下，基底膜带透明板部位的抗原抗体反应，吸引白细胞释放酶，导致表皮下水疱形成。

诊断

二、临床表现

本病多老年人发病。好发于胸腹部及四肢近端。典型损害为在正常皮肤或红斑基础上发生张力性大小不一的大疱，疱呈圆形或椭圆形，疱壁厚，不易破溃，尼氏征阴性。水疱内容物大多清亮，少数为血性，继发感染则疱液呈脓性（图16-2）。水疱破溃后成为糜烂面，上附结痂，较易愈合。少数患者有口腔黏膜的损害，但较之天疱疮的口腔损害轻。患者自觉瘙痒。病程慢性，预后较好。

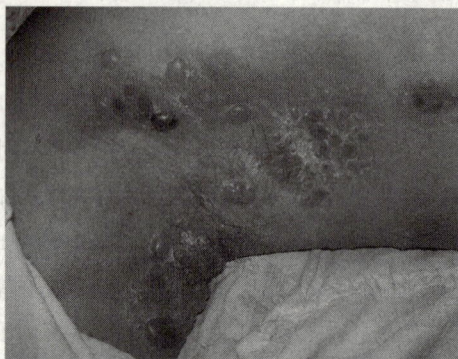

图16-2　大疱性类天疱疮

二、组织病理

1. 病理组织学　表皮下单房性水疱，真皮浅层较多嗜酸粒细胞。

2. 免疫荧光检查　皮损周围皮肤作直接免疫荧光可见IgG、IgM和（或）C3沿基底膜带呈连续性线状沉积；间接免疫荧光检查，80%以上患者血清中有抗表皮基底膜带抗体。

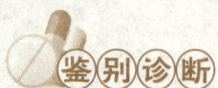

鉴别诊断

大疱性类天疱疮与大疱型多形红斑鉴别见表16-2。

表16-2 大疱性类天疱疮与大疱型多形红斑鉴别

	类 天 疱 疮	大疱型多形红斑
好发发病年龄	老年人	青年女性
发病部位	胸腹、四肢近端	四肢末端
皮损特点	红斑或正常皮肤上紧张性水疱	浮肿性红斑上出现水疱，红斑中可见虹膜样损害
黏膜受累	多不受累	多受累
组织病理	表皮下水疱，多单房	大疱上的表皮可出现坏死
免疫荧光	基底膜带IgG和C3呈线状沉积	部分真皮浅层血管壁有IgM和C3沉积

治 疗

治疗原则：中医急性期湿热火毒偏盛，治以清热泻火，解毒除湿；慢性期脾虚、阴伤湿恋，治以健脾养阴渗湿为法，佐以清解余毒为基本原则；西医及时足量糖皮质激素，抗炎抗免疫、防止感染。

一、中医治疗

1. 辨证论治

（1）湿热火毒证

证候：皮肤见红斑、水疱或大疱，疱壁紧张，不易破裂，伴有口干心烦，失眠多梦，便干溲赤，舌质红苔黄腻，脉弦滑。

治法：清热泻火，解毒除湿。

方药：黄连解毒汤加减。斑色掀红而肿者，加丹皮、紫草、白茅根；心烦急躁者，加连翘、龙胆草；瘙痒剧烈者，加白蒺藜、白鲜皮、苦参。

（2）脾虚湿蕴证

证候：皮损多发于四肢，斑色淡红，上有大疱，破后渗出较多，伴有神疲乏力，腹胀纳呆，气短懒言，睡眠不实，大便溏软，舌质淡红，舌体胖大有齿痕，苔白腻，脉濡缓。

治法：健脾除湿解毒。

方药：除湿胃苓汤加减。继发感染者，加金银花、蒲公英、马齿苋；热象偏重者，加丹皮、赤芍、黄芩；心悸失眠者，加莲子心、茯神、炒枣仁。

（3）阴虚湿恋证

证候：老年体弱，病程日久，水疱稀少而不断出现，疱壁较厚，色素沉着明显，皮肤粗糙瘙痒，伴有口干不欲饮，失眠心烦，大便燥结，舌红少苔，脉细弱或细数。

治法：滋阴清热，调肝健脾。

方药：滋阴除湿汤加减。瘙痒甚者，加白蒺藜、地龙、白鲜皮；心烦失眠者，加生龙牡（先煎）、珍珠母（先煎）；食少纳差者，加焦三仙。

2. 外治 参见天疱疮外治。

二、西医治疗

1. 内用药物 糖皮质激素是首选药物。对严重患者在治疗开始时可考虑合并使用免疫抑制剂。对有并发症或对服用糖皮质激素有顾虑者，可先服用四环素0.5g，每天4次，或美满霉素（多西环素）100mg，每天2次，同时服用烟酰胺600mg，每天2次。使用对有大面积创面的患者，在给予糖皮质激素或免疫抑制剂的同时应给予相应的系统用抗生素。抗生素可根据创面细菌培养的结果来选择。病情较严重或年迈者可选用大剂量免疫球蛋白冲击疗法。

2. 外治药物 对轻症、皮损局限的患者，可首选外用强效糖皮质激素软膏涂于患处，每天2次。创面局部治疗可参照"天疱疮"。

三、中西医结合治疗思路

类天疱疮属慢性自限性皮肤病，目前认为采用中西医结合治疗效果较好，在进行西药治疗的同时辨证论治。病情控制后可逐渐撤减激素，而以中药调治巩固疗效。

预防与调护

1. 注意饮食起居，锻炼身体，提高机体抗病能力。
2. 多食新鲜的蔬菜水果，注意补充蛋白质，忌食辛辣发物及肥甘厚味。
3. 注意衣着清洁，保持创面干燥，防止继发感染。
4. 忌用热水及肥皂水清洗，避免用手搔抓。

复习思考题

1. 试述天疱疮及类天疱疮的临床表现、病理诊断及治疗。
2. 天疱疮和大疱性类天疱疮怎样鉴别？

第十七章　代谢障碍性皮肤病

要点导航

　　在复杂的人体新陈代谢过程中，由于内分泌紊乱或某些酶的缺陷，会导致脂肪、糖类和蛋白质的合成、降解及排泄的某一环节出现障碍而产生各种不同的代谢障碍性皮肤病。此类疾病种类繁多，病情顽固难治，多采用综合治疗。本章介绍原发性皮肤淀粉变和黄瘤病两种。

第一节　原发性皮肤淀粉样变

　　原发性皮肤淀粉样变（primary cutaneous amyloidosis）是淀粉样蛋白沉积在正常的皮肤组织中而其他器官均无受累的一种慢性代谢性皮肤病。

病因病理

一、中医病因病机

　　素体不强，外感风湿邪气，阻于肌肤；加之气血生化不足，日久血瘀血燥，肌肤失养而发病。

　　中医病因病机示意图：

$$内因——血瘀血燥 \atop 外因——外感风湿 \biggr\} 内外合邪蕴阻肌肤 \longrightarrow 皮肤淀粉样变$$

二、西医病因及发病机制

　　病因不明。不同的细胞或组织如成纤维细胞、角质形成细胞、胶原纤维及肥大细胞合成或衍化淀粉样蛋白沉积于真皮乳头后致病。也可能与遗传、炎症、免疫及慢性刺激有关。

诊断

一、临床表现

　　根据皮损特点不同，可分为七种类型，而以淀粉样变苔藓、斑状淀粉样变两型最为常见。

1. 淀粉样变苔藓 又称苔藓样淀粉样变。 中年男性多见。多发于双侧胫前，其次是双臂外侧和腰背部。早期皮损为针头大小斑点，渐发展成绿豆大的半球形、圆锥形的坚实丘疹，褐色、淡红或正常肤色，密集而不融合，表面有少量鳞屑，角化过度和粗糙。小腿或两臂皮损沿皮纹呈念珠状排列。自觉瘙痒剧烈，病程缓慢，皮疹很难消失。

2. 斑状淀粉样变 中年女性好发，皮损主要分布在背部肩胛间区，其次是躯干和四肢，为网状或波纹状的紫褐色、灰色或蓝色斑。无自觉症状或有轻微痒感。

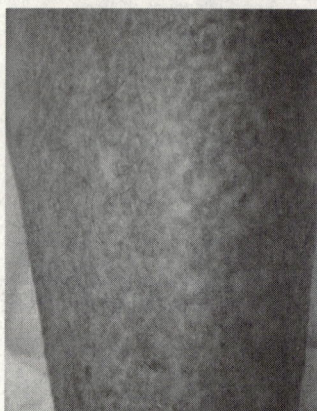

图17-1　苔藓样淀粉样变

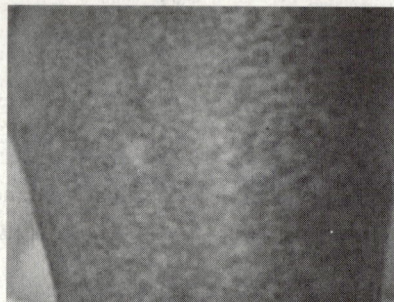

图17-2　斑状淀粉样变

二、组织病理

真皮乳头处及真皮上部局灶性无定形淀粉样蛋白团块状沉积，电镜下可见淀粉样蛋白细丝。

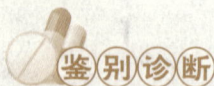

鉴别诊断

应与慢性单纯性苔藓鉴别（表17-1）。

表17-1　皮肤淀粉样变与慢性单纯性苔藓鉴别

	原发性皮肤淀粉样变	慢性单纯性苔藓
病因	不明，与遗传、刺激有关	精神因素、摩擦
部位	小腿、双臂、腰背部	颈项、骶尾、双肘伸侧
皮损特点	半球形、圆锥形丘疹，不融合	多角形丘疹，密集成片
组织病理	电镜检查见淀粉样蛋白细丝	表皮角化过度，棘层肥厚

治疗

治疗原则： 中医以祛风除湿，活血养血为原则；西医对症止痒。

一、中医治疗

1. 辨证论治

（1）风湿结聚证

证候：小腿胫前褐色坚实丘疹，密集而不融合，角化过度和粗糙，瘙痒剧烈。或肩胛间区褐色网状斑片。舌淡红，苔白腻，脉濡滑。

治法：祛风除湿，通络止痒。

方药：全虫方加减。皮损坚硬干燥者，加丹参、当归、鸡血藤、地龙；瘙痒剧烈者，加海桐皮、威灵仙。

（2）血瘀血燥证

证候：暗褐色坚实丘疹或网状斑丘疹，密集成片，粗糙肥厚，瘙痒；舌暗红边有瘀斑，苔薄白，脉沉细。

治法：活血软坚，养血润燥。

方药：血府逐瘀汤加减。皮损粗糙肥厚者，加三棱、莪术、鸡血藤、皂角刺。

2. 中成药　大黄䗪虫丸：可用于血瘀血燥证患者。

3. 外治　发病初期，瘙痒剧烈者可选用川椒、苦参、透骨草、海桐皮、地肤子等煎水外洗；或苦参酒涂擦；皮疹粗糙肥厚坚硬者，可外用软膏剂、乳剂，如疯油膏封包。

二、西医治疗

无特效疗法。瘙痒明显者可选用抗组胺药口服；对皮疹广泛和瘙痒剧烈者，用抗组胺药治疗效果不好的，可采用普鲁卡因静脉封闭。局部外用糖皮质激素制剂和0.1%维A酸霜封包，有一定疗效。

三、中西医结合治疗思路

本病顽固难治，临床应采用综合疗法。在中医辨证治疗的同时，可配合西药糖皮质激素、角质松解剂局部外擦。

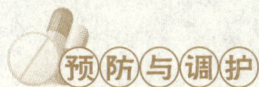

预防与调护

1. 尽量避免对皮肤的物理刺激，如搔抓、摩擦、热水烫洗、搓澡等。
2. 少食辛辣刺激食物。

典型案例

　　王某，男，34岁。双小腿丘疹，瘙痒5月。患者5月前无明显原因双小腿皮肤出现小丘疹，微痒。未治疗，丘疹渐增多扩大，瘙痒明显。来诊时见双小腿密集片状褐色坚实丘疹，粗糙，角化，部分丘疹呈念珠样排列。伴口干，二便正常。舌暗红边有瘀斑，苔薄白，脉沉细。辨为血瘀血燥证；治以活血软坚，养血润燥，血府逐瘀汤加减。桃仁15g、红花10g、当归15g、川芎15g、赤芍30g、生地30g、土牛膝30g、炒柴胡15g、三棱15g、莪术15g、皂角刺30g、蜈蚣2条。每日1剂，水煎450ml，分3次餐后服。药渣煎水外洗。局部外用强效糖皮质激素乳膏（卤米松）和0.1%维A酸霜封包。

第二节　黄瘤病

　　黄瘤病（xanthomatosis）是由于含有脂质的组织细胞–泡沫细胞聚集于真皮、皮下组织或肌腱中而形成的一种黄色皮肤肿瘤样改变。常伴有全身性脂质代谢紊乱。

病因病理

一、中医病因病机：

　　饮食不节，脾失健运，蕴湿化痰阻滞肌腠，日久痰湿瘀血凝结而成。

二、西医病因及发病机制

　　脂蛋白代谢发生障碍或结构异常或含量增高，导致脂蛋白沉积在组织中，沉积在皮肤或肌腱中者称为黄瘤病。分为原发性和继发性，原发性又可分为家族性和非家族性。继发性是指由其他系统疾病（如糖尿病、淋巴瘤等）引起脂蛋白代谢障碍和血脂增高所致者。

诊断

一、临床表现

　　1. 扁平黄瘤（plane xanthoma）　皮损为淡黄色至淡棕色的扁平斑块，边界清楚，局限或泛发，小如米粒，大如蚕豆。发于上眼睑内眦者称为睑黄瘤；发于手掌者称掌纹黄瘤；泛发于躯干、颈部和上臂等处者称为泛发性扁平黄瘤；发生于间擦部位者称为间擦性黄瘤。

2. 结节性黄瘤（xanthoma tuberosum） 任何年龄均可发生。皮损为黄色或深褐色扁平或隆起的圆形坚实结节，单发或多发，大小不等，群集和融合倾向，好发于四肢伸侧和易摩擦部位。发生于跟腱或手足的伸肌腱处者称为腱黄瘤。本型患者多合并胆固醇和（或）三酰甘油代谢异常、高脂蛋白血症，还可伴发动脉粥样硬化。

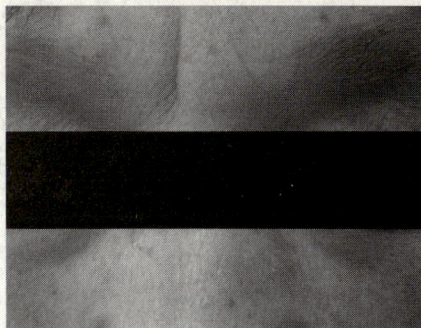

图17-3 睑黄瘤

3. 发疹性黄瘤（eruptive xanthoma） 皮损为针头或更大的橘黄或棕黄色柔软丘疹，分批或骤然发生，急性期炎症明显，皮损周围有红晕。数周后皮损自行消退。好发于四肢伸侧和臀部。可有瘙痒或压痛。

二、组织病理

真皮中有泡沫细胞，早期损害中可见炎症细胞，退行期皮损则有成纤维细胞增生。

治疗

治疗原则：中医健脾除湿，软坚散结；西医局部物理疗法。

一、中医治疗

辨证论治

（1）痰湿蕴肤证

证候：皮肤单发或散发黄色斑块、结节、丘疹，无痒痛。伴肥胖，倦怠乏力，腹胀，便溏；舌淡胖边有齿痕，苔白腻，脉沉滑。

治法：健脾除湿，化痰散结。

方药：五苓散合海藻玉壶汤加减。

（2）痰瘀互结证

证候：病程较长，皮疹为褐黄色坚实的结节、斑块；伴胸闷，头晕，月经不调；舌暗有瘀斑，苔白腻，脉弦。

治法：活血化瘀，化痰软坚。

方药：桃红四物汤合三子养亲汤加减。

二、西医治疗

皮损局限者可用微波、激光、冷冻或外科手术等治疗。伴有高脂血症者应注意饮食调理，宜低脂，必要时服用降脂药物。

三、中西医结合治疗思路

本病顽固难治，目前尚无特效方法。皮损单发或数量较少者用物理疗法或外科手术。皮损泛发较多者，可尝试中医辨证治疗。

预防与调护

1. 饮食清淡，多吃蔬菜，水果。
2. 适当运动，注意控制体重。
3. 伴有高脂血症、糖尿病者应积极治疗。

复习思考题

1. 原发性皮肤淀粉样变的临床表现有哪些？
2. 原发性皮肤淀粉样变的治疗原则是什么？怎样辨证论治？
3. 试述黄瘤病的定义及临床表现。

第十八章 色素障碍性皮肤病

要点导航

色素障碍性皮肤病主要因黑素细胞、黑素生成异常所致。包括色素增加和色素减退两大类，病种较多。常见疾病为白癜风、黄褐斑、黑变病等。可采用中医辨证论治、西医病机治疗，雀斑多局部治疗。

第一节 白癜风

白癜风（vitiligo）是一种常见的局限性或泛发性皮肤色素脱失性皮肤病。中医称之为"白癜"、"白驳风"、"斑白"、"斑驳"等。临床特点：皮肤上出现大小不等、形态不一的局限性或泛发性白色斑片，边界清楚，易诊难治。

病因病理

一、中医病因病机

气血失和、肝肾不足、风邪外袭、郁滞肌肤 } 皮肤毛发失养 → 白癜风

二、西医病因及发病机制

本病病因目前尚不完全清楚。有以下几种学说：①自身免疫病学说；②黑素细胞自毁学说；③神经化学因子学说；④遗传学说；⑤人种学说。

一般认为，白癜风的发生是因为具有遗传体质的个体在多种内外致病因素的激发下，出现免疫功能异常、神经精神异常及内分泌代谢紊乱，从而导致酪氨酸酶系统抑制或者黑素细胞破坏，最终使皮肤色素脱失。

诊断

一、临床表现

根据皮损特点不同，可将本病分为局限型、泛发型（图18-1）及全身型三种。

1. 局限型 皮损单发或局限于一个部位，此型可分为：①节段型，皮损按皮节或

某一神经分布区分布，多见于儿童；②黏膜型，皮损仅累及黏膜。

2. 泛发型　此型最常见，常由局限型泛发而来，皮损广泛分布于体表，此型可分为：①寻常型，皮损散在，大小不一，多对称分布；②肢端颜面型，皮损发生于面部、肢体远端；③混合型，由上述各型不同组合而成，如节段型+肢端颜面型等。

3. 全身型　全身皮肤几乎完全受累，只余少数或全无正常色素皮肤，可有毛发变白。

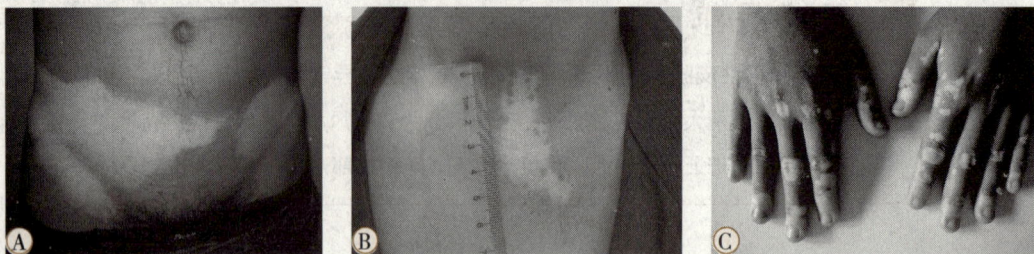

图18-1　白癜风（A：泛发型；B：局限型；C：肢端型）

二、组织病理

白斑内黑素细胞及黑素颗粒明显减少，周围黑素细胞异常增大，直至无多巴染色阳性的黑素细胞，在真皮浅层内可见淋巴细胞浸润。

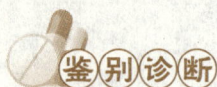

鉴别诊断

1. 单纯糠疹　儿童多见，好发于面部，皮损为局限性的色素减退斑，而不是色素脱失斑，表面覆盖细碎糠状鳞屑，边界不清。

2. 花斑糠疹　好发于颈部、躯干、上肢、腋下，皮损为圆形或卵圆形浅色斑，边界清楚，表面大多覆盖鳞屑，真菌镜检阳性。

3. 贫血痣　出生后即有，皮损为色素减退斑，一般单侧分部，边缘不清楚，摩擦或加热后白斑周围皮肤发红而白斑不红。

4. 无色素痣　出生时或出生后不久即发生，皮损为局限性浅色斑，大多沿神经节段分部，边界不清，周围无色素沉着带，皮损单发，持续终身。

治疗

治疗原则：中医以祛风调气、滋补肝肾、活血通络为基本原则；西医以恢复黑素细胞功能为主。

一、中医治疗

1. 辨证论治

（1）肝郁气滞证

证候：情志失调或受精神刺激，白斑散发；伴心烦易怒、抑郁，胸胁胀痛，女子月经失调；舌质淡红，苔薄白，脉弦。

治法：疏肝理气，活血祛风。

方药：逍遥散或柴胡疏肝散加减。心烦易怒者加栀子、丹皮、炒香附；月经不调者加益母草、女贞子、旱莲草；发于头面者加藁本、蔓荆子；发于上肢者加姜黄、桑枝；发于下肢者加牛膝、杜仲。

中成药：丹栀逍遥丸。

（2）肝肾不足证

证候：多因禀赋不足或有家族史者。病程较长，白斑泛发，毛发可变白；伴头晕耳鸣，腰膝酸软，发枯甲裂；舌质红，少苔少津，脉细弱。

治法：滋补肝肾，养血祛风。

方药：五子衍宗丸或六味地黄汤加减。头晕乏力者加黄芪、潞党参、白术；发枯甲裂者加阿胶、紫丹参。

中成药：白癜风丸。

（3）气血瘀滞证

证候：多有外伤史，病程缠绵，白斑边界清楚；舌质紫暗，或有瘀斑，苔薄白，舌下络脉迂曲，脉细涩。

治法：活血化瘀，通经活络。

方药：通窍活血汤加减。跌打损伤引起者加乳香、没药；发于下肢者加牛膝、木瓜；病久不愈者加补骨脂、刺蒺藜、苏木。

2. 外治

（1）补骨脂酊外用，每日1次，配合日光照射5~10分钟或紫外线照射2~3分钟。

（2）密陀僧散用醋调后外擦或干扑患处。

3. 针刺治疗

（1）体针　主穴选取血海、风市、足三里、三阴交。①肝郁气滞证，配太冲、期门；②肝肾不足证，配肝俞、肾俞、命门；③气滞血瘀证，配大敦、行间、膈俞。每次选2~3穴，留针15分钟，每日1次。

（2）梅花针　皮损周围局部梅花镇叩刺，每周2~3次。

（3）耳针　选取肺、肾、肾上腺、内分泌几个穴位中的2~3穴，进行单耳埋针，两耳交替，每周轮换1次。

二、西医治疗

1. 内用药物　对泛发型进展期的患者，尤其是皮损迅速发展及合并自身免疫性疾病者，可口服糖皮质激素，如泼尼松。

2. 外用药物　对于皮损局限，小于皮肤面积10%的早期患者，可局部外用糖皮质激素，或外擦他克莫司乳膏。

3. 物理疗法　可用窄波紫外线（311nm NB-UVB）照射治疗局限型或泛发型。

4. 手术疗法 对于静止期的局限型、节段型患者，可将自体黑素细胞移植到白斑区，方法包括自体黑素细胞移植、自体表皮移植、钻孔移植等。

5. 药物疗法配合物理疗法 口服或外用补骨脂素的衍生物后进行日光或长波紫外线照射，照射强度以出现红斑为宜，常用8-甲氧补骨脂素（8-MOP）或三甲基补骨脂素（TMP），疗程不小于3个月，治疗期间检测肝功能及血常规。

三、中西医结合治疗思路

调节自身免疫，促进黑素细胞再生是本病治疗的关键，可在中医辨证治疗的同时，配合西医物理或光化学疗法，标本兼治，提高治愈率。

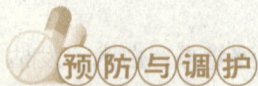

预防与调护

1. 可进行适当的日光照射或理疗，但应注意照射时间及强度，在正常皮肤上盖遮挡物或搽避光剂。

2. 合理使用外用药，避免使用刺激性强的外用药，以防损伤肌肤；避免接触可能引起白癜风的药物及化学物质。

3. 避免食用酸性食物，如柠檬、橘子等，多食用黑豆、黑芝麻、动物肝脏、黑木耳及豆类制品。

4. 注意调节情绪，保持心情愉快，树立治疗信心；治愈后坚持巩固治疗，防止复发。

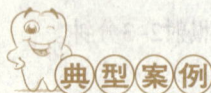

典型案例

张某，女，41岁。颈部、前胸出现散在不规则白斑2年余。患者2年前无明显诱因颈部出现散在不规则白斑，日渐增多，范围扩大。刻下见颈部、前胸散在大小不等、形态不规则的白斑，边界清楚，边缘色素加深。伴心烦易怒，月经不调，乳房胀痛；舌质红，苔薄黄，脉弦。诊断：白癜风。辨证：肝郁气滞证。治法：疏肝理气，活血祛风。方药：丹栀逍遥散加减。牡丹皮15g，炒栀子15g，炒白术15g，白芍20g，茯苓20g，柴胡15g，当归12g，益母草15g，薄荷6g，补骨脂20g，制首乌20g，蔓荆子15g。每日1剂，分3次餐后服。西医治疗：甲氧沙林溶液外搽患处后照射日光，每日1次，以出现红斑为度。

第二节 黄褐斑

黄褐斑（chloasma，melasma）是常见于中青年女性的一种面部色素沉着性皮肤病。中医称"黧黑斑"、"面尘"、"面䵟"等。临床特点：颜面部出现对称性色素沉着斑，无自觉症状，日晒后加重。

病因病理

一、中医病因病机

肝郁气滞，化热伤阴　⟶　气血失和，瘀滞肌肤
忧思伤脾，健运失常　⟶　湿浊内生，蕴阻面部　} 黄褐斑
冲任失调，气血失畅　⟶　气滞血瘀，面失所养

二、西医病因及发病机制

本病病因和发病机制尚不十分明确。多种原因可致黄褐斑，如日晒、妊娠、长期口服避孕药、化妆品使用不当、内分泌紊乱、过度疲劳及遗传等。一些慢性疾病如妇科疾病（月经失调、痛经、附件炎、不孕症）、肝脏疾病、甲亢、结核病、慢性酒精中毒、内脏肿瘤患者也常伴发黄褐斑；长期口服氯丙嗪、苯妥英钠也可诱发黄褐斑。此外，本病的发生还可能与遗传因素有关。

诊断

一、临床表现

1. 好发于青中年女性，男性少见。
2. 皮疹对称，分布于颧部、颊部而成蝴蝶型，可累及额、鼻部、口周。
3. 皮损为大小不等、形状各异的黄褐色或深褐色、淡黑色斑片，边缘清楚，日晒后加深（图18-2）。
4. 无自觉症状。
5. 病程慢性，持续数年。

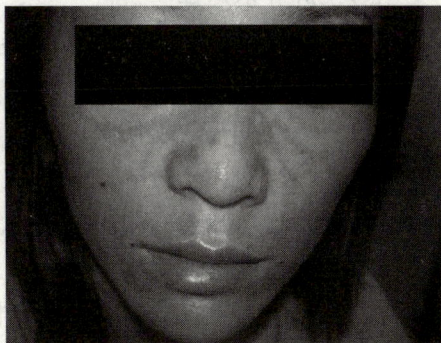

图18-2　黄褐斑

二、组织病理

皮损基底层黑素增加，但无黑素细胞增殖；真皮上部可见游离的黑素颗粒；有时在血管及毛囊周围可见少数淋巴细胞浸润。

鉴别诊断

1. **黑变病**　好发于耳前、颞部及额部，颈部、躯干部也可累及，皮损为青灰色网状色素沉着斑，表面有细小鳞屑。常有光敏物质接触史，如煤焦油、沥青及矿物

油等。

2. 雀斑 发病早，皮损为黄褐色色素斑点，散在分布，不融合，有家族史。

3. 咖啡斑 可发生于任何部位，常从幼儿期开始，皮损为淡褐色斑，边缘规则，随年龄增大逐渐变大。

治 疗

治疗原则：中医以疏肝理气、健脾化湿、调补肝肾、活血化瘀为基本原则；西医以去除病因、综合治疗为主。

一、中医治疗

1. 辨证论治

（1）肝郁气滞证

证候：面部生斑，斑色深褐；伴心烦易怒，情志抑郁，胸胁胀痛，女子经前乳房胀痛，口苦咽干；舌质红，苔薄白，脉弦或弦细。

治法：疏肝理气，活血消斑。

方药：逍遥散或柴胡疏肝散加减。心烦易怒者加栀子、淡豆豉、牡丹皮；经前乳房胀痛者加香附、旱莲草、女贞子；斑色深褐，面色晦暗者加益母草、明玉竹、水蛭。

（2）肝肾不足证

证候：面色晦暗，斑色褐黑；伴头晕耳鸣，失眠健忘，腰膝酸软；舌质红，少苔欠润，脉沉细。

治法：补益肝肾，滋阴降火。

方药：六味地黄汤加减。阴虚火旺明显者，加炒知母、黄柏、白薇；失眠健忘者加龙骨、牡蛎、夜交藤；褐斑色深者，加白僵蚕、白芷、紫丹参。

（3）脾虚湿蕴证

证候：面尘色斑，斑色深褐；伴神疲乏力，纳呆困倦，月经量少色淡，白带量多；舌体淡胖，边有齿痕，脉濡或细。

治法：益气健脾，祛湿消斑。

方药：参苓白术散加减。神疲乏力者加潞党参、黄芪、肉苁蓉；月经量少色淡者加黄芪、当归、益母草；白带量多者加冬瓜仁、淮山药、薏苡仁。

（4）气滞血瘀证

证候：面部生斑，斑色灰褐或黑褐，伴久病面青，或月经色暗夹有血块，或痛经胸闷；舌质暗红，边有瘀点、瘀斑，舌下络脉迂曲，脉涩。

治法：理气活血，化瘀消斑。

方药：桃红四物汤加减。痛经胸闷者加川芎、香附、元胡索；月经色暗夹有血块者加益母草、水蛭；久病面青者加茵陈、菟丝子、白僵蚕。

2. 外治

（1）玉容散细末加少许水调和，临睡前敷面，每日1次。

（2）茯苓、白芷粉洗面或外搽，早晚各1次。

（3）百合、白芷、杏仁、滑石粉、益母草等量，共研细末，外搽面部，早晚各1次。

3. 针刺治疗

（1）体针 主穴选取肝俞、肾俞、风池、足三里、三阴交。①肝郁气滞证，配太冲、内关；②肝肾不足证，配太溪、阴陵泉、命门；③脾虚湿蕴证，配中脘、脾俞。④气滞血瘀证，配大敦、行间、膈俞。每次选其中2~4穴，留针15分钟，补虚泻实，每日1次，10次一疗程。

（2）耳针 选取内分泌、皮质下、热穴，局部消毒皮肤后用三棱针点刺出血，然后以消毒棉球覆盖。

二、西医治疗

治疗原则为去除病因，对症治疗，如因口服避孕药引起者应停止使用。注意避光防晒，春夏季节外出时面部使用遮光剂如氧化锌软膏。

1. 内用药物治疗 内服维生素C及维生素E，严重者可用维生素C静脉滴注，1~3g/d。

2. 外用药物治疗 可外用3%过氧化氢或其他脱色剂，如2~5%氢醌霜（需避光保存）、4%曲酸等；外用皮质类固醇激素也可达到一定效果，如氢化可的松丁酸酯，但需注意避免长期使用产生不良反应。

三、中西医结合治疗思路

去除病因，避免紫外光照射是本病治疗的关键，可在中医辨证治疗的同时，配合西医口服维生素C，外用脱色剂，标本兼治。

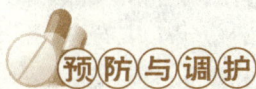

预防与调护

1. 调畅情志，保持心情舒畅，避免忧思和焦虑。

2. 避免过度劳累，劳逸结合，保持充足的睡眠。

3. 注意防晒，春夏季节外出时涂搽防晒霜，避免使用含香料的药物性化妆品，禁用刺激性药物以及激素类药物。

4. 忌食辛辣物品，忌酒，多食富含维生素C的蔬菜和水果。

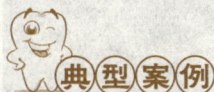

典型案例

张某，女，30岁。2010年11月22日初诊。颜面部出现褐色斑2年余。患者2年前妊娠时面颊部出现不规则褐色斑片，分娩后色斑未消退，皮损每于日晒后颜色加深。刻下见两颊、颧部、上唇见不规则的黄褐色斑片，边缘清楚，无自觉症状。伴月经不调，色暗夹血块，痛经；舌质暗有瘀斑，苔薄，脉涩。诊断：黄褐斑。辨证：气滞血瘀证。治法：理气活血，化瘀消斑。方药：桃红四物汤加减。桃仁10g，红花6g，赤芍30g，熟地30g，当归15g，川芎15g，白芷15g，香附15g，益母草15g，明玉竹30g，玫瑰花10g。每日1剂，分3次餐后服。西医治疗：维生素C片200mg/次，3次/日，配合外用氢醌霜，每晚1次。

第三节　雀　斑

雀斑（freckle）是常见于日晒部位皮肤上的黄褐色色素斑点，因状如雀卵上的斑点而得名，有严重家族聚集现象者可能与常染色体显性遗传有关。

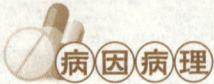

病因病理

一、中医病因病机

$$
\left.
\begin{array}{lll}
禀赋不足，肝肾亏虚 & \longrightarrow & 肌肤失养 \\
日晒，风邪外袭 & \longrightarrow & 卫外不固 \\
营卫失和，气血不畅 & \longrightarrow & 气滞血瘀
\end{array}
\right\} 气血失和，不能上荣于面 \longrightarrow 雀斑
$$

二、西医病因及发病机制

本病为常染色体显性遗传病，致病基因定位在4q32~q34，日晒或紫外线照射可诱发或加重本病。

诊　断

一、临床表现

儿童（5岁左右）始发，女性多见。皮损最常见于面部（特别是鼻部）、也可发于肩及背上方，对称分布，为针尖至米粒大小的淡褐色或黄褐色斑点，孤立不融合，数目不等（图22-3）。其发展与日晒有关，夏季数目增多，颜色加深；冬季数目减少，颜色变淡。

图22-3　雀斑

二、组织病理

表皮基底层黑素含量增多，而黑素细胞数目并未增多，黑素细胞胞体较大，树枝状突起明显。

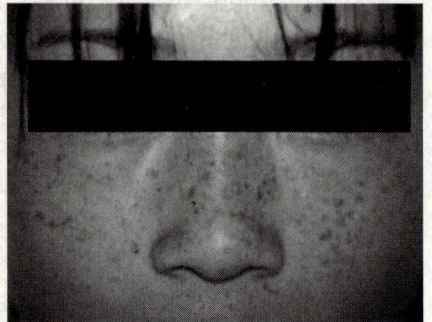

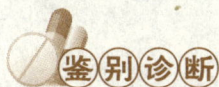

鉴别诊断

1. 雀斑样痣　颜色较深，可发于任何部位，皮损稀疏和分散分布，日晒后颜色不加深，数目也不增多。

2. 着色性干皮病　发病较早，肤色较黑，大多数患者20岁前即可进入肿瘤期。

治疗

治疗原则：中医以滋养肝肾、养血润肤、行气活血为基本原则；西医以物理治疗为主。

一、中医治疗

1. 辨证论治

（1）肝肾阴虚证

证候：面部褐色斑点，对称分布；伴五心烦热，失眠盗汗，眩晕耳鸣，口燥咽干；舌红少苔或无苔，脉细数。

治法：滋养肝肾，消斑。

方药：一贯煎合二至丸加减。热盛者加栀子；腰膝酸软者加杜仲、牛膝。

（2）气滞血瘀证

证候：面部生斑，斑色较深；伴胸胁胀满，女子月经不调，色暗夹有血块，或痛经；舌质紫暗有瘀斑，脉涩或细缓。

治法：理气活血，化瘀消斑。

方药：桃红四物汤加减。痛经者加益母草、香附、乌药；胸胁胀满者加柴胡、郁金。

2. 外治

（1）玉容散细末睡前用温水调和敷面，20分钟后洗去。

（2）茯苓粉调敷，早晚各1次，每次20分钟。

二、西医治疗

可用液氮、干冰冷冻或苯酚点涂将雀斑剥脱，但需慎重，避免瘢痕形成；用532nm固体脉冲激光治疗，对雀斑颜色深、固定者效果好。

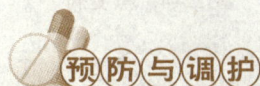

预防与调护

1. 注意防晒，春夏季节外出时涂搽防晒霜。
2. 多食富含维生素C的蔬菜和水果。

第四节　黑　变　病

黑变病（melanosis）是一种多发于面部的褐色或蓝灰色色素沉着病。属中医"黧黑斑"、"面尘"、"黚黯"等范畴。

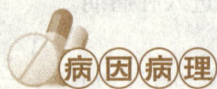
病因病理

一、中医病因病机

肝气郁结，气机紊乱 ──→ 气滞血瘀
肾阴不足，阴虚火旺 ──→ 阴液耗损　｝气血不能上荣于面 ──→ 黑变病
脾虚失运，水湿内停 ──→ 气血不足

二、西医病因及发病机制

病因复杂，发病机制不清。多数患者有接触煤焦油及其衍生物或化妆品中的矿物油及羟类化合物等病史。部分患者还可能与营养不良、维生素缺乏以及内分泌功能紊乱有关。

诊　断

一、临床表现

多发于成年人，女性较男性多。面部为主，始于颧颞部，后逐渐波及前额、颊、耳后及颈侧。皮损为排列成网状的褐色或蓝灰色色素沉着斑，境界不清，无明显自觉症状（图22-4）。根据典型皮损的发展将本病分为三期：

1. 炎症期　局部皮肤出现充血性红斑，其上有少量糠秕状鳞屑，日晒后自觉轻度瘙痒。

2. 色素沉着期　充血性红斑消退，出现斑状或网状色素沉着，其上覆盖细小鳞屑，似粉尘样外观，多伴有明显的毛周角化及毛细血管扩张。

3. 萎缩期　在色素沉着部位出现轻度凹陷型萎缩。

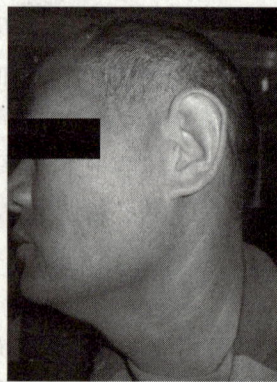

图22-4　黑变病

二、组织病理

早期表皮基底细胞液化变性，真皮的浅层嗜黑素细胞增多，真皮的血管周围可见淋巴细胞、组织细胞以及嗜黑素细胞浸润。晚期表皮趋向正常，炎症浸润消失。

鉴别诊断

应与黄褐斑、Civatte皮肤异色病鉴别。

治疗

治疗原则：中医以疏肝理气、活血化瘀、健脾补肾为基本原则；西医以去除致敏物，对症治疗为主。

一、中医治疗

1. 辨证论治

（1）肝郁气滞证

证候：面部生斑，斑色深褐；伴心烦易怒，情志抑郁，胸胁胀痛，女子月经不调，经前乳房胀痛，口苦咽干；舌质红苔薄，脉弦或弦细。

治法：疏肝理气，活血消斑。

方药：逍遥散加减。心烦易怒者加川楝子、牡丹皮；月经不调者加旱莲草、女贞子；斑色深褐，面色晦暗者加益母草、桃仁、红花。

（2）肾阴不足证

证候：面色晦暗，斑色褐黑；伴头晕耳鸣，失眠健忘，腰膝酸软，女子月经量少或经行腰痛；舌质红少苔，脉细。

治法：补益肝肾、滋阴降火。

方药：六味地黄汤加减。阴虚火旺明显者，加知母、黄柏；夜眠不安者加龙骨、牡蛎、夜交藤；褐斑日久而色深者，加白僵蚕、丹参。

（3）脾虚湿蕴证

证候：面部生斑，斑色深褐，面色无华；伴神疲乏力，纳呆困倦，腹胀便溏，女子月经量少色淡，白带量多；舌体淡胖边有齿痕，脉濡或细。

治法：益气健脾，祛湿消斑。

方药：参苓白术散加减。月经量少色淡者加当归、益母草。

2. 针刺治疗

（1）体针：主穴选取肝俞、肾俞、阳陵泉、足三里、三阴交。①肝郁气滞证，配太冲、内关；②肾阴不足证，配太溪、阴陵泉、命门；③脾虚湿蕴证，配中脘、脾俞、上脘、下脘。留针20~30分钟，平补平泻，每日1次。

（2）穴位注射　选取肝俞、肾俞、阳陵泉、足三里、三阴交等穴。每次选2穴，用丹参注射液，2ml/次，穴位注射，每周2次，10次一疗程。

二、西医治疗

确定致敏物（如光斑贴试验），脱离接触后部分患者病情可明显好转。避免接触焦油等光敏性物质，若在使用化妆品时出现光敏现象，应立即停用并进行处理。

1. 内用药物 炎症期可短期口服小剂量激素控制病变；色素沉着期可静脉注射大剂量维生素C或者硫代硫酸钠，配合口服复合维生素B。

2. 外用药物 炎症期可用糖皮质激素软膏。色素沉着期可用3%氢醌霜。

三、中西医结合治疗思路

首先要分析并去除病因，避免接触致敏物。可在中医辨证治疗的同时，配合西医口服维生素C、复合维生素B，外用脱色剂等。

预防与调护

1. 调畅情志，保持心情舒畅，避免忧思焦虑。
2. 避免接触光敏性物质。
3. 注意防晒，外出时涂搽防晒霜。
4. 少食辛辣物品，多食富含维生素C的蔬菜和水果。

复习思考题

1. 白癜风有哪些临床类型？
2. 黄褐斑怎样辨证论治？
3. 雀斑有哪些治疗措施？
4. 黑变病怎样辨证论治？

第十九章　遗传性皮肤病

要点导航

遗传性皮肤病是因为遗传物质发生改变（致病突变基因）而导致皮肤黏膜出现病变的一组疾病。根据其发病过程中遗传因素的作用模式不同，在家族上下代之间可呈垂直传递或家族聚集性发病。

第一节　鱼鳞病

鱼鳞病（ichthyosis）是一组以皮肤干燥并出现鱼鳞样黏着性鳞屑为特征的遗传性皮肤角化障碍性疾病。病情冬重夏轻，中医称"蛇皮癣"。

根据遗传特点和临床表现，有多种类型，常见的是寻常型鱼鳞病；少见的有性连锁鱼鳞病、先天性大疱性鱼鳞病样红皮病、板层状鱼鳞病等。

病因病理

一、中医病因病机

禀赋不足，肝肾精血亏虚
气血失调、脉络瘀阻 ｝血虚生风生燥；或气血瘀阻 ⟶ 鱼鳞病

二、西医病因及发病机制

本病为先天性遗传性疾病。遗传方式不同，临床表现不一样。如寻常型鱼鳞病致病基因定位于1q21，患者表皮中丝聚合蛋白减少甚至缺失；性连锁鱼鳞病大部分患者Xp22.3上编码糖皮质激素硫酸酯酶（STS）的基因缺失，部分患者有STS基因突变；先天性大疱性鱼鳞病样红皮病是定位于12、17号染色体长臂角蛋白1（KRT1）和角蛋白10（KRT10）基因突变；板层状鱼鳞病是染色体14q11.2的谷氨酰胺转移酶1（TGM1）基因突变、缺失、插入所致。

诊 断

一、临床表现

1. 寻常型鱼鳞病 临床常见，幼年发病，冬重夏轻。

皮疹对称分布于四肢伸侧，尤以胫前明显，为淡褐色或深褐色菱形或多角形鳞屑，鳞屑中央黏着，边缘游离，如鱼鳞状；常伴有掌跖角化、毛周角化。轻者仅表现为冬季皮肤干燥粗糙，表面有细小糠样鳞屑（图19-1），称干皮症。一般无自觉症状，或冬季瘙痒。

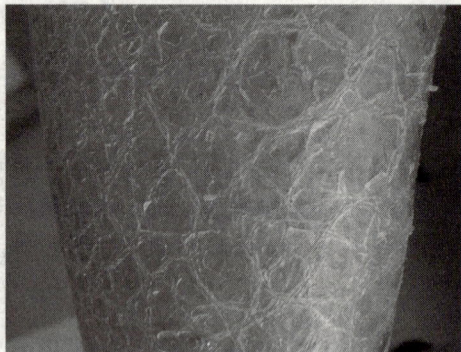

图19-1 寻常型鱼鳞病

2. 性连锁鱼鳞病 较少见，婴儿期发病，仅见于男性，女性为携带者。皮损发于全身，而以躯干下部、四肢伸侧明显，面、颈部也可受累。与寻常型鱼鳞病相似，但症状较重。皮肤干燥粗糙，鳞屑呈黄褐色或污黑色大片鱼鳞状，无掌跖角化。病情不随年龄增长而减轻。可伴有隐睾，角膜点状混浊等。

3. 先天性大疱性鱼鳞病样红皮病 少见，出生时即可发病。皮损累及全身，以身体屈侧及皱折处较为明显。表现为皮肤潮红，湿润和表皮剥脱，受轻微创伤或摩擦后在红斑基础上发生大小不等的松弛性水疱，易破溃糜烂。数日或1月左右，红斑、水疱渐减轻或消退，出现全身皮肤的过度角化，呈"豪猪"样外观。本病虽有随年龄增长而逐渐减轻的倾向，但由于发病年龄太小，常因继发感染，引起败血症和水电解质紊乱而导致死亡。

4. 板层状鱼鳞病 少见，出生时即发病。皮损可泛发全身，或仅发生于肘窝、腘窝及颈部，表现为大的灰棕色四方形鳞屑，中央黏着而边缘游离高起，严重者鳞屑可厚如铠甲。全身泛发者呈红皮病样表现。1/3患儿出现眼睑外翻或唇外翻，掌跖角化过度。

治 疗

治疗原则： 中医以益肾养血，活血润燥为基本原则；西医以外用药为主，保湿润肤、轻度剥脱。

一、中医治疗

1. 辨证论治

（1）精亏血燥证

证候： 全身皮肤干燥粗糙，少汗，四肢伸侧，尤以胫前明显，淡褐色鱼鳞状鳞屑，冬重夏轻；伴口干咽燥；舌淡，苔薄白，脉沉细。

治法：益肾养血，祛风润燥。

方药：当归饮子加减。

（2）瘀血阻络证

证候：全身肌肤甲错，干燥无汗，污黑色大片鱼鳞状鳞屑，掌跖角化皲裂；舌暗红有瘀点，脉沉细。

治法：活血化瘀，通络养血。

方药：补阳还五汤加减。肌肤甲错者，加鸡血藤、皂刺、三棱、莪术；皮肤干燥无汗者，加宣肺之品，如麻黄、荆芥。

中成药：大黄䗪虫丸

2. 外治　以藿香、香薷、茵陈、透骨草、桃仁、杏仁、白及等煎水外洗。外搽软膏剂、乳剂，如青黛膏、疯油膏等。

二、西医治疗

主要是滋润和保护皮肤，以缓解症状为主。可选用10%~20%尿素软膏、0.05%~0.1%维A酸霜、3%~5%水杨酸软膏、30%鱼肝油软膏及钙泊三醇软膏。严重者全身用药，可口服异维A酸或阿维A酯，维生素A。

预防与调护

1. 皮肤护理　注意保暖保湿；避免使用碱性或脱脂肥皂，并涂护肤油脂。

2. 饮食护理　少吃辛辣刺激食物。多吃含维生素C、A、E的食物，如苹果、香蕉、西红柿、萝卜、动物肝脏等。

第二节　毛周角化病

毛周角化病（keratosis pilaris），又称毛发苔癣（lichen pilaris）或毛发角化病，是一种慢性毛囊角化异常性皮肤病。

病因病理

一、中医病因病机

血虚风燥，肌肤失养；或脾失健运，湿阻肌肤所致。

二、西医病因及发病机制

病因和发病机制未明，可以是一独立疾病或为其他疾病的症状之一。可能与遗传、维生素A缺乏、代谢障碍等有关。

诊 断

一、临床表现

青少年多见，可随年龄增长而改善。受累部位皮肤有特殊的粗糙感。皮损为针尖至粟粒大褐色毛囊性丘疹，可内含卷曲的毛发，好发于上臂及大腿伸侧，对称分布（图19-2）。无自觉症状，或有轻微瘙痒。皮损冬重夏轻。

二、组织病理

毛囊口扩大，有角栓，偶见扭曲的毛发，毛囊周围可有轻度单核细胞浸润。

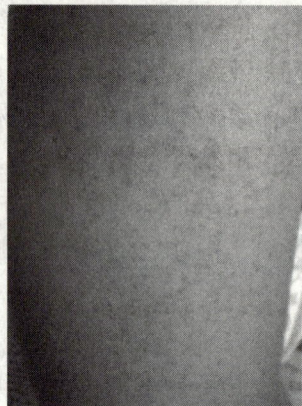

图19-2　毛周角化病

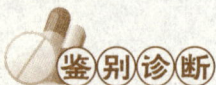

鉴别诊断

1. 维生素A缺乏症　皮肤干燥明显，毛囊性角化性丘疹较大，同时伴有夜盲和眼干燥症。

2. 小棘苔藓　多发于儿童，皮损以颈部、臀部、股部为主。

治 疗

西医治疗以局部外搽角质剥脱剂为主，如0.05%~0.1%维A酸霜、10%水杨酸软膏等。

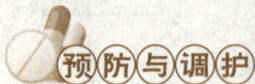

预防与调护

1. 避免挑挤皮损，以免感染。
2. 少吃辛辣刺激食物；多吃蔬菜、水果。
3. 冬天注意局部保湿。

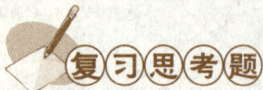

复习思考题

1. 试述鱼鳞病的临床表现。
2. 鱼鳞病的治疗原则是什么？
3. 试述毛周角化病的临床表现。

第二十章 结缔组织疾病

要点导航

结缔组织病属于自身免疫性疾病的范畴。是一组病因未明、发病机制与免疫相关的、累及全身多系统多器官的自身免疫性疾病。这组疾病具有自身免疫性疾病的共同特征，有诸多相似的组织病理学特征，血清中可以检测出多种自身抗体，对糖皮质激素及免疫抑制剂治疗有效等。治疗目前多采用中西医结合的方法，根据病情而采用相应的中医、西医或中西医结合治疗措施。

第一节 红斑狼疮

红斑狼疮（lupus erythematosus LE）是累及皮肤及全身多脏器的自身免疫疾病，属于结缔组织病的范围，为一病谱性疾病。其特点是：盘状红斑狼疮（DLE）好发于面颊部，多为局限性的皮肤损害；系统性红斑狼疮（SLE）除有皮肤损害外，同时累及全身多系统、多脏器，预后较差。类似于中医学的"红蝴蝶疮"、"日晒疮"、"虚损"等病。

病因病理

中医病因病机

内因——禀赋不足、肝肾亏虚、虚火上炎 ｜ 二热相搏，瘀阻经脉，内
外因——日光暴晒、外热入侵 ｜ 伤于脏腑，外发于皮肤

病情虚实互见，变化多端。六淫、七情、劳倦、妊娠、日晒及药物都可能是诱发因素。

二、西医病因病理

现代医学认为红斑狼疮与下列一些因素有关：①遗传素质，SLE的易感性和人类白细胞抗原（HLA）有关，SLE的遗传素质与多个基因有关；②性激素，本病女性患者占大多数，而青春期前和绝经期后的女性患者发病率较低（仅略高于男性），一些患者的病情波动与月经周期、妊娠有关，这些现象都揭示雌激素代谢对本病的重要影

响；③环境因素，约15%~30%的SLE患者对阳光过敏，暴晒可导致红斑的出现、发热以及一系列的病情恶化；④药物与食物，肼苯达嗪类、抗惊厥药（苯妥英钠）、普鲁卡因酰胺、异烟肼等在较大量长期使用的情况下，可引起SLE样综合征（或称药源性LE），苜蓿类的种子和多数豆荚类植物则含有另一种胺类L-刀豆素，亦疑有诱发LE的作用；⑤感染，病毒感染可诱发本病或使病情加剧。

LE的发病机制与患者的免疫异常有关。一般认为是抑制性T细胞功能受损，B细胞功能亢进产生多种自身抗体、细胞因子分泌及其受体表达异常、补体系统缺陷、NK细胞功能失常及单核-吞噬细胞系统清除免疫复合物功能减退等。

诊 断

一、临床表现

1. 盘状红斑狼疮（DLE） 初起损害为一个或数个红色丘疹或斑疹性，逐渐扩大形成微隆起的环状或不规则之斑块，表面附有黏着性的鳞屑，边缘清楚而稍隆起，有时呈轻度浮肿，炎症明显，并出现色素沉着；中央萎缩凹陷呈盘状，在萎缩处可见固着性毛囊性角质鳞屑，不易刮除，如将鳞屑刮除后可见扩大的毛囊口与角质栓，是本型的临床特点之一。皮疹好发于面部，特别是两颧颊和鼻背，典型者呈蝶状分布。20%~25%患者可发生口腔损害，下唇、齿龈及颊黏膜较易受累。头皮损害形成瘢痕可致永久性脱发。本病日晒及劳累后加重，一般无全身症状，少数有轻度发热、乏力和关节疼痛和肌肉疼痛；病情经过慢性，少见自动消退。约5%的病人可演变为播散性或全身性红斑狼疮。

2. 系统性红斑狼疮（SLE） 早期表现多种多样，发热、关节痛和面部蝶形红斑是本病最常见的早期症状。

（1）发热 90%的患者伴有发热，热型有两种：一种是长期的低热，大多数是作为亚急性发病的表现，午后低热37.5~38℃，另一种是弛张型高热，较多为急性发病的表现。

（2）关节肌肉 95%的患者有关节疼痛，常侵犯踝、腕、膝、肘及近端指间关节，关节痛尤其是关节炎可以作为本病病情活动的一种表现。

（3）皮肤黏膜 90%的患者有皮损，典型皮损多表现为面部及鼻梁部水肿性蝶形红斑，日晒后加重。另外亦有患者表现为DLE皮损、指端红斑和甲周、指趾末端的紫红色斑点、瘀点、丘疹性毛细血管扩张和指尖点状萎缩、口鼻黏膜溃疡及额部发际毛发干燥，参差不齐，易断等。

（4）肾病变 约半数以上患者可发生狼疮性肾炎。其病理分型为系膜增殖型、局灶性或弥漫性增生性肾小球肾炎或膜性肾小球肾病，严重者可威胁患者生命。

（5）心脏病变 心包炎最常见，发生率可达30%，可无症状，仅心电图或超声心动图可查出，部分患者心肌炎常伴发心包炎，出现率达25%。部分患者可出现心律不齐和充血性心衰。

（6）肺病变　SLE有肺及胸膜被累者占40%~50%，胸膜炎或胸膜渗出常呈双侧性，是最常见的临床表现。胸片显示肺纹理增多及片状浸润。

（7）消化道症状　肝损害约占1/3，主要为氨基转移酶升高，或伴有轻度肝大，多在病情进展有多系统病变时。SLE本身可致急性胃肠炎、腹膜炎等。

（8）血液系统表现　贫血最常见，亦可有白细胞及血小板减少。

（9）精神神经系统症状　发病率20%~40%，主要为中枢神经系统的病变所致。可有精神及神经障碍，表现为动作、情感障碍，癫痫发作等。此外尚有无菌性脑脊髓膜炎、脊髓炎和蛛网膜下隙出血，严重可致死亡。

二、实验室和其他辅助检查

1. 一般检查　血常规呈中度贫血，约56%的患者白细胞及血小板减少，血沉加快，尿中有蛋白及管型，蛋白电泳白、球蛋白比例倒置。

2. 免疫学检测

（1）LE细胞　约40%~47%活动性SLE患者，LE细胞阳性，而缓解期SLE及用激素治疗后，LE细胞阳性率则较低。

（2）抗核抗体　SLE患者抗核抗体（ANA）的阳性率在90%以上。

（3）抗双链DNA抗体　特异性较强，效价与病情的轻重成正比。

（4）血清补体测定　活动性SLE 75%以上补体水平下降，以C3、C4明显。

（5）狼疮带试验（lupus band test，LBT）　取LE患者的皮肤，冷冻切片，用直接免疫荧光技术检测，表皮真皮交界处有免疫荧光带出现。所用的荧光抗体有IgG、IgM、IgA和补体C3等，76%~92%SLE和90%DLE的皮损阳性。

（6）其他　如血中免疫球蛋白测定、免疫复合物测定，则牵涉的范围较广，除了SLE外，其他的风湿性疾患、恶性肿瘤、慢性感染都可异常。

三、诊断标准：

1. DLE的诊断　主要依据皮疹的特点，即盘状损害，中央萎缩凹陷，或有黏着性鳞屑及角质栓，可结合病理变化及LBT。

2. SLE的诊断　1997年美国风湿病协会（ARA）修订的SLE标准如下：

（1）　蝶形红斑。

（2）　盘状红斑。

（3）　光过敏。

（4）　口腔溃疡。

（5）　关节炎。

（6）　浆膜炎　胸膜炎或心包炎。

（7）　肾病变　尿蛋白>0.5g/d（或蛋白尿+++）或有细胞管型。

（8）神经系统异常　癫痫发生或精神症状（除外药物或代谢病）。

（9）血液学异常　溶血性贫血，白细胞<4000/μl、淋巴细胞<1500/μl、血小板减少<100 000/ul。

（10）免疫学异常　抗dsDNA抗体（+），或抗Sm抗体（+）或抗心磷脂抗体（+）（包括抗心磷脂抗体、或狼疮抗凝物，或持续至少6月梅毒血清试验假阳性反应，三项中具备1项）。

（11）ANA阳性　除外药物性狼疮所致。

以上11项中具备4项即可诊断SLE。

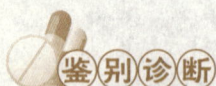

鉴别诊断

1. 风湿性关节炎　关节肿痛明显，抗O、风湿因子大多为阳性，无SLE特有的皮肤改变，LE细胞及抗核抗体检查阴性。

2. 类风湿性关节炎　关节疼痛，可有关节畸形；类风湿因子大多呈阳性，无红斑狼疮特有的皮损。

3. 皮肌炎　多从面部开始；皮损为以双眼睑为中心的紫红色水肿性红斑，多发型肌炎症状明显；肌酶含量增高。

治疗

中医治疗多从补益肝肾、活血化瘀、祛风解毒入手。西医治疗使用糖皮质激素及免疫抑制剂。

一、中医治疗

1. 辨证论治

（1）热毒炽盛

症候： 见于SLE急性、亚急性早期发作阶段，或其他活动期伴有合并症等。证见高热、蝶形红斑、紫红斑。全身乏力、关节疼痛、烦躁、口渴喜饮、溲赤便结，或见谵语、出血，舌质红、红绛或紫黯，苔黄腻或黄干，脉弦数或洪数。

治法： 清热凉血解毒。

方药： 清瘟败毒饮、犀角地黄汤加减。

（2）阴虚火旺

症候： 见于SLE急性、亚急性轻、中度活动期心损、肾损等病证者。证见低热、无热、皮疹淡红、五心烦热、颧红、月经不调、关节痛，头晕目眩、耳鸣、脱发、溲赤便干、舌红唇干，少苔、脉弦细或细数。

治法： 滋阴补肾，兼以凉血、活血、解毒。

方药：杞菊地黄汤、二至丸加减。

（3）脾肾阳虚

症候：包括阴阳两虚之证，多见于SLE肾损害、心损害、肾病综合征长期服用激素以及某些中晚期的病人。证见神倦、形寒、低热、脱发、耳鸣、自汗、面色苍白、萎黄，腰及关节酸痛，身肿腹胀、肢冷浮肿、动则气促、不思饮食、或伴恶心、小便不利、大便溏薄、皮疹不显或疹色黯紫、或偶有虚热及皮肤红斑、舌质淡胖或边有齿痕、舌苔薄白、脉弱细或沉细等。

治法：温补脾肾、调补气血、调理冲任。

方药：肾气丸加减。

（4）肝郁血虚

症候：见于SLE皮疹色黯、倦怠无力、胃纳欠佳、腹胀嗳气、月经不调、头晕失眠、舌质黯红、苔薄白，脉弦数或沉细。

治法：疏肝理气，活血化瘀。

方药：柴胡疏肝散加减。

（5）气滞血瘀型

症候：多见于盘状红斑狼疮，皮疹黯红浸润，色紫，日久不退，舌红苔薄或有瘀点者。

治法：活血散瘀。

方药：桃红四物汤加减。

2. 外治　皮损处外涂黄柏霜，每天1~2次。

二、西医治疗

患者应避免暴晒和劳累，育龄妇女应避免妊娠。

1. DLE　可给予氯喹、羟氯喹、沙利度胺、氨苯砜等治疗，必要时选用中小剂量糖皮质激素治疗。

2. SLE　糖皮质激素是治疗SLE的主要药物。依据病情轻重给予泼尼松0.5~2mg/kg.d。根据临床及实验室指标的改善逐渐减量至维持量，并应依据病情变化及时调整剂量。重症狼疮性肾炎、狼疮性脑病可采用大剂量的糖皮质激素冲击疗法。对于单用糖皮质激素疗效差或有禁忌证者，常可合并免疫抑制剂，包括环磷酰胺、硫唑嘌呤、环孢素、霉酚酸酯、他克莫司等。狼疮性肾炎可使用环磷酰胺静脉冲击治疗。静滴免疫球蛋白、血浆置换、血液透析和干细胞移植也可依据病情使用。

三、中西医结合治疗思路

SLE是病情活动与缓解交替出现的疾病。病情活动期要采用糖皮质激素及免疫抑制剂治疗为主，辅以中医辨证施治；缓解期应以中医辨证施治及激素维持量结合治疗，既能减少激素用量，又能稳定病情，防止病情反复。

预防与调护

1. 避免日光暴晒，外出搽防晒霜或撑遮阳伞。
2. 避免感冒、受凉，寒冷季节对暴露部位予以适当保护。
3. 对于易引起本病的药物应避免使用。
4. 忌食辛辣刺激食物；注意加强饮食营养，多食富含维生素的蔬菜及水果。
5. 注意劳逸结合，避免过劳。

典型案例

潘某，女，17岁。以面部、双手红斑、发热14天于门诊治疗。伴肌肉酸痛，口干，尿黄便干。查：面部蝶形红斑，双手背瘀斑，面部对光敏感，心、肺、肝、脾无特殊。T：38~39℃，ESR：64mm/h，抗核抗体、抗dsDNA阳性，舌红绛、苔薄，脉数。诊断：系统性红斑狼疮，证属热毒炽盛型，方用犀角地黄汤加减。药物：水牛角25g（先煎）、青蒿10g、赤芍12g、生石膏30g、生地黄15g、黄连6g、金银花15g、丹皮15g、紫草20g、半枝莲15g水煎服日一剂，同时口服强的松40mg/日。7天后T：37~37.5℃，ESR：40mm/h，口干症状减轻，继用上药，激素减至30mg/日。14天后复诊，已无发烧，面部双手红斑变淡，激素减为15mg/日，中药减去水牛角、生石膏，加山萸肉15g、丹皮15g继服14剂，面部红斑完全消失，无自觉症状，查抗核抗体、抗dsDNA、ESR阴性，激素每日7.5mg维持，继用上药14剂。后停用激素，单用中药以巩固疗效。随访半年病情稳定。

第二节 皮肌炎

皮肌炎（dermatomyositis DM）是一种累及皮肤及肌肉的弥漫性炎症性疾病。各年龄均可发病，但好发于35~60岁，女性：男性约2：1。临床上皮肤损害以面部，尤其是以眼睑为中心的水肿性紫红色斑为特征。肌肉的炎症和变性引起四肢近端肌无力、酸痛及肿胀。可伴有关节、心肌等多器官损害。属于中医学"肌痹"、"痿证"的范畴。

病因病理

中医病因病机

外因——风湿热侵袭　　｜湿热交阻，气血凝滞，
内因——禀赋不耐，气血亏虚　｜经络闭阻，郁于肌肤而成

二、西医病因及发病机制

西医认为皮肌炎是一种累及皮肤和肌肉的非感染性的急性、亚急性或慢性炎症性疾病，为自身免疫性结缔组织病之一。根据临床特点可分为6型：①皮肌炎；②多发性肌炎（polymyositis）；③伴发恶性肿瘤的皮肌炎；④儿童皮肌炎；⑤与其他结缔组织病重叠的皮肌炎；⑥无肌病性皮肌炎（amyopathic dermatomyositis）。本病病因和发病机制尚不十分明了，涉及的因素主要有免疫、感染、肿瘤、遗传等。

诊　断

一、临床表现

皮肌炎的临床表现分为皮损、肌炎及全身症状三部分。

1. 皮损　上眼睑为中心的特殊水肿性、淡紫红色斑片系皮肌炎的特征性皮损，皮损可扩展至额、颧、颊、耳前后、颈及上胸。指、肘、膝关节侧面对称性散在扁平的紫红色、糠状鳞屑性丘疹称Gottron征，也为皮肌炎特征性皮损，约见于1/3的患者。甲周常有毛细血管扩张和瘀点。有时可出现弥漫性红斑、皮肤异色、头皮红斑伴弥漫性脱发等。30%患者有雷诺现象。

2. 肌炎　任何部位的横纹肌均可受累，一般多对称，四肢近端肌肉先受累，以后再累及其他肌肉。出现举手、抬头、下蹲、吞咽困难及声音嘶哑等。咽部肌群受累可发生气管异物而致命。呼吸肌和心肌受累时，可出现呼吸困难、心悸、心律不齐，甚至心衰等。急性期由于肌肉炎症、变性而引起肌无力、肿胀，受累肌肉有自发痛和压痛。儿童皮肌炎可在皮肤、皮下组织、关节附近、病变肌肉处出现钙质沉积。

3. 其他　可有不规则发热、消瘦、贫血、间质肺炎、脾肿大、关节炎等，关节肿胀可类似于风湿性关节炎。肾脏损害少见，成人患者约20%并发恶性肿瘤。

二、实验室检查

可有贫血、白细胞增多、蛋白尿、血沉增快等。少数多发性肌炎及60%儿童皮肌炎患者可有低滴度的ANA。

1. 血清肌酶　肌酸磷酸激酶（CPK）、乳酸脱氢酶（LDH）、谷草氨基转移酶（GOT）和醛缩酶（ALD）显著增高。95%以上皮肌炎、多发性肌炎患者的肌酶增高，但肌酶升高只说明肌病的存在。

2. 肌红蛋白　血清肌红蛋白在肌炎患者中可迅速升高，可先于CPK出现，有助于肌炎的早期诊断。

3. 肌电图　主要用于证明是肌源性损害还是神经源性损害。本病为肌源性萎缩相肌电图。

4. 肌肉活检　骨骼肌肌纤维肿胀，横纹消失，肌细胞核增多，肌纤维透明变性、断裂、颗粒样变性或空泡变性，着色不良，可有巨细胞反应等。

三、组织病理

肌组织的主要病理改变为局灶性或弥漫性的肌纤维颗粒性及空泡变性改变，横纹消失。肌组织中还常见到血管炎及肌纤维间淋巴细胞浸润。晚期肌纤维部分消失，可被结缔组织所代替，部分肌细胞可再生。

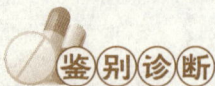

鉴别诊断

根据典型皮损、肌肉症状、血清酶谱、肌电图、肌肉活检等确诊。皮肌炎需与系统性红斑狼疮、系统性硬皮病鉴别；多发性肌炎需与进行性肌营养不良、重症肌无力等鉴别。

治疗

治疗原则中医以清热解毒、健脾祛湿、补益气血为主；西医主要以糖皮质激素治疗及对症处理。

一、中医治疗

1. 辨证论治

（1）热毒炽盛

症候： 多见于急性期，皮疹鲜红肿胀，肌肉关节疼痛，无力，伴胸闷口渴，大便干结，小便短赤，舌红绛，苔黄厚干，脉弦数。

治法： 清热解毒，凉血活血。

方药： 普济消毒饮合清瘟败毒饮加减。

（2）脾虚寒湿

症候： 多见于缓解期，皮疹暗红瘀滞，肌肉酸疼乏力，活动障碍，纳呆便溏，舌淡苔白脉沉缓。

治法： 健脾化湿，温寒止痛。

方药： 四君子汤加减。加减：肌肉酸痛重者，加鸡血藤，田七末（冲服）通络活血止痛。

（3）肾阳虚寒、气血不足

症候： 多见于慢性或缓解期而体质虚弱者，皮疹淡红或紫暗，肌肉萎缩、消瘦、乏力，腰膝酸软，关节疼痛，活动障碍，肢端发绀发凉，面色苍白或苍黄，自汗怕冷，舌淡苔白，脉沉细。

治法： 温肾散寒，补益气血。

方药： 右归丸合四物汤加减。

2. 外治 透骨草、桂枝、吴茱萸、威灵仙等适量，煎水外洗。

二、西医治疗

1. 一般治疗　急性期应卧床休息，注意营养，给予高蛋白、高维生素、高热量、无盐或低盐饮食，避免日晒，注意保暖。

2. 皮质类固醇激素　选用不含氟的激素，剂量取决于病情活动程度，如强的松等，0.5~1.5mg/kg.d。危重患者可使用大剂量冲击疗法，病情控制后逐渐减量，维持数年。

3. 免疫抑制剂　可与激素联合使用或单独使用，如氨甲蝶呤、环磷酰胺、硫唑嘌呤等。

4. 雷公藤多苷片　用于皮质激素效果不佳或不良反应过大的患者。

5. 外治　可用遮光剂和非特异性润滑剂及弱效的皮质类固醇激素制剂等。

6. 其他　血浆置换对重症皮肌炎具有很好的疗效。小儿皮肌炎疑与感染相关者，宜配合抗感染治疗。转移因子、胸腺肽等可调节机体免疫功能，增强抵抗力。

三、中西医结合治疗思路

皮肌炎是一种慢性难治性的自身免疫性疾病，治疗应根据病情的轻重、缓急和病程的早期后期不同而采用相应的治疗措施。一般早期、急性期中医治疗应以清热解毒祛邪为主；后期、慢性期应以益气补脾扶正为主。对于皮肌炎重症病人，在中医辨证施治的同时，配合应用类固醇激素和免疫抑制剂。类固醇激素的治疗剂量及用药时间长短，应根据临床及血清肌酶决定。

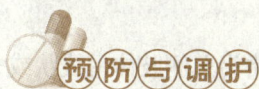

预防与调护

1. 急性期应卧床休息，避免日晒和感冒。
2. 加强功能锻炼和局部按摩，防止肌肉萎缩和关节僵硬。
3. 积极锻炼身体，提高机体免疫力。
4. 防止感染，检查有无并发恶性肿瘤。
5. 忌食肥甘厚味、生冷、辛辣之品，以免伤脾化湿。

第三节　硬　皮　病

硬皮病（scleroderma）是一种以皮肤及各系统发生胶原纤维增生和硬化为特征的慢性结缔组织疾病。好发于30~50岁的妇女。分局限性硬皮病和系统性硬皮病两种类型。属于中医学"皮痹"、"痹症"范畴。

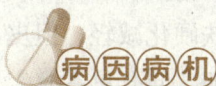

病因病机

一、中医病因病机

肺、脾、肾阳虚、不能化寒燥湿 ➡ 导致寒湿内袭 ➡ 气滞血瘀、经络阻隔、肌肤脏腑痹塞不通而成

二、西医病因及发病机制

原因不明。系统性硬皮病发病主要有免疫学说、血管学说和胶原合成异常学说。局限性硬皮病可能与外伤及感染有关。其发病机制为各种致病因素激活了成纤维细胞，从而合成过多胶原，导致皮肤及内脏器官的纤维化。

诊 断

一、临床表现

硬皮病分局限性和系统性两型。两者的主要区别在于局限性硬皮病无雷诺现象、无肢端硬化及不发生内脏损害。

1. 局限性硬皮病　局限型硬皮病（localized scleroderma或localized morphoea）常简称为硬斑病（morphoea），可分为斑块状硬斑病、线状或带状硬斑病、泛发性硬斑病（generalized scleroderma或generalized morphoea）等。一般无自觉症状，偶有感觉功能减退。

（1）斑块状硬皮病（plaque morphoea）　皮损特点为圆、椭圆或不规则形淡红色水肿性斑片，稍高出皮面，经久不消，逐渐扩大并硬化，数月后红色变淡，周围可有紫红色晕，中央略凹陷而呈象牙色泽，表面干燥、无汗，毳毛逐渐消失，触之皮革样硬。数年后硬度减轻，局部变薄、萎缩，留有轻度色素沉着。

（2）线状硬皮病（linear morphoea）　多见于儿童和青少年，常沿单侧肢体呈线状或带状分布。初发时常为一带状红斑，发展迅速。可累及皮肤、皮下组织、肌肉和筋膜，最终硬化固定于下方的组织而致严重畸形，运动受限或引起肢体挛缩及骨发育障碍。在额部和头皮，皮损通常呈刀劈状，称刀砍状（frontoparietal）硬斑病。皮肤、皮下组织及骨都逐渐萎缩、凹陷，头发脱落，严重者同侧面部偏侧萎缩甚至伴同侧舌萎缩等。

2. 系统性硬皮病（systemic scleroderma）　又称系统性硬化症（systemic sclerosis），首发症状可有雷诺现象、关节痛、神经痛、不规则发热及食欲减退等。皮肤症状大体上可分为三期，即水肿期、硬化期和萎缩期。水肿期多见于双手，表现为无痛性肿胀。以后逐渐扩至前臂、面部及躯干，颜面有浮肿发紧感。水肿期后进入硬化期，皮肤变硬、皮纹不清、变紧，不易提起，毛发变少，不出汗，有蜡样光泽，手指形如腊肠，两侧对称。肢端型常自手指开始，逐渐累及前臂、上臂、腹部及颜面等处。有的自躯干开始发病，向周围远端波及。面部典型表现为表情丧失呈假面具样，鼻尖似鹰嘴，口唇变薄，口周皮肤皱褶呈放射状沟纹，张口受限。手呈爪形，指尖皮肤可形成溃疡，指端皮肤可有钙化，可发生坏死和溃疡，不易愈合。晚期皮肤硬化减轻，但皮肤、皮下及肌肉明显萎缩，犹如一层皮肤紧贴于骨面，色素弥漫增加，间有色素脱失斑，毛细血管扩张。血管损害，对寒冷及情绪刺激的舒缩反应异常。双手常出现阵发性苍白、发冷、麻木，其后变青紫，再转为发红，称雷诺（Raynaud）现象，为系统性硬皮病的特征性表现之一。与雷诺现象相似的血管反应亦可发生于内脏，严重时可出现肾脏危象、肺动脉高压、心肌缺血等。骨、关节和肌肉损害主要为指、腕、膝和踝关节对称性疼痛、肿胀和僵硬；近端肌肉无力和肌痛。晚期可出现肌肉废用性萎缩、骨质吸收等。内脏损害半数以上患者食管受累，发生吞咽困难，胃肠蠕动功能常低下。约2/3患者肺部受累，出现肺纤维化等多种改变。肺部病变是系统性硬皮病的主要死因。心脏、肾脏、内分泌、神经系统均可受累。

有些患者皮肤出现钙质沉着（calcinosis，C）、雷诺现象（Raynaud phenomenon，R）、食管受累（esophageal，E）、指硬皮症（sclerodactylia，S）和毛细血管扩张（telangiectasis，T）症状，称为CREST综合征，属系统性硬皮病的一种亚型，预后较好。

二、实验室检查

局限性硬皮病患者实验室检查一般无明显异常。系统性硬皮病中，患者血沉增快及血清免疫球蛋白增高，类风湿因子阳性率约30%。抗核抗体（ANA）阳性率约90%，可有多种抗原成分的抗体，但一般无SLE特异的抗dsDNA及Sm抗体。胸、食管及骨关节X线检查可有异常改变。

三、组织病理

硬斑病及系统性硬皮病的病理改变相似，早期真皮中、下层的胶原纤维束肿胀和均质化，真皮、皮下血管周围有淋巴细胞、嗜酸细胞浸润。以后真皮的胶原纤维束肥厚硬化，血管壁内膜增生，管壁增厚，管腔变窄，甚至闭塞。毛囊、皮脂腺、汗腺附属器明显减少甚至消失。晚期表皮萎缩，真皮胶原纤维增厚可达汗腺及真皮深层和皮下组织、可有钙质沉积。内脏损害主要为间质及血管壁的胶原纤维增生和硬化。

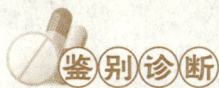

鉴别诊断

1. 硬肿症（scleredema） 常发生于感染、发热性疾病后，多自颈部皮肤深层呈实质性硬肿，渐延及面、躯干及臀部，无毛细血管扩张、色素变化、萎缩及雷诺现象等，有自限性，常在1~2年内消退。

2. 嗜酸性筋膜炎（eosinophilic fasciitis） 为肢体急性发作的红斑、肿胀及硬斑块，患者血嗜酸细胞显著增多，血沉增快。

3. 雷诺现象（Raynaud phenomenon） 常为系统性硬皮病的重要表现之一，但亦可为独立诊断。作为独立疾病时，病程有自限性，可在1~2年消退，不留痕迹。

治 疗

中医治疗总的法则是温肾壮阳、温补脾肺、补益气血、温通经络、活血化瘀。西医主要是对症处理，必要时应用糖皮质激素治疗。

一、中医治疗

1. 辨证论治

（1）肾阳亏虚

症候：皮肤板硬而萎缩紧贴于骨，色素沉着。面色黧黑，口唇发绀，形寒畏冷，肢端发凉苍白或发绀，四肢僵硬疼痛，头发枯槁，牙齿脱落，腰膝酸软，夜尿清长，阳萎早泄，舌淡苔薄白脉细弱。

治法：温肾壮阳。

方药：肾气丸加减。

（2）脾肺虚寒

症候：皮肤硬化，皮毛枯槁，面色萎黄，鼻头尖削；口唇变薄，口小，张口受限，进食困难，胃脘满闷，腹胀便溏，舌质淡红苔薄白，脉濡弱。

治法：温补脾肺。

方药：参苓白术散加减。加减：气虚者，加黄芪，肺气不足者，加蛤蚧。

（3）寒凝经络

症候：皮肤肿胀，蜡样紧张而硬化，皱纹消失，肢端冰冷，苍白或发绀，关节疼痛，活动不利。舌淡红苔白，脉弦紧。

治法：温经通络。

方药：黄芪桂枝五物汤合当归四逆汤加减。

（4）气滞血瘀

症候：形体瘦弱，面色萎黄或紫暗，肌肤硬化发绀，肢体麻木，关节僵硬疼痛，疲乏无力，经血量少或瘀块累累，舌质淡红或瘀斑，苔白，脉细涩。

治法：活血祛瘀。

方药：桃红四物汤和活络效灵丹加减。

2. 外治

（1）按摩　取红花60g，白酒250ml浸泡1周后，取药洒于患处按摩。

（2）熏洗　透骨草、艾叶各15g，川乌、草乌各10g，伸筋草、细辛各30g，水煎熏洗患处，每天1~2次，每次20分钟。

3. 针灸疗法

（1）梅花针疗法　用梅花针于患处轻轻叩击，每天1次。

（2）针刺疗法　用补法，根据病情选用地仓、颊车、迎香、合谷、曲池、列缺、足三里、三阴交、阳陵泉、委中、中脘、大椎、气海、肺俞、脾俞等穴位针刺。

（3）灸法　根据病情选用针刺疗法的穴位，采用直接灸（点燃艾条，于穴位上灸之，以病者感到灼热能耐受为度，每天1次，每次20分钟）或间接灸（艾柱置于生姜片或药饼点燃之。每天1次，每次3~7次，以能耐受为度）。

二、西医治疗

1. 局限性硬皮病　外用皮质激素类制剂或静脉注射青霉素；线状硬皮病特别是髋关节受累者，应注意关节活动，配合理疗。

2. 系统性硬皮病　对早期病情进展过快及伴明显的关节、肌肉症状时，可选用小剂量皮质激素25~40mg/d，病情控制后递减，无需长期维持。配合选用抗硬化治疗，如青霉胺（D Penicillamine）能抑制新生胶原的合成、抑制抗体的产生，每次250~500mg，口服，每天3次。秋水仙碱0.5~1.5mg/d，口服，2~3个月，对肢端动脉痉挛和皮肤硬化有一定的疗效。雷诺现象明显者，可选低分子葡聚糖每天500ml，静脉滴注，10次为1个疗程。

手指溃疡者需局部清创，油纱布包扎，用抗生素、止痛剂等。伴疼痛的钙化结节可外科切除。

三、中西医结合治疗思路

一般病情轻者可单用中医中药治疗；病情重者，中医以温补脾肾及温经活血为主治疗，并可配合针灸理疗及温经通络、活血化瘀的中药煎水薰蒸或热熨；西医治疗可选用泼尼松，每天30mg，连用3~4周，病情稳定后，逐渐减至维持量，每天10mg左右，当病情明显缓解后，在加强中医中药治疗的同时减停激素。如果病情无反复，坚持长期用中医中药治疗，配合西药硫唑嘌呤、秋水仙碱、青霉胺等治疗。

预防与调理

1. 戒烟及运动。经常参加力所能及的体育活动，增强体质。
2. 防寒保暖。秋冬季节要注意保暖，避免受寒尤其是四肢手足关节僵硬处。
3. 防止精神刺激和精神过度紧张，保持愉快乐观的情绪。
4. 多食含高蛋白有营养及容易消化的食物，忌吃辛辣刺激及冷饮雪糕之类的食物。

第四节　干燥综合征

干燥综合征（sicca syndrome, SS）是以干燥性角膜炎和口炎为主要临床表现的一种结缔组织病，类似中医的"燥毒证"。

病因病理

一、中医病因病机

肝肾阴虚，精血不足，不能濡润脏腑、四肢和百骸，故有以燥象为主相伴而生的全身性诸证的出现。

二、西医病因及发病机制

病因未明。目前认为SS是一种自身免疫病，患者血液中含有高阳性率和高滴度的抗Ro和抗La抗体，继发性SS常伴发其他自身免疫性疾病如系统性红斑狼疮、硬皮病等。免疫遗传学研究发现干燥结合征与某些Ⅱ类HLA基因相关。亦有人提出SS的发病与感染因子有关。

诊 断

一、临床表现

本病90%以上患者是女性，多发生于30~50岁，多数呈隐袭起病和缓慢进展。本病有原发性和继发性两类，前者有干燥性角膜结膜炎和口腔干燥，不伴其他结缔组织病，后者则伴发其他结缔组织病。

1. 眼 主要呈干燥性角膜结膜炎，眼干燥发痒或疼痛，有异物感或烧灼感、视力模糊似有幕状物，畏光，角膜可混浊，可见散在浸润点和小血管增生，有糜烂或溃疡，严重时角膜可穿孔，合并虹膜脉络膜炎，结膜炎时可见球结膜血管扩张，分泌物多，泪液少，少数泪腺肿大，常易并发细菌、病毒和真菌感染。

2. 口腔 初起或轻度病变时，常不易为患者察觉或重视，较重时唾液少，常影响食物咀嚼和吞咽，舌红、干燥或有裂隙，活动不便，可发生溃疡，龋齿和齿龈炎常见，牙齿可呈粉末状或小块破碎掉落，口腔、唇和口角黏膜干燥破裂，有口臭。约半数病例腮腺可反复发生肿大，质地中等度硬。

3. 皮肤 约有半数病例表现皮肤干燥，有的表面有鳞屑如鱼鳞病样，有的患者诉全身性瘙痒，外生殖器、肛门、阴道等皮肤黏膜可干燥或萎缩，毛发干枯、稀疏、易脆断。

4. 呼吸道 鼻黏膜腺体受侵犯引起分泌减少，发生鼻腔干燥，鼻痂形成，常有鼻出血和鼻中隔炎。可并发气管炎、支气管炎、间质性肺炎、肺纤维化、肺不张和胸膜炎，有的无临床明显肺部病变的患者肺功能检测，可有限制性换气障碍和气体弥散能力下降。

5. 消化道 食管干燥可使吞咽困难。

6. 泌尿道 约30%病例发生肾病变，常见的为间质性肾炎。

7. 淋巴结 局部或全身淋巴结可肿大。

8. 神经系统 有单发或多发性脑神经累及，以三叉神经受累多见，亦有周围神经炎报道。

9. 其他 可有局灶性肌炎和轻型复发性侵蚀性关节炎，亦可有动脉炎，累及小动脉至中等大、小动脉。并引起皮肤溃疡和周围神经病变。约10%~14%SS患者有甲状腺病。继发性干燥综合征伴同结缔组织病，最多见的为类风湿性关节炎（35%~55%），其他有系统性红斑狼疮、硬皮病、结节性多动脉炎、混合结缔组织病等。

二、实验室检查

25%的病人有轻度贫血，30%的病人有白细胞减少，25%有轻度嗜酸性粒细胞增多症，90%以上的病人有血沉增快，70%以上病例RF因子阳性，CIC增高，血清补体正常或增高，如合并血管炎时可降低。继发性SS中抗Ro/SSA抗体阳性率达70%~75%，抗La/SSB抗体达48%~60%，抗SS-C抗体在SS合并类风湿关节炎中达68%，而原发性SS中少见。

三、组织病理

以皮肤做直接免疫荧光检测示表皮基底层和基底层旁有IgG沉着。从唇、腭或鼻黏膜做活组织检查，其特征性病理改变为泪腺、腮腺和颌下腺内呈大量淋巴细胞浸润，以B淋巴细胞为主，重度病例B细胞可以淋巴结生发中心，腺体萎缩，导管的上皮细胞增殖形成"上皮-肌上皮细胞岛"，腺管狭窄或扩张，后期被纤维组织替代。

治疗

治疗原则：中医以益气养阴润燥为主，西医对症处理。

一、中医治疗

1. 辨证论治

（1）燥胜成毒

症候：目赤，口干喜饮，唇焦燥渴，关节、肌肉酸痛；毛发干燥，稀少而脆，易落；兼身热恶风，偶有壮热；舌质红，苔少，脉细数。

治法：清营、解毒、润燥。

方药：犀角地黄汤加减。

（2）阴虚内热

症候：口眼干燥，渴不欲饮或饮不解渴，低热，涎腺肿大，面色潮红，五心烦热，头晕，失眠，或有干咳，或咳痰黏干不易咯出；舌质红，苔薄而干，或少苔，脉细数。

治法：养阴清热，生津润燥。

方药：一贯煎加减。加减：若干咳、呛咳，加北沙参、杏仁、桑叶，宣肺养阴止咳。

（3）湿热内蕴

症候：涎腺肿大，口眼干燥，口苦，口臭，口中黏腻不适，口角有白色分泌物。可伴有胸闷腹胀。尿涩痛难解，或有低热。舌质红，舌苔白腻或黄腻，脉滑数。

治法：化湿清热，解毒通络。

方药：龙胆泻肝汤加减。加减：若湿偏重，胸闷腹胀明显者，加苍术、厚朴、藿香、陈皮，理气芳香化湿。

（4）气阴耗伤

症候：病程较长，多系晚期症状，少气懒言，倦怠乏力，双目干涩，视物不明，口干唇燥，咽干少津，五心烦热，形体干瘦，牙齿色枯欠润，皮肤干燥发痒，关节酸痛，大便秘结，阴门干涩，舌质红边有齿痕，苔少或无苔，脉虚细且数。

治法：益气养阴，润燥解毒。

方药：七味白术散加减。加减：关节疼痛明显者，加鸡血藤、首乌藤、秦艽，活血通络止痛；伴皮肤干痒，加乌梢蛇、全蝎搜风止痒。

（5）痰瘀壅滞

症候：口鼻干燥，颈项处可摸及大小不等的痰核，腮部肿硬，关节、肌肉酸痛，肢端冰冷，色泽紫暗，舌质暗红，苔少，脉细涩。

治法：活血化瘀，祛痰散结。

方药：血府逐瘀汤加减。

2. 外治　唇燥、鼻干、阴门干燥者可选用生肌玉红膏，或蛋黄油，外涂。

二、西医治疗

本病目前尚没有特殊治疗。注意口腔和眼的卫生，龋齿是常见的并发症，每次餐后漱口或刷牙。目前以对症处理为主，眼干燥者以0.5%羧甲基纤维素滴眼。口干燥者可给柠檬酸溶液或柠檬汁漱口以刺激唾液腺分泌功能及代替部分唾液。避免采用减少唾液腺分泌的药物如抗组胺药和阿托品等。必漱平（溴卞环己胺）能改善口、眼、皮肤和阴道的干燥，增加气管和支气管的分泌，减少其黏稠度。左旋咪唑、转移因子或胸腺肽等亦可应用。皮质激素和免疫抑制剂可在明显系统性累及伴有其他结缔组织病时应用。

三、中西医结合治疗思路

本病病程慢性，目前西医尚没有特殊治疗，多对症处理。中医辨证施治在治疗中显得尤为重要。预后取决于病变的累及范围以及严重程度。

🔖 预防与调理

1. 龋齿是本病的合并症，应注意口腔卫生。
2. 忌食肥甘厚味及辛辣之品。

🔖 复习思考题

1. 盘状红斑狼疮的临床表现是什么？
2. 系统性红斑狼疮的诊断标准是什么？
3. 皮肌炎的临床表现是什么？
4. 局限性硬皮病与系统性硬皮病的主要区别是什么？

第二十一章 血管性皮肤病

要点导航

血管性皮肤病是一类发生于皮肤动脉、静脉和毛细血管的疾病，其中，血管炎占大多数。皮肤血管炎皮损可表现为紫癜、溃疡、红斑、结节、血疱等，部分患者可伴系统性损害。中医认为此类疾病的发生是由于禀赋不耐、外感六淫、内伤饮食等导致经络阻塞、血不循经所致，故在治疗过程中始终贯穿活血化瘀。西医病因及发病机制多不明确，多数疾病使用糖皮质激素治疗有效。

第一节 过敏性紫癜

过敏性紫癜（anaphylactoid purpura）又称亨-许紫癜，是一种超敏反应性毛细血管和细小血管炎。相当于中医的"葡萄疫"等。临床特点：四肢尤其是双小腿瘀点、瘀斑，常伴关节、胃肠道、肾脏病变。

病因病理

一、中医病因病机

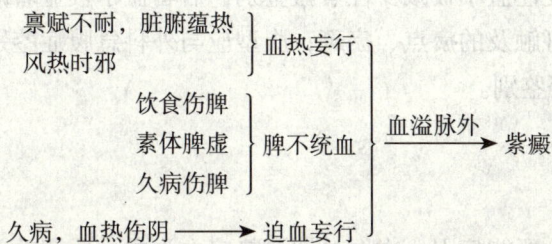

禀赋不耐，脏腑蕴热
风热时邪 ⎫→血热妄行

饮食伤脾
素体脾虚 ⎫→脾不统血 →血溢脉外 → 紫癜
久病伤脾

久病，血热伤阴 ——→ 迫血妄行

二、西医病因及发病病机

病因不明。发病前多有上呼吸道感染。细菌、病毒、食物和药物等均可导致发病，恶性肿瘤和自身免疫性疾病亦为可能病因。发病机制可能为Ⅲ型变态反应，抗原抗体形成的免疫复合物沉积于血管壁，激活补体，导致毛细血管和小血管壁及其周围产生炎症，使血管壁通透性增高，从而产生各种临床症状。

诊 断

一、临床表现

多见于儿童及青少年，男性多见。好发于四肢，以小腿伸侧为主，重者可波及躯干。出疹前常有上呼吸道感染、低热、食欲不振等症状，部分以关节疼痛、腹绞痛为主要表现，继而皮肤出现针尖至黄豆大小的瘀点、瘀斑，部分融合，常分批出现（图21-1）。部分患者可出现风团、血疱、溃疡等多形性皮损。根据临床表现分五型：单纯型仅见皮肤损害；关节型可见关节疼痛、肿胀，多为膝、踝关节受累，也可累及肘、腕指关节；腹型可见脐周或下腹部疼痛、恶心、呕吐等，严重者可有便血甚至出现肠套叠、肠穿孔、腹水等；肾型多发病或2周后出现，可表现为血尿、蛋白尿，少数出现程度不等的肾功能不全；混合型是上述表现合并存在。病程长短不一，可数月或1~2年，易复发。除严重并发症外，一般预后良好。

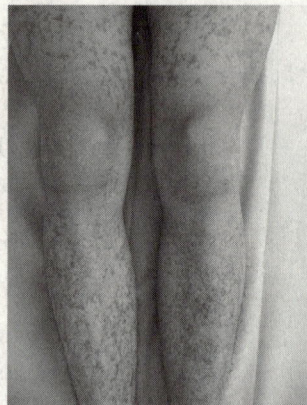

图21-1 过敏性紫癜

二、实验室检查

血小板数量、形态和功能正常，出凝血功能正常。肾脏受累时出现蛋白尿、血尿，胃肠道受累粪隐血试验可阳性。

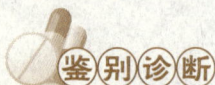

鉴别诊断

单纯型应与特发性血小板减少性紫癜鉴别，后者血小板显著减少，患者有出血倾向，皮损表现为不可触及的瘀点、瘀斑；腹型应与外科急腹症鉴别；肾型或混合型应与系统性红斑狼疮等鉴别。

治 疗

治疗原则： 去除可能病因，中医早期清热凉血为主，后期补益为主，活血化瘀法应贯穿始终，西医抗炎、降低毛细血管通透性、对症治疗。

一、中医治疗

1. 辨证论治

（1）血热发斑证

证候： 发病突然，皮肤大片瘀斑、瘀点，重者出现血疱、溃疡；伴发热，咽痛，尿赤，大便干；或伴腹痛，纳呆，呕吐，便血；或伴关节肿痛；舌红绛，苔黄或黄腻，脉洪数。

治法：清热凉血，化瘀消斑。

方药：犀角地黄汤加减。风热症状明显者，合银翘散加减；大便秘结者，加生大黄、枳实；咽痛甚者，加牛蒡子、玄参；血疱、腹痛、纳呆、呕吐者，加苍术、黄柏、芍药、苡仁；便血者，加地榆炭、槐花炭；关节肿痛者，加羌活、独活。

（2）阴虚火旺证

证候：病程较长，反复发作，瘀斑、瘀点少；伴潮热，盗汗，五心烦热；舌红，苔少或无，脉细数。

治法：滋阴清热，凉血化斑。

方药：知柏地黄丸加减。失眠多梦者，加合欢皮、夜交藤。

（3）脾气亏虚证

证候：病程长，迁延日久，瘀斑、瘀点稀疏；伴神疲乏力，便溏，纳呆，面色萎黄；舌淡，苔薄，脉沉细。

治法：健脾益气，摄血止血。

方药：归脾汤加减。

2. 外治　透骨草30g，鸡血藤30g，丹参30g，白及30g煎水外洗，每日一次。

3. 针刺治疗　①针刺疗法，选曲池、足三里、血海、太冲、委中、合谷、三阴交、脾俞、天枢等穴；②穴位注射，取足三里、三阴交，每个穴位注射盐酸异丙嗪12.5mg、维生素C 1ml，隔日1次。

二、西医治疗

首先积极寻找致病因素，针对病因治疗。单纯型紫癜可用维生素C、芦丁、钙剂、潘生丁、抗组胺药等，关节型、胃肠型、肾型紫癜可给予糖皮质激素治疗，对顽固的肾型紫癜可联合免疫抑制剂（如环磷酰胺、雷公藤多苷片等）。

三、中西医结合治疗思路

对轻症患者可选择中药内服结合维生素C、芦丁、钙剂、潘生丁、抗组胺药等治疗；对较重的患者，尤其是关节型、胃肠型、肾型首选糖皮质激素，可配合中医辨证治疗；对顽固的肾型紫癜可在中医辨证施治的基础上配合使用糖皮质激素、免疫抑制剂。

预防与调护

1. 积极寻找病因，消除致病因素。
2. 患病期间卧床休息，尽量减少活动。

3. 禁辛辣刺激、鱼、虾、蟹、海鲜等腥发之品。

典型案例

　　刘某，女，12岁。因"双下肢瘀斑、瘀点2天"就诊。患者4天前出现发热、咽痛，伴双踝关节轻微疼痛，服用"阿莫西林"后发热减轻。2天前双小腿出现瘀斑、瘀点。此后，瘀斑、瘀点逐渐增多，遂来院就诊。入院症见：双下肢针头至黄豆大小瘀斑、瘀点，以双小腿伸侧为主。伴低热、咽痛、双踝关节肿痛。舌红，苔薄黄，脉数。辅助检查：血常规：WBC $9.9×10^9$/L，N 0.815，L 0.12，PLT $150×10^9$/L；小便常规正常。诊断：过敏性紫癜。辨证：血热发斑证。治法：清热凉血，化瘀消斑。方药：犀角地黄汤加减。水牛角60g，生地12g，丹皮12g，赤芍12g，紫草10g，茜草10g，银花15g，玄参12g，连翘12g，羌活12g，黄柏10g。水煎服，每日1剂，分3次餐前服。西药：氯雷他定片10mg，每日1次；芦丁片20mg，每日3次；头孢唑啉钠1.0g入0.9%氯化钠注射液100ml静脉滴注，每日2次；10%葡萄糖酸钙10ml、维生素C注射液2.0入5%葡萄糖注射液250ml静脉滴注，每日1次。

第二节　变应性皮肤血管炎

　　变应性皮肤血管炎（allergic cutaneous vasculitis）是一种主要累及真皮浅层小血管及毛细血管的炎症性皮肤病。相当于中医的"瘀血流注"等。临床特点：下肢出现红斑、丘疹、紫癜、溃疡、结节等多形性皮损，可伴发热、乏力和关节痛等全身症状，少数内脏受累，病程慢性，反复发作。

病因病理

一、中医病因病机

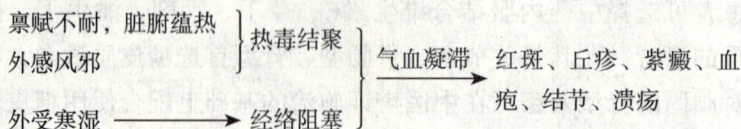

$$
\left.\begin{array}{l}
\text{禀赋不耐，脏腑蕴热} \\
\text{外感风邪}
\end{array}\right\}\text{热毒结聚} \\
\text{外受寒湿} \longrightarrow \text{经络阻塞}
$$
$$
\left.\right\}\xrightarrow{\text{气血凝滞}}\text{红斑、丘疹、紫癜、血疱、结节、溃疡}
$$

二、西医病因及发病病机

　　病因不明。细菌、病毒、寄生虫、异性蛋白、药物、肿瘤、化学物质（杀虫剂、除草剂、石油产品）等均可导致发病。发病机制与Ⅲ型变态反应有关。

诊断

一、临床表现

多见于中青年，女性多见。好发于下肢、臀部，以小腿为多，亦可发生于全身各部位。皮损呈多形性，可见红斑、丘疹、风团、紫癜、水疱、血疱、浅表小结节、溃疡等，但以紫癜、溃疡和结节为主要特征。皮损消退处留色素沉着或萎缩性瘢痕。自觉轻度瘙痒或烧灼感，部分有疼痛，尤其是在溃疡和结节处。可伴低至中度发热、乏力、关节肿痛等全身症状。累及黏膜，可见鼻衄、咯血、便血；累及肾脏者可见血尿、蛋白尿、管型等；累及胃肠道可见腹痛、便血等；累及中枢神经系统可见头痛、复视、出血性视网膜炎、吞咽困难、感觉或运动功能障碍等；累及肺脏X线可见肺部弥漫性或结节样浸润性损害。出现皮肤以外的系统症状者称为系统性变应性血管炎。本病病程较长，可反复发作数月至数年。

二、实验室检查

发病初期嗜酸粒细胞可增多、血小板轻度减少、血沉增快。血清补体可降低。肾脏受累时出现蛋白尿、血尿。严重者可有贫血。

三、组织病理

真皮毛细血管和小血管的内皮细胞肿胀、闭塞，管壁有纤维蛋白渗出、变性和坏死，血管及其周围有以中性粒细胞为主的浸润，可见核破碎及红细胞外渗。

治疗

治疗原则：首先去除可能病因，中医活血化瘀法应贯穿始终，西医抗炎、对症治疗。

一、中医治疗

1. 辨证论治

（1）热毒炽盛证

证候：皮损可见风团、紫癜、血疱、结节、溃疡等，色泽鲜红、灼热、疼痛；伴发热，头痛，关节痛或咯血，便血；舌红，苔黄或黄腻，脉洪数或滑数。

治法：清热解毒，凉血活血。

方药：犀角地黄汤加减。咯血者，加白茅根、小蓟；便血者，加槐花炭、地榆炭；关节肿痛者，加羌活、独活；兼见湿热症状者，合四妙散加减。

（2）寒湿凝聚证

证候：皮损为紫癜性丘疹、斑丘疹，轻微疼痛；口不渴，大便溏；舌淡，苔白腻，脉沉迟。

治法：温经散寒，祛湿通络。

方药：阳和汤加减。气短乏力者，加党参、黄芪。

2. 外治　生大黄、黄柏、黄芩、千里光、马齿苋、红花各30g，煎水外洗，每日一次。溃疡创面可外用生肌玉红膏。

3. 针刺治疗　选足三里、血海、承山、三阴交等穴，急性期用泻法，中强刺激，慢性期用补法，每日或隔日一次。

二、西医治疗

1. 积极寻找致病因素，针对病因治疗。

2. 沙利度胺75~150mg/d或氨苯砜100~150mg/d，对部分病人有效。

3. 糖皮质激素对症状较重者可选用，可给予泼尼松30~40mg/d，能较好地控制症状，改善病情，病情稳定后逐渐减量。

4. 抗生素可选用红霉素、氯霉素等。

5. 其他可给予维生素C、解热镇痛药等。

三、中西医结合治疗思路

对轻症患者可选择中药内服结合沙利度胺、氨苯砜、红霉素等治疗；对较重的患者，首选糖皮质激素，配合中医辨证治疗。

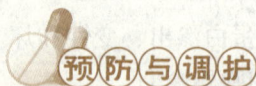

预防与调护

1. 积极寻找病因，消除致病因素。

2. 患病期间卧床休息，尽量减少活动。

3. 禁辛辣刺激、鱼、虾、蟹、海鲜等腥发之品，补充多种维生素。

第三节　结节性红斑

结节性红斑（erythema nodosum）是发生于皮下脂肪的炎症性疾病。相当于中医的"瓜藤缠"等。临床特点：中青年女性双小腿伸侧红色疼痛结节。

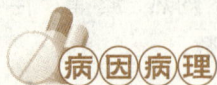

病因病理

一、中医病因病机

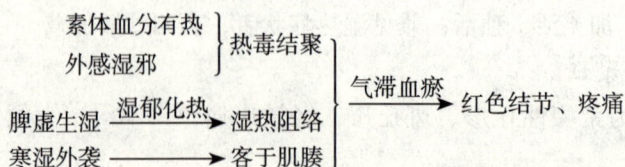

```
素体血分有热 ┐
            ├ 热毒结聚 ┐
外感湿邪    ┘          │
                      ├ 气滞血瘀 → 红色结节、疼痛
脾虚生湿 ┐ 湿郁化热    │
        ├→ 湿热阻络 ┐ │
寒湿外袭 ┘ ───→ 客于肌腠 ┘
```

二、西医病因及发病病机

病因不明。感染、溴剂、碘剂、磺胺类及口服避孕药等均可导致发病。多数发病前有上呼吸道感染，尤其是溶血性链球菌感染。某些系统性疾病如白塞病、炎症性结肠炎、结节病、肿瘤等常伴有本病。发病机制不明，目前认为是对变应原的迟发型变态反应。

诊　断

一、临床表现

发疹前数天常有低热、关节肌肉疼痛、乏力、食欲不振等前驱症状。

多见于中青年女性。好发于双小腿伸侧，亦可发生于大腿、双上肢。皮损为红色结节，直径1~5cm，数个至数十个，对称散在分布，不融合，皮温高（图21-2）。自觉疼痛和压痛。一般经3~6周自行消退，不留痕迹，但可复发。部分患者持久不退，持续1~2年亦不破溃，称为慢性结节性红斑或迁延性结节性红斑。

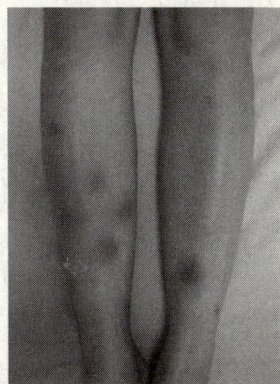

图21-2　结节性红斑

二、实验室检查

外周血白细胞总数正常或稍升高，血沉增快。

三、组织病理

间隔性脂膜炎为其特征。脂肪小叶间隔内水肿，红细胞外渗，血管周围中性粒细胞、淋巴细胞浸润；晚期还可见到由噬脂细胞和异物巨细胞构成的肉芽肿。

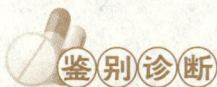

鉴别诊断

本病应与硬红斑鉴别，后者好发于小腿屈侧，可出现溃疡，部分患者与结核杆菌感染有关，结核菌素试验强阳性。

治　疗

治疗原则：去除可能病因，中医以活血化瘀为基础，结合辨证，或清热利湿，或散寒祛湿，西医抗炎、对症治疗。

一、中医治疗

1. 辨证论治

（1）湿热瘀阻证

证候：发病急，皮下结节，略高出皮面，灼热肿痛；伴发热，头痛，关节痛，口渴，大便干，小便黄等；舌红，苔黄或腻，脉滑数。

治法：清热利湿，祛瘀通络。

方药：萆薢渗湿汤合桃红四物汤加减。关节肿痛者，加羌活、独活；咽痛者加玄参、牛蒡子。

（2）寒湿入络证

证候：皮损暗红，反复缠绵不愈；伴关节疼痛，遇寒加重，肢冷，口不渴，大便不干；舌淡，苔白或白腻，脉沉缓或迟。

治法：散寒祛湿，化瘀通络。

方药：阳和汤加减。

2. 外治　皮损红肿疼痛者，可外敷金黄膏或玉露膏；皮下结节色暗红，红肿不明显者，外敷冲和膏。

3. 针刺治疗　选足三里、三阴交、昆仑、阳陵泉等穴，实证用泻法，虚证用补法，隔日一次。

二、西医治疗

1. 积极寻找致病因素，针对病因治疗，如有链球菌等感染者应选择敏感抗生素。

2. 疼痛者可加用非甾体解热镇痛药，如消炎痛、布洛芬、阿司匹林等。

3. 沙利度胺、羟氯喹可选用，重者可选用糖皮质激素，可给予泼尼松15~30mg/d，病情稳定后逐渐减量。

三、中西医结合治疗思路

首先针对病因治疗。对轻症患者可选择中药内服、外治，结合非甾体解热镇痛药等治疗；对较重的患者，在上述治疗的同时，加用糖皮质激素治疗。

预防与调护

1. 积极寻找病因，消除致病因素。

2. 患病期间卧床休息，适当抬高患肢，以减轻局部肿痛。

3. 禁辛辣等腥发之品，忌饮酒。

4. 避风寒，防潮湿，以防复发。

第四节 色素性紫癜性皮肤病

色素性紫癜性皮肤病（pigmented purpuric dermatoses）是一组红细胞外渗所致的疾病。相当于中医的"紫癜"、"血瘀"、"血疳"等。临床特点：双下肢多发性针头大小瘀点、色素沉着斑，慢性病程。

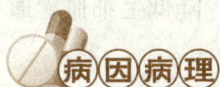

病因病理

一、中医病因病机

素体内有蕴热，外感风邪，风热闭塞腠理，郁于血分，血热妄行，血溢脉外，瘀血凝滞所致；或日久耗伤阴血，肌肤失养而成。

二、西医病因及发病病机

病因不明。发病可能与毛细血管壁病变有关，重力和静脉压升高是重要的局部诱发因素。发病机制不明，可能与Ⅳ型变态反应有关。

诊 断

一、临床表现

1. 进行性色素性紫癜性皮病 多见于成年男性。好发于小腿及踝部。皮损初起为群集性针头大小红色瘀点，渐融合成片且向外扩展，中心逐渐转变为棕褐色色素沉着，但新的瘀点不断发生，散在于陈旧皮损内或其边缘，呈辣椒粉样小点。一般无自觉症状，有时可伴轻度瘙痒。慢性病程，持续数年后可能自行痊愈。

2. 毛细血管扩张性环状紫癜 多见于青年及成年女性。好发于小腿，亦可累及大腿、臀部、躯干和上肢。皮损初起为紫红色环状斑疹，直径1~3cm，边缘毛细血管扩张明显，出现点状、针头大红色瘀点。损害中央部逐渐消退呈轻度萎缩，边缘缓慢地扩大呈现环状、半环状或同心圆样外观，颜色转为棕褐或黄褐色。一般无自觉症状。可自然消退，但其边缘可再发新疹，反复迁延数年。

3. 色素性紫癜性苔藓样皮炎 多见于40~60岁男性。好发于小腿，亦可累及大腿、躯干及上肢。皮损为细小铁锈色苔藓样丘疹，伴紫癜性损害，融合呈境界不清的斑片或斑块，内有颜色不同的丘疹。有不同程度瘙痒。病程持续数月或数年。

4. 瘙痒性紫癜 多见于成年男性。紫癜始于踝关节周围，几周内发展至整个下肢、躯干下部甚至全身，衣服摩擦处更明显。典型表现为片状橘红色紫癜样皮损，有融合倾向，上覆少量鳞屑。瘙痒剧烈。多于3~6月内自行消退，但可复发。

鉴别诊断

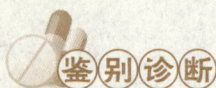

本病应与静脉曲张性瘀积性皮炎、过敏性紫癜和高球蛋白血症性紫癜等相鉴别。

治疗

治疗原则：中医以活血化瘀为基础，结合辨证治疗，西医抗炎、降低毛细血管通透性、对症治疗。

一、中医治疗

1. 辨证论治

（1）血热生瘀证

证候：起病迅速，皮肤瘀点，色红或紫红，散在或相互融合；舌红，苔薄黄，脉弦数。

治法：清热凉血，活血化瘀。

方药：凉血五根汤合桃红四物汤加减。瘙痒者，加白蒺藜。

（2）血燥伤阴证

证候：病程较长，皮损粗糙、干燥、脱屑或色素沉着；舌红，苔少或无，脉细数。

治法：滋阴润燥，养血活血。

方药：养血润肤饮加减。口干者，加玄参、白芍；色素沉着明显者，加丹参。

2. 外治　透骨草、仙鹤草、蒲公英、石菖蒲、红花、黄柏、泽兰、大黄各30g，煎水外洗，每日一次。

3. 针灸治疗　选大椎、阳陵泉、曲池、足三里、三阴交、合谷、阴陵泉等穴，实证用泻法，虚证用补法，每日一次。

二、西医治疗

1. 口服维生素C、芦丁，瘙痒者加用抗组胺药。

2. 口服糖皮质激素有效，但停药后易复发。

3. 外用皮质类固醇激素软膏等。

三、中西医结合治疗思路

本病治疗以中医辨证治疗为主，配合静脉滴注丹参注射液及西医治疗。

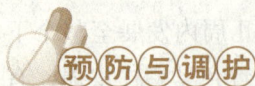

预防与调护

1. 清淡饮食，忌食辛辣发物。

2. 注意休息，避免长时间站立。

3. 避免过度搔抓，防止继发感染。

第五节　白塞病

白塞病（Behcet disease）又称白塞综合征、口-眼-生殖器综合征，是以反复发作的口、眼、生殖器和皮肤损害为特征的细小血管炎。相当于中医的"狐惑病"。临床特点：反复发生口腔溃疡、生殖器溃疡、皮肤损害及眼损害，重者出现多系统损害。

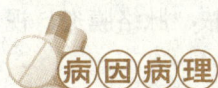

病因病理

一、中医病因病机

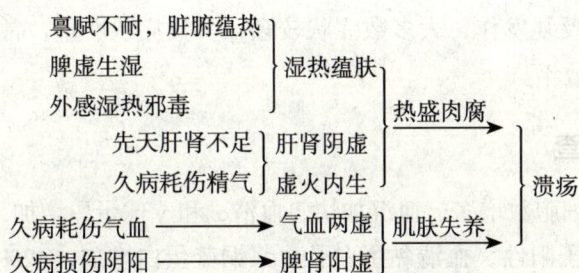

```
禀赋不耐，脏腑蕴热 ┐
脾虚生湿            ├ 湿热蕴肤 ┐
外感湿热邪毒 ┘                ├ 热盛肉腐 ┐
先天肝肾不足 ┐ 肝肾阴虚 ┐                ├ 溃疡
久病耗伤精气 ┘ 虚火内生 ┘ ──────────┘
久病耗伤气血 ──→ 气血两虚 ┐ 肌肤失养 ┘
久病损伤阴阳 ──→ 脾肾阳虚 ┘
```

二、西医病因及发病病机

病因不明，可能与感染、遗传或环境有关。发病机制不明，患者血清中存在抗口腔黏膜抗体和抗动脉壁抗体，血清α_1、α_2、β和γ球蛋白增加；免疫荧光显示血管壁有IgM、IgA、IgG和C_3沉积；患者中性粒细胞趋化性显著增高，皮肤针刺反应阳性与此有关，中性粒细胞功能亢进可能是本病发病原因之一。

诊断

一、临床表现

多见于中青年，男性多见。部分患者发病前有疲倦、食欲下降、头痛、关节酸痛等全身症状。

1. 口腔溃疡　发生率约98%，多为首发症状。好发于唇、舌、牙龈、颊黏膜、上颚等处。溃疡单或多发，圆形或不规则形，直径2~10mm，境界清楚，深浅不一，中心有淡黄色坏死基底，周围绕以红晕。自觉疼痛，部分影响进食。溃疡一般1~2周愈合，多数愈后不留瘢痕，反复发作。

2. 生殖器溃疡　发生率约80%，女性多于男性。多见于外生殖器、肛周、会阴等处。较口腔溃疡深而大，疼痛剧烈。约1~3周愈合，愈后可留瘢痕，发作次数一般少于口腔溃疡。

3. 皮肤损害 发生率约60%~80%，多发生在黏膜病变之后。皮损包括丘疹、水疱、脓疱、毛囊炎、痤疮、疖、脓肿、结节性红斑、多形红斑样损害和血栓性静脉炎等。约40%~70%患者出现针刺同形反应阳性，即用生理盐水皮内注射、无菌针头皮内刺入及静脉穿刺等均可在受刺部位于24~48小时后出现直径约2mm的红色丘疹或脓疱，有诊断价值。

4. 眼损害 发生较晚，数月到数十年后出现，部分患者不发生。男性发生率高且症状重，预后差。葡萄膜炎最常见，主要有虹膜睫状体炎、前房积脓、脉络膜炎、视神经乳头炎和玻璃体病变等，重者可出现视力严重下降甚至失明。

5. 其他系统表现 本病还可累及关节、神经、消化道、肺、心血管、附睾等系统而出现相应症状。

本病病程长，反复发作，大多数症状较轻，少数症状严重，常可自然缓解，缓解期短则几周，长则数年。

二、实验室检查

可有贫血、白细胞数增多、血沉加快、血清α_2和γ球蛋白增加，部分患者C反应蛋白阳性，类风湿因子阳性，血清黏蛋白及血浆铜蓝蛋白增加，42%患者血清可检出抗口腔黏膜抗体。

三、组织病理

基本病变为血管炎，累及细小血管，主要是静脉，早期类似白细胞破碎性血管炎，晚期为以淋巴细胞浸润为主的血管炎。

四、诊断标准

国际白塞病协作组提出的诊断标准为：复发性口腔溃疡，每年至少发作3次，同时存在以下四点中的两点即可诊断：①复发性生殖器溃疡；②眼部损害（葡萄膜炎、玻璃体病变或视网膜血管炎）；③皮肤损害（结节性红斑、假性毛囊炎或丘疹脓疱样损害或未接受糖皮质激素治疗者青春期后出现痤疮样结节）；④针刺反应阳性。

其他有利于本病诊断的次要症状有：关节炎、胃肠道病变、附睾炎、血管病变、中枢神经系统病变等。需注意的是本病有少数患者无口腔溃疡而有其他典型症状。

治 疗

治疗原则：中医早期清解为主，后期补益为主，西医抗炎、对症治疗。

一、中医治疗

1. 辨证论治

（1）湿热蕴肤证

证候： 口腔、外阴溃疡，灼热疼痛，或腐烂臭秽；或目赤肿痛，视物不清；或伴发热身重，关节酸痛，纳差腹胀，便溏不爽，小便黄；舌红，苔黄腻，脉滑数。

治法： 清热利湿。

方药： 龙胆泻肝汤合五苓散加减。目赤肿痛者，加杭菊花、千里光；口腔溃疡甚者，加穿心莲、淡竹叶；阴部溃疡者，加黄柏、土茯苓；关节痛者，加秦艽、忍冬藤。

（2）肝肾阴虚证

证候： 口腔、外阴溃疡反复发作；伴潮热，盗汗，口苦咽干，五心烦热，腰膝酸软等；舌红少津，苔少或无，脉细数。

治法： 滋补肝肾，养阴清热。

方药： 知柏地黄丸加减。溃疡反复难愈者，加西洋参、黄芪。

（3）气血两虚证

证候： 溃疡反复发作，久不愈合；伴神疲乏力，便溏，纳呆；舌淡，苔少，脉沉细。

治法： 健脾益气补血。

方药： 八珍汤加减。

（4）脾肾阳虚证

证候： 病程长，溃疡反复发作；伴面目肢体浮肿，腰膝冷痛，五更泄泻；舌淡胖，苔白滑，脉沉细。

治法： 温阳补肾，健脾除湿。

方药： 四君子汤合附子理中汤加减。

2. 外治　口腔溃疡可外用冰硼散等；生殖器溃疡可用苦参30g，黄柏15g，土茯苓30g，地榆20g，白矾15g，蛇床子15g，煎水洗浴患处，外用黄连膏，每日一次；眼部出现目赤肿痛者，可用千里光眼液滴眼。

3. 针刺治疗　取风池、中脘、天枢、关元、内关、合谷、少冲、足三里等穴。平补平泻法，每日一次。

二、西医治疗

1. 内用药物

（1）糖皮质激素　对症状较重，尤其是眼部病变及其他系统表现者较适宜，能迅速有效地控制和减轻症状，延迟复发。一般每日口服泼尼松30~60mg，病情控制后逐渐减量，并维持一段时间。严重者可考虑冲击治疗。

（2）免疫抑制剂　皮质类固醇疗效差或无效者可应用，如环磷酰胺、硫唑嘌呤等。

（3）免疫调节剂　可用转移因子、胸腺肽、左旋咪唑等。

（4）其他　秋水仙碱对皮肤和眼症状等有显著疗效；沙利度胺对口腔及生殖器溃疡有效；非甾体抗炎剂对发热、疼痛者可配合使用。

2. 外用药物　可选择皮质类固醇软膏、四环素软膏、苯唑卡因软膏等外用。

三、中西医结合治疗思路

对轻症患者以中医内治为主，结合中、西医外用药物治疗。对重症患者以西医为主，首选糖皮质激素和免疫抑制剂，中医治疗为辅，缓解期仍以中医治疗为主。

预防与调护

1. 清淡营养饮食，忌辛辣发物。
2. 保持心情舒畅，注意休息，加强体育锻炼。

复习思考题

1. 过敏性紫癜的临床表现分哪五型？
2. 变应性皮肤血管炎的临床特点是什么？
3. 结节性红斑临床特点是什么？

第二十二章　皮肤附属器疾病

要点导航

　　皮肤附属器疾病包括寻常痤疮、脂溢性皮炎、酒渣鼻、斑秃、雄激素性脱发等常见疾病，可归属损容性皮肤病范畴。由于医学美容的发展，掌握皮肤附属器疾病相关知识和保健美肤技能尤显迫切。这类疾病临床常采用中西医结合治疗方法。

第一节　寻常痤疮

　　寻常痤疮（acne vulgaris）是一种发生于毛囊、皮脂腺的慢性炎症性皮肤病。中医称"肺风粉刺"、"面疮"、"面疱"等。临床特点：粉刺、丘疹、脓疱等多形性皮损，好发于颜面、胸背等处，常伴皮肤油腻，多见于青春期。

病因病理

一、中医病因病机

内因——肺胃蕴热，肝郁血瘀
外因——外感风热毒邪 } 内外合邪，上蒸颜面 → 寻常痤疮

二、西医病因及发病机制

　　痤疮发病的原因主要是：①青春期雄激素分泌增多或性激素水平失衡；②皮脂腺分泌增多；③痤疮丙酸杆菌等微生物大量繁殖，分解皮脂产生游离脂肪酸，刺激毛囊、皮脂腺导管上皮角化过度、栓塞，致皮脂淤积于毛囊形成脂栓，即粉刺；④细菌分解物刺激毛囊引起炎症，使毛囊壁损伤破裂，淤积的皮脂进入真皮内，引起毛囊周围程度不等的炎症反应。

　　另外，遗传、内分泌障碍、免疫、多脂多糖及刺激性饮食、高温及某些化学因素，对痤疮也有诱发及加重的作用。

诊 断

一、临床表现

1. 好发于颜面部，尤其是前额、双颊、下颏部，其次是颈肩及胸背部，多对称分布，常伴皮脂溢出。

2. 皮损初起为与毛囊一致的针头大小的丘疹，即白头粉刺及黑头粉刺，可挤出白色或淡黄色脂栓；皮损感染加重后成炎性丘疹，顶端可出现小脓疱（图22-1）；随着炎症的加重，可形成结节、囊肿、脓肿、窦道。可遗留暂时性色素沉着、凹陷性或增生性疤痕。

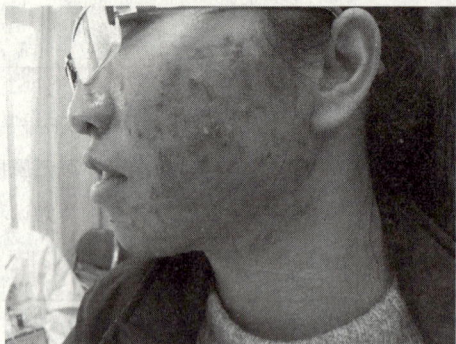

图22-1　寻常痤疮（丘疹）

3. 轻度瘙痒或无自觉症状，炎症明显时感疼痛。病程长短不一，青春期后可逐渐痊愈。

4. 特殊类型的痤疮

（1）聚合性痤疮　损害最严重的一种，皮损多形，感染部位较深，出现较严重的结节、脓肿、囊肿，甚至破溃形成窦道和瘢痕（图22-2），好发于青年男性。

（2）暴发性痤疮　病情突然加重，伴发热、关节疼痛、贫血等全身症状。

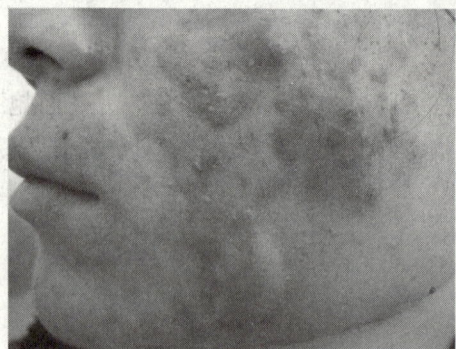

图22-2　寻常痤疮（囊肿）

（3）药源性痤疮　使用雄激素、糖皮质激素、卤素等引起。

（4）婴儿痤疮　在孕期母体雄激素进入胎儿体内引起。

（5）化妆品痤疮　由皂类、化妆品等皮肤清洁及护理产品引起。

5. 目前国内常根据皮损严重程度，采用Pillsbury法将痤疮分为Ⅳ度（表22-1）。

表22-1　寻常痤疮分类及临床表现

分 类	临床表现
Ⅰ度（轻度）	散发至多发粉刺，伴散在炎性丘疹
Ⅱ级（中度）	Ⅰ度+较多炎性丘疹和少量浅表性脓疱，仅限于面部
Ⅲ级（中度）	Ⅱ度+深在性脓疱，分布于面、颈和胸背部
Ⅳ级（重度-簇集性）	Ⅲ度+结节、囊肿、瘢痕，分布于上半身

二、组织病理

初期病理改变为毛囊漏斗部扩张，开口狭小，腔内阻塞角化物、皮脂和微生物，即成粉刺；由于脂肪酸的刺激，毛囊周围真皮浅层可见淋巴细胞为主的浸润，即为炎性丘疹；中性粒细胞趋化到毛囊壁，其释放的溶酶体酶致毛囊漏斗部破裂，粉刺内容物进入真皮，在真皮浅层出现灶性以中性粒细胞为主的聚集，即为脓疱；真皮内中性粒细胞聚集范围广并深入到周围组织，炎症加重成结节或囊肿，最后炎症消退，组织纤维化。

鉴别诊断

痤疮与颜面播散性粟粒性狼疮鉴别（表22-2）。

表22-2　痤疮与颜面播散性粟粒性狼疮鉴别

	痤　疮	颜面播散性粟粒性狼疮
病因	多种内外因素	病因不明
部位	颜面、胸背部，分布广泛	局限于颊部、眼睑、鼻唇沟
皮损特点	多形损害	皮疹单一，粟粒大小紫红色结节
玻片压诊	无特殊	呈苹果酱色
发病年龄	多见于青少年	多见于成年人

治疗

治疗原则：中医以疏风清热、除湿解毒、化瘀散结为基本原则；西医以去脂、杀菌消炎、溶解角质和调节激素水平为主。

一、中医治疗

1. 辨证论治

（1）肺经风热证

证候：颜面粉刺、红色丘疹，或有小脓疱，轻度痒痛，伴口渴喜饮，大便偏干，小便黄；舌红，苔薄黄，脉滑。

治法：清泻肺经风热。

方药：枇杷清肺饮加减。伴口渴喜饮者，加炒知母、生石膏、天花粉；大便秘结者，加生大黄；脓疱多者，合用五味消毒饮；皮肤油腻者，加茵陈、山楂。

（2）胃肠湿热证

证候：颜面、胸背部皮肤油腻，大量粉刺及炎性丘疹，间有脓疱、结节、囊肿，皮疹红肿疼痛；伴口苦口干，便秘、溲黄；舌红，苔黄腻，脉滑数。

治法：清热除湿解毒。

方药：茵陈蒿汤加减。脓疱多者，加白花蛇舌草、野菊花、白芷；舌苔厚腻者，加生山楂、炒苍术；口干喜饮者，加炒知母、生石膏；结节、囊肿重者，加浙贝母、丹参、皂角刺。

（3）肝郁血瘀证

证候：多见于女性，皮损为粉刺、暗红色丘疹、结节、囊肿、小脓疱及瘢痕，皮疹常于经期前后加重；伴情绪不畅，口苦咽干，月经不调或经前乳房胀痛；舌暗红，边尖见瘀点，苔薄白，脉弦细或涩。

治法：疏肝解郁、活血化瘀。

方药：丹栀逍遥散合桃红四物汤加减。经前加重或月经不调者，加益母草、丹参、香附；乳房胀痛者，加川楝子、橘核；伴囊肿、结节或瘢痕者，加浙贝母、三棱、莪术。

（4）痰瘀互结证

证候：病程长，皮疹色暗红，以结节、囊肿、瘢痕为主，或见窦道；伴胸闷、纳呆腹胀；舌质暗红，苔白腻，脉弦滑。

治法：除湿化痰，活血散结。

方药：二陈汤合血府逐瘀汤加减。伴月经不调者，加益母草、香附、丹参；伴囊肿或脓肿者，加浙贝母、穿山甲、皂刺；伴结节、囊肿、瘢痕、窦道经久难消者，加三棱、莪术、海藻、蜈蚣。

2. 外治

（1）皮脂溢出多，炎症重时，可用颠倒散调涂患处，每晚1次，或外用姜黄消痤搽剂，每日2~3次。

（2）脓肿、囊肿、结节重者，可用金黄膏、龙珠软膏外敷，每日2次。

（3）面膜、倒模治疗：可用石膏倒模，每周1次。也可用黄芩、黄连、大黄、地榆等清热解毒、消肿散结的中药研末，加适量绿豆粉或淀粉，调敷于面部，每周1~2次。

3. 针刺治疗

（1）体针　常取穴大椎、合谷、内庭、阳白、颊车。肺胃蕴热证加曲池、肺俞；胃肠湿热证加大肠俞、足三里、丰隆；月经不调加太冲、膈俞、三阴交；痰瘀互结证加丰隆、阴陵泉、血海。中等刺激，留针30分钟，1次/日，10次为1个疗程。

（2）刺络拔罐　常取穴大椎、太阳，用三棱针快速点刺放血，加拔罐3分钟，每周1次。

（3）耳穴压豆　常取穴肺区、内分泌、交感、面颊、额区。皮脂溢出者加脾区；便秘者加大肠区；月经不调者加子宫、肝区。每次取穴4~5个，贴压王不留行，每周1次，5次为1个疗程。

二、西医治疗

1. 内用药物

（1）抗生素　抑制痤疮丙酸杆菌及炎症介质趋化，以四环素类及大环内酯类的使用最广泛，如多西环素、美满霉素等。

（2）维A酸类药物　减少油脂分泌，抑制痤疮丙酸杆菌，如维A酸胶囊、异维A酸等。

（3）雄激素拮抗剂　减少油脂分泌，如西咪替丁、螺内酯、口服避孕药。

（4）糖皮质激素　对严重的结节、囊肿、聚合性及暴发性痤疮，可小剂量口服或皮损内局部注射。

（5）锌制剂　促进维生素A利用及抑制角化过度，如硫酸锌、甘草锌等。

2. 外用药物

（1）抗生素　杀灭痤疮丙酸杆菌及炎性介质，如莫匹罗星软膏、克林霉素凝胶、夫西地酸乳膏、甲硝唑凝胶等。

（2）维A酸类　减少油脂分泌及溶解粉刺，如维胺脂乳膏、维A酸乳膏、阿达帕林凝胶等，夜间使用。

（3）过氧苯甲酰凝胶　可杀灭痤疮丙酸杆菌及溶解粉刺。

（4）壬二酸　对皮肤粉刺内各种需氧菌和厌氧菌有抑菌和杀菌活性。

（5）硫化硒　抑制细菌及真菌，降低皮肤游离脂肪酸含量。

3. 物理疗法

（1）蓝（415nm）-红光（660nm）照射可抑制痤疮丙酸杆菌及减轻炎症反应并促进受损组织修复。

（2）药物喷雾治疗。

4. 手术疗法

（1）脓肿、囊肿　手术切开引流或电离子、激光打孔引流。

（2）增生性瘢痕　局部注射曲安奈德注射液封闭治疗。

（3）萎缩性及凹陷性瘢痕　采用磨削术或瘢痕填充治疗。

5. 临床上常根据分度选择相应的治疗药物和手段　Ⅰ度：一般采用局部治疗。Ⅱ度：可采用口服抗生素联合外用维A酸类制剂，或联合红蓝光等物理疗法。Ⅲ度：采用联合治疗，系统使用抗生素是其基础治疗的方法之一。Ⅳ度：口服异维A酸作为一线治疗用药。

三、中西医结合治疗思路

在中医辨证论治的同时，配合西医去脂、溶解角质、杀菌抗炎及调节激素水平及红蓝光、磨削术、局部封闭等现代技术手段促进炎症消退及组织修复，以达到标本兼治。

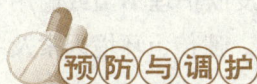

预防与调护

1. 温水洗脸，清洁皮肤。

2. 忌酒，浓茶及咖啡，忌食辛辣刺激及油腻、甜食；多食新鲜蔬菜水果；保持大便通畅。

3. 不滥用化妆品。尤其粉质、油膏状化妆品。

4. 禁用手挤压、搔抓粉刺。

5. 生活规律，睡眠充足，保持心情舒畅。

典型案例

　　董某，男，19岁。面部及胸背起粉刺及丘疹3年，加重1年。患者3年前面部及胸背出现粉刺及红色丘疹，1年前皮疹日渐加重，遂来就诊。刻下见：颜面、胸背部炎性丘疹及小脓疱，下颌部见结节及囊肿，痒痛不适。伴口渴喜饮，大便偏干，小便黄。舌红绛，苔黄厚腻，脉滑数。诊断：聚合性痤疮，辨证：胃肠湿热证。治法：清热除湿解毒，茵陈蒿汤加减。茵陈15g，大黄10g，生山栀15g，白花蛇舌草30g，炒知母15g，生石膏50g，浙贝母15g，丹参30g，蜈蚣2条。两日1剂，分2次餐后服。外用夫西地酸乳膏，每日2次，联合红蓝光照射治疗，每周2次。经4周治疗痊愈。

第二节　脂溢性皮炎

　　脂溢性皮炎（seborrheic dermatitis）是发生于头面、胸背等皮脂溢出部位的一种浅表性、慢性炎症性皮肤病。中医称为"白屑风"，发于面部者又名"面游风"、"面游风毒"等。临床特点：多脂发亮、油腻，瘙痒潮红，皮损倾向于黄红色或褐色斑片，边界清楚，上有油腻性鳞屑或结痂。常见于青壮年，也可见于乳儿期。

病因病理

一、中医病因病机

内因 ——湿热内蕴，阴虚血燥
外因 ——外感风、热、燥邪
　　　　　　　内外合邪、犯于肌表 ➙ 脂溢性皮炎

二、西医病因及发病机制

　　本病的发生与皮脂腺分泌功能亢进，马拉色菌、痤疮丙酸杆菌等寄生与繁殖，刺激皮肤发生炎症反应有关。过食辛辣油腻及多糖的食物、嗜酒、皮肤护理不当或滥用护肤品、精神紧张、B族维生素缺乏、内分泌功能失调、代谢障碍、遗传、环境因素及物理、化学刺激等促进皮脂溢出的因素均可诱发或加重本病。

诊 断

一、临床表现

1. 常见于皮脂溢出的部位，如头面、胸背部，也可自头皮开始，向下蔓延至面部、耳后、颈后、腋窝、胸背、肩胛部、脐窝、腹股沟等皱褶部位，严重者可泛发全身，发展成为脂溢性红皮病。

2. 皮损初起为毛囊性丘疹，逐渐扩大融合成黄红色或暗褐色斑片，被覆糠秕状白屑或油腻性痂屑，重者可伴渗出、结痂呈湿疹样改变（图22-3）。

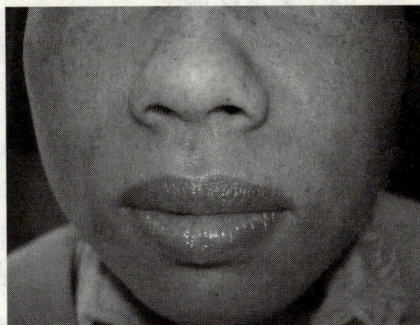

图22-3 脂溢性皮炎

3. 自觉不同程度的瘙痒。

4. 慢性经过，易反复发作。

5. 依皮损表现可分干性和湿性两类。

（1）干性型 多为红斑脱屑性损害，皮损为大小不一的淡红色斑片，上覆片状白色糠秕状鳞屑，头部可伴毛发干枯、细软、稀疏或脱发。

（2）湿性型 多在皮脂分泌旺盛部位，皮损为潮红色斑片，上覆淡黄色油腻性痂屑，严重者伴糜烂、流滋、结痂，常有臭味。

二、组织病理

毛囊漏斗部灶性海绵水肿，毛囊口"唇缘"可见鳞屑及结痂，毛囊两侧表皮角化不全，其中有均一红染的浆液及嗜中性粒细胞，角化过度及角化不全构成毛囊角栓。

治 疗

治疗原则：中医治疗干性以清热凉血祛风、滋阴养血润燥为主，湿性以清热除湿，祛风止痒为主；西医治疗以抑制皮脂分泌，消炎杀菌、去屑止痒为主。

一、中医治疗

1. 内治

（1）风热血燥证

证候：多见于干性，好发于头面部，为淡红色斑片，干燥脱屑，如糠秕状或细碎状，瘙痒，受风加重，或头皮瘙痒，头屑多，毛发干枯脱落；伴口干口渴，大便干；

舌边尖红，苔薄白，脉滑数。

治法：清热凉血、祛风止痒。

方药：消风散和犀角地黄汤加减。皮损偏红者，加槐花、紫草、青蒿；瘙痒较重者，加白鲜皮、刺蒺藜、千里光；皮损干燥明显者，加玄参、麦冬。

（2）血虚风燥证

证候：多见于干性，为淡红色斑片，干燥脱屑，瘙痒；伴口干、头晕乏力、大便干燥；舌淡红，苔薄白，脉细。

治法：养血润燥，祛风止痒。

方药：当归饮子加减。皮损偏红者，加丹皮、紫草；皮损肥厚者，加鸡血藤、丹参；口干者，加麦冬、天花粉；瘙痒较重者，加蜈蚣、乌梢蛇。

（3）胃肠湿热证

证候：多见于油性，好发于皮脂溢出部位或泛发全身，皮损为鲜红色或黄红色斑片，上覆油腻性痂屑，脂溢明显，甚或糜烂、渗出，瘙痒剧烈，伴口苦口干，口臭腹胀，大便臭秽，小便黄；舌红，苔黄腻，脉滑数。

治法：清热除湿、祛风止痒。

方药：茵陈蒿汤合除湿胃苓汤加减。皮损较红者，加水牛角、槐花、紫草；脂溢明显者，加车前子、侧柏叶、生山楂；瘙痒剧烈者，加白鲜皮、地肤子、僵蚕；糜烂、渗出者，加龙胆草、苦参、黄芩。

2. 外治

（1）头皮部干性　用侧柏叶酊、白屑风酊外搽，每天2~3次。

（2）面部干性　用润肌膏或青黛膏外搽，每天2次。

（3）湿性者　可用颠倒散调涂患处或姜黄消痤搽剂外用，每晚1次；伴渗出、糜烂者，可用清热解毒止痒的中药如龙胆草、苦参、黄柏、蒲公英、大青叶、马齿苋等煎汤冷敷或外洗患处，每日1~2次；或用10%黄柏溶液、三黄洗剂等湿敷。头皮部皮损明显者，可用苍耳子、苦参、侧柏叶、明矾等清热消炎、除湿去脂的中药煎水洗头。

二、西医治疗

1. 内用药物

（1）止痒镇静药　瘙痒严重时可口服抗组胺药及镇静止痒药，如氯雷他定、西替利嗪、扑尔敏、赛庚啶等。急性期可选用钙剂、维生素C、硫代硫酸钠等静滴。

（2）B族维生素　可调节油脂分泌及皮肤代谢，如复合维生素B、维生素B_2、维生素B_6。

（3）抗生素　用于渗出明显或继发细菌感染者，如红霉素和四环素。

（4）抗真菌药　用于继发真菌感染或泛发性损害，如伊曲康唑。

2. 外用药物　选用硫黄、雷锁辛、咪唑类、水杨酸、煤焦油、硫化硒等外用药物。如头皮上可用2%酮康唑溶液或香波外搽或洗头，其他部位可用炉甘石洗剂、2%~5%硫黄煤焦油糊剂或复方咪康唑霜局部涂搽，也可用水杨酸软膏涂搽。

3. 物理疗法 药物喷雾、离子导入等治疗可去脂及消炎杀菌。

三、中西医结合治疗思路

抑制油脂分泌、消炎杀菌、去屑止痒是本病治疗的关键，可在中医辨证内服加外用治疗的同时，配合西医去脂去屑、杀菌消炎等治疗，还可联合药物喷雾、离子导入等治疗以达到标本兼治。

预防与调护

1. 温水洗脸，不用刺激性强的肥皂。
2. 忌搔抓烫洗，避免日晒，不过度使用去油、去角质产品。
3. 忌饮酒，忌食辛辣、油腻、高糖食物及浓茶、咖啡，多食新鲜蔬菜水果，保持大便通畅。
4. 生活规律，睡眠充足，避免过度劳累及紧张。

第三节　酒渣鼻

酒渣鼻（rosacea）是一种发生于鼻、面部中央，以红斑和毛细血管扩张、丘疹、脓疱为主的慢性皮肤炎症。中医称为"酒齇鼻"、"赤鼻"。临床特点：鼻、颜面部中央的持续性红斑和毛细血管扩张，伴丘疹、脓疱，晚期可形成鼻赘。

病因病理

一、中医病因病机

内因——肺胃热盛，血热蕴毒　}　内外合邪阻于鼻部 → 酒渣鼻
外因——外感风、寒之邪

二、西医病因及发病机制

本病病因不明，涉及体内、外多种因素。内因与内分泌失调、胃肠功能紊乱、神经精神因素等有关；外因毛囊蠕形螨的感染。此外，嗜酒、辛辣食物、高温及寒冷刺激等也可促发本病。临床上往往是多种内外因素相互作用，使颜面血管舒缩功能失调，毛细血管长期持续扩张，继之出现皮损。

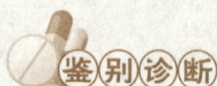 断

临床表现

1. 好发于鼻部及颜面中部，对称分布，尤其是鼻尖、鼻翼、两颊、前额、下颏等部位，少数鼻部正常，而只发于两颊、额部或下颏。

2. 皮损以红斑、丘疹、脓疱为主，有明显毛细血管扩张、鼻赘（图22-4）。

3. 无明显自觉症状，常伴发痤疮及脂溢性皮炎，便秘。少数病人可并发眼睑炎、结膜炎、虹膜睫状体炎。

4. 慢性病程，时轻时重，多见于中年人，男女均可发病，女性多见，但病情严重者则多见于男性。

5. 按损害进展情况可分为红斑期、丘疹脓疱期、鼻赘期，但各期之间并无明显界限。

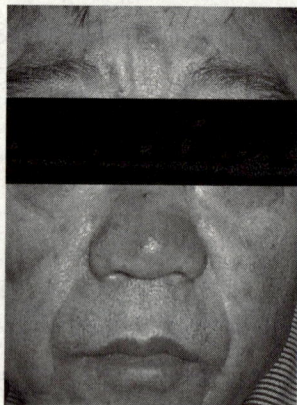

图22-4 酒渣鼻

鉴别诊断

1. 酒渣鼻与寻常痤疮鉴别 见表22-4。

表22-4 酒渣鼻与寻常痤疮鉴别

	酒 渣 鼻	寻常痤疮
病因	多种内外因素使毛细血管扩张	雄激素、皮脂分泌增多，角化过度、痤疮丙酸杆菌感染
部位	局限于鼻部及面部中央	面颊、前额、胸背部，分布广泛
皮损特点	较单一，红斑为主，伴毛细血管扩张及鼻赘，无粉刺	多形损害，粉刺、丘疹等，无毛细血管扩张和鼻赘
发病年龄	好发于中年人	好发于青春期

2. 酒渣鼻与脂溢性皮炎鉴别 见表22-5。

表22-5 酒渣鼻与脂溢性皮炎鉴别

	酒 渣 鼻	脂溢性皮炎
病因	多种内外因素使毛细血管扩张	皮脂分泌增多、马拉色菌
部位	局限于鼻部及面部中央	皮脂溢出部位
皮损特点	红斑为主，伴毛细血管扩张及鼻赘无油腻性鳞屑	红斑、油腻性鳞屑，无毛细血管扩张及鼻赘
主要症状	无明显自觉症状	不同程度的瘙痒

治疗

治疗原则：中医以清利肺胃、凉血解毒、活血散结为主要治疗原则。西医治疗以消炎杀菌、去除毛细血管扩张、改善皮肤微循环为主，鼻赘期需手术整形治疗。

一、中医治疗

1. 辨证论治

（1）**肺胃热盛证**

证候：多见于红斑期。红斑发于鼻部、前额，压之褪色，毛细血管扩张；伴口干口渴，便秘，溲黄；舌红，苔薄黄，脉滑数。

治法：清利肺胃积热。

方药：枇杷清肺饮加减。红斑及毛细血管扩张明显者，加栀子、槐花、大青叶；伴口渴喜饮者，加炒知母、生石膏；大便秘结者，加生大黄；皮肤油腻者，加茵陈、土茯苓、苦参、生山楂。

（2）**血热蕴毒证**

证候：多见于丘疹脓疱期。在红斑基础上出现痤疮样丘疹、脓疱，毛细血管扩张明显，局部灼热；伴口干，便秘；舌质红绛，苔黄，脉弦数。

治法：清热凉血解毒。

方药：凉血四物汤合黄连解毒汤加减。脓疱多者，加连翘、野菊花、白芷；红斑及毛细血管扩张明显者，加水牛角、紫草、槐花；舌苔厚腻者，加生苡仁、生山楂、炒苍术。

（3）**气滞血瘀证**

证候：多见于鼻赘期。鼻头肥大，表面凹凸不平，鼻部组织增生，毛孔粗大，舌暗红，边尖可见瘀点瘀斑，苔白或黄，脉弦或涩。

治法：活血化瘀散结。

方药：桃红四物汤加减。伴丘疹、脓疱者，合五味消毒饮；鼻赘严重者，加三棱、莪术、浙贝母、蜈蚣、穿山甲。

2. 外治

（1）**红斑、丘疹为主者**　用颠倒散茶调或用冷开水调敷患处，每次20分钟，每天1次；或外用姜黄消痤搽剂，每日2~3次。

（2）**脓疱为主者**　用四黄膏或龙珠软膏外搽，每天2~3次。

（3）**形成鼻赘者**　先用三棱针点刺放血，再用颠倒散或点舌丸研末，茶调或醋调外敷。

3. 针刺治疗　取穴印堂、迎香、地仓、承浆、颧髎、四白，配禾髎、大迎、合谷、曲池、血海、内庭，取坐位，轻度捻转，留针20~30分钟，每天1次，5次为1疗程。

二、西医治疗

1. 内用药物

（1）B族维生素：如维生素B₂、维生素B₆、复合维生素B。

（2）抗生素：以四环素类及大环内酯类的使用最广泛，如红霉素、多西环素等，合并毛囊蠕形螨感染者，可服甲硝唑。

（3）油脂溢出较多者，可服维A酸类药物和锌制剂以减少油脂分泌。

（4）女性经前症状加重者，可服谷维素片以调节自主神经功能。

2. 外用药物　常用的有硫黄洗剂、硫化硒洗剂、甲硝唑霜、维生素B₆软膏等，脓疱多者，配合抗生素，如红霉素软膏、克林霉素凝胶等。避免使用糖皮质激素制剂。

3. 物理疗法

（1）红斑期　采用光子治疗。

（2）血管扩张型酒渣鼻　用脉冲激光或多功能电离子机治疗，以封闭扩张的毛细血管。

4. 手术疗法　毛细血管扩张明显及鼻赘期，可用酒渣鼻切割术，手术可切断扩张的毛细血管及破坏增生的皮脂腺和结缔组织。鼻赘期，也可行外科整形手术治疗。

三、中西医结合治疗思路

消炎杀菌、去除毛细血管扩张、减缓或阻止本病向鼻赘期发展是本病治疗的关键，可在中医辨证治疗改善体内易感因素的同时，配合西医消炎杀菌、去脂、激光治疗及外科手术等，达到标本兼治。

预防与调护

1. 温水洗脸，不用刺激性强的肥皂。

2. 忌挤压、搔抓及烫洗，避免冷、热刺激，避免日晒。

3. 忌饮酒，忌食辛辣、油腻、高糖食物及浓茶、咖啡，多食新鲜蔬菜水果，保持大便通畅。

4. 生活规律，睡眠充足，避免情绪激动、精神紧张。

5. 禁用粉质、油膏状及刺激性化妆品。

第四节　斑　秃

斑秃（alopecia areata）是一种突然发生的斑片状脱发。中医称"油风"。临床特点：头发突然片状脱落，病变处头皮正常，无炎症及自觉症状。

病因病理

一、中医病因病机

内因——情志失调，肾虚血瘀 ⎫
外因——外感风邪，跌仆惊吓 ⎬ 内外合邪，瘀阻毛窍，毛发失养 ⟶ 斑秃

二、西医病因及发病机制

病因尚不完全清楚，可能与遗传易感性体质、精神因素、内分泌失调、自身免疫等因素有关。其中，遗传易感性体质是发病的重要因素，大约10%~20%的患者有家族史，有人认为本病是遗传缺陷性疾病。精神因素是诱发或加重本病的另一个重要因素，不少病例发病前都有神经精神创伤病史，如长期焦虑忧伤、精神紧张、睡眠不足、过度劳累等。

发病机制主要与免疫有关，本病常伴发一种或多种自身免疫性疾病，如甲状腺疾病、白癜风、糖尿病等；在斑秃患者中自身抗体明显增多，脱发区及毛发再生区有T细胞亚群及β_2-微球蛋白浸润；对皮质激素治疗暂时有效等，均提示自身免疫现象。

诊　断

一、临床表现

1. 发病突然，常于无意中发现或被他人发现。

2. 典型表现为头发突然成片迅速脱落，呈圆形、椭圆形或不规则形，直径1~10cm，数目不等，边界清楚，无断发。脱发区皮肤光滑，无炎症现象（图22-5）。

3. 一般无自觉症状。

4. 可发生于任何年龄，但多见于青壮年，性别差异不明显。

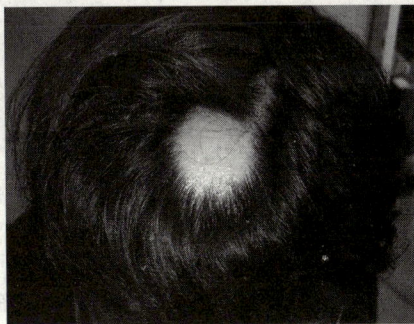

图22-5　斑秃

5. 病程缓慢，可持续数月或数年，多数可在半年至1年内自愈，亦有复发或边长边脱者。脱发越广泛，复发次数越多，头发再生机会越少，头皮边缘尤其是枕部毛发较难再生。

6. 按病程可分为进展期、静止期及恢复期。

（1）进展期　脱发区边缘的头发松动，容易拔出，轻拉试验阳性，拔出头发可见发根近端萎缩，呈上粗下细的"感叹号"样，若脱发区范围扩大，数量增多，可相互连接成片。

（2）静止期　脱发停止，脱发区范围不再扩大，边缘头发不再松动，大多数患者在3~4个月后进入恢复期。

（3）恢复期　有新生毛发长出，初期为细软色浅的绒毛，或呈白色毳毛，以后逐渐变粗、变黑，最后恢复正常。

7. 特殊类型的斑秃

（1）全秃（alopecia totalis）　头发全部脱落者，称全秃（图22-6）。

（2）普秃（alopecia universalis）　病情严重者，眉毛、胡须、腋毛、阴毛甚至毳毛等全身毛发全部脱落，称普秃。

全秃和普秃病程迁延，发病年龄越小越难恢复。

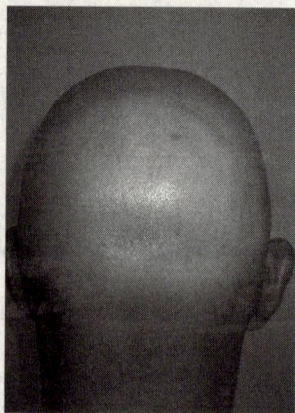

图22-6　全秃

二、组织病理

毛乳头血管周围、毛球及血管丛周围以淋巴细胞为主的浸润；处于退行期及休止期的毛囊数量增多，在休止期毛囊下方可见纤维性索条；在原毛乳头部位的毛细血管明显扩张，数目明显增多，在原毛乳头部位可见嗜黑素细胞，在纤维性索条周围及真皮胶原束间的肥大细胞数量增多；在病变毛发及休止期毛发偶见正常毛囊。全秃和普秃者毛囊破坏严重。

治疗

治疗原则：实证以疏风清热、解郁通络为主，虚证以养血填精和收摄固发为要。西医治疗以去除诱因，改善头皮微循环、心理干预为主。

一、中医治疗

1. 辨证论治

（1）血热风燥证

证候：头发突然成片脱落，偶有头皮烘热或轻微瘙痒；伴心烦易怒，眠差；舌红，苔薄，脉弦滑。

治法：清热凉血、祛风生发。

方药：凉血四物汤合神应养真丹加减。若风热偏盛，脱发迅猛者，加丹皮、桑叶、桑白皮；心烦眠差者，加生栀子、石决明、珍珠母；瘙痒者，加刺蒺藜、钩藤、僵蚕。

（2）气滞血瘀证

证候：病程较长，常由精神因素引起或有外伤史，脱发处感头皮刺痛，头皮触之偏硬；伴胸胁胀痛或刺痛，失眠多梦；舌暗，边有瘀点、瘀斑，脉弦细或涩。

治法：通窍活血、通络生发。

方药：通窍活血汤加减。头痛明显者，加白芷、丹参、蜈蚣；失眠多梦者，加丹参、夜交藤、珍珠母；胸胁胀痛或刺痛者，加炒川楝子、元胡、香附；血瘀重者，加三棱、莪术、王不留行。

（3）气血两虚证

证候：多见于久病后或产后，头发呈斑块状脱落，并渐进性加重，甚或全部头发脱落，毛发稀疏干枯，轻拉即掉；伴面色无华，口唇色淡，心悸失眠，气短乏力；舌淡，苔薄，脉细弱。

治法：益气养血、补虚生发。

方药：八珍汤加减。毛发稀疏干枯者，加制黄精、制首乌、桑椹子；心悸失眠者，加柏子仁、五味子、煅龙骨、煅牡蛎；气短乏力明显者，加黄芪，山药。

（4）肝肾不足证

证候：病程日久，平素头发枯黄或花白，发病时头发大片均匀脱落，重者全头或全身毛发均脱落；伴头晕目眩，耳鸣，腰膝酸软；舌淡，苔少，脉沉细。

治法：滋补肝肾、填精养血。

方药：七宝美髯丹加减。偏阳虚者，加淫羊藿、巴戟天、肉桂；偏阴虚者，加旱莲草、女贞子、熟地；肾精不足者，加制黄精、沙苑子、覆盆子；头晕耳鸣者，加天麻、钩藤、磁石；腰膝酸软者，加续断、杜仲、桑寄生。

2. 外治

（1）鲜生姜切片（老者尤佳），用毛刺面涂擦脱发区，擦至有灼热感为佳，或捣生姜汁外涂脱发处，每天2~3次。

（2）5%~10%斑蝥酊、10%补骨脂酊、10%辣椒酊外搽，每天2~3次；或用制首乌、川芎、桑白皮、补骨脂、川椒等白酒浸泡1周后涂搽，每天2~3次。

（3）全秃者，可用艾叶、制首乌、川芎、红花、补骨脂、蜈蚣等煎水湿敷头部，每日1~2次。

3. 针刺疗法

（1）体针　主穴取百会、头维、翳明、上星、生发穴（风池与风府连线中点）、足三里、三阴交，血热证配太阳、风池、血海；血瘀证，配膈俞、太冲、内关透外关；气血两虚证，配气海、血海、肺俞、脾俞；肝肾不足证，配肝俞、肾俞、太溪、昆仑。手法：实证用泻法，虚证用补法。留针20~30分钟，每日或隔日1次，10次为1个疗程。

（2）围刺法　常规消毒后，用毫针呈15°角斜刺入秃发区边缘及周围，留针30分钟，其间捻转3~5次，隔日1次，10次为1个疗程。

（3）梅花针　主穴取阿是穴（秃发区），顶部脱发者，配百会、前顶、后顶；侧头部脱发者，配头维、足临泣、侠溪、太冲、昆仑、太溪；中等强度，每日或隔日1次，14次为1个疗程。病程长者，可在脱发区和头皮足太阳膀胱经循行部位用梅花针移动叩击，每天1次，5次为1个疗程。

二、西医治疗

1. 内用药物　内服B族维生素、胱氨酸、泛酸钙可有助于生发。对于精神紧张、焦虑及失眠的患者，可内服镇静药，如地西泮、艾司唑仑等；糖皮质激素可用于病变范围广、全秃及普秃的患者，一般2个月内毛发即开始生长，但不宜大量长期使用，还应注意激素的不良反应。

2. 外用药物

（1）5%的米诺地尔酊或霜剂、10%芥子酊等，可改善皮肤局部血循环，促进毛发生长。

（2）糖皮质激素外用或脱发处局部皮内点状注射，每点注射0.1ml，点间隔距离为1~2cm，每次总量不超过2ml，每周1次，10次为1个疗程。常用的曲安奈德注射液、复方倍他米松针等。

3. 物理疗法　局部按摩、紫外线照射、共鸣火花治疗、音频电疗等可改善局部血循环以促进毛发生长。

三、中西医结合治疗思路

促进毛发再生，防止复脱是本病治疗的关键。首先需让患者坚定信心，去除可能的诱发因素。在中医辨证内服加外用药治疗的同时，辅助针灸治疗；或配合西药内服、外用、局部注射糖皮质激素等，综合治疗效果较好。

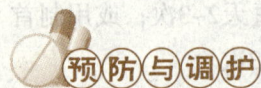

预防与调护

1. 生活调理　忌搔抓及烫洗，不用碱性太强的肥皂洗发，减少烫发、染发，尽可能少用电吹风和少戴帽子。

2. 饮食调理　饮食多样化，适当加强营养，注意摄入富含维生素的食物，纠正偏食，忌酒及辛辣刺激、油腻高糖食物。

3. 精神调理　劳逸结合，保持心情舒畅，睡眠充足，忌过度焦虑、紧张及熬夜。

第五节　雄激素性脱发

雄激素性脱发（androgenetic alopecia, AGA）是一种与遗传因素和雄激素相关的特征性脱发，又称男性型秃发、早秃等。中医称"蛀发癣"或"虫蛀脱发"。临床特点：常有家族史，脱发一般先从两侧额角、前额或头顶中间开始，继而整个头顶，但头部四周脱发却不明显。

病因病理

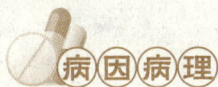

一、中医病因病机

内因——素体湿热，肝肾失调
外因——外感风、湿、热邪 }内外合邪，毛发失养 → 雄激素性脱发

二、西医病因及发病机制

本病的发生主要与遗传特质有关。患者常伴家族史，表现为常染色体显性遗传，但其遗传特质要在雄激素作用下才显现出来。

头皮秃发区5α-还原酶的活性比非秃发区明显增高，睾酮在5α-还原酶的作用下转变为二氢睾酮（DHT），二氢睾酮再与头皮部毛囊靶细胞内的雄激素受体结合，可抑制毛乳头的生长发育，干扰毛囊细胞的生长代谢，使毛囊逐渐萎缩，导致毛发的生长周期缩短，使头发提前进入休止期，引起AGA。

总之，DHT是雄激素性脱发的真正元凶。其他，如精神因素、饮食嗜好、睡眠状况、皮脂分泌、微量元素及某些药物因素等，也可影响本病的进程。

诊 断

临床表现

1. 主要发生于20~30岁的男性青壮年，常有家族史，脑力劳动者多于体力劳动者，近年来女性患者有增加的趋势。

2. 从两侧额角、前额开始，头发逐渐变得纤细、稀疏，并逐渐向头顶部延伸，前额发际向后退缩，头顶部头发也开始稀疏脱落；或头发从头顶部开始散在脱落，逐渐延及前发际。随着病情发展，前额逐渐变成"高额"，呈"V"字型脱发，进而与头顶部脱发连成片，仅枕部及两颞剩余头发。日久秃发区皮肤光滑发亮，见纤细毳毛（图22-7）。女性患者症状一般较轻，多为顶部头发稀疏，但不完全脱落，前额发际也不后移。

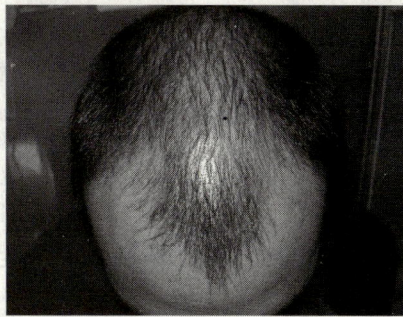

图22-7 雄激素性脱发

3. 无自觉症状或轻微瘙痒。

4. 病程缓慢，脱发的速度及程度因人而异，其患病率随年龄的增大而增加。

治疗

治疗原则：中医治疗实证以清以通为主，血热清则血循其经，气血畅则毛发得养；虚证以补摄为要，精血充足则毛发易生。西医治疗以抑制二氢睾酮为主。

一、中医治疗

1. 辨证论治

（1）血热风燥证

证候：多见于病程初期，头发稀疏脱落，可有头屑增多，瘙痒。常喜食辛辣或情志不畅；伴心烦口渴，大便干，小便短赤；舌红，苔薄黄，脉数。

治法：凉血祛风、润燥生发。

方药：凉血消风散加减。血热偏盛，脱发迅猛者，加丹皮、赤芍、侧柏叶；风热偏盛，头屑增多，瘙痒者，加桑叶、钩藤、僵蚕；心烦口渴者，加生栀子、天花粉；头发干枯者，加制首乌、制黄精。

（2）脾胃湿热证

证候：脂溢明显，头皮油亮多脂，脱发伴油腻性痂屑，瘙痒；常嗜食肥甘厚味及嗜酒，伴口苦口干，大便臭秽，小便黄；舌红，苔黄腻，脉滑数。

治法：运脾祛湿、清热生发。

方药：祛湿健发汤加减。脂溢明显者，加茵陈、侧柏叶、生山楂；瘙痒剧烈者，加苦参、白鲜皮、蜈蚣；病程日久者，久病则瘀，加丹参、红花、当归。

（3）肝肾不足证

证候：病程日久，前额、头顶头发大片稀疏脱落或全部脱光，头皮光亮；伴头晕目眩，耳鸣，腰膝酸软；舌淡，苔少，脉沉细。

治法：滋肝补肾、养血填精。

方药：七宝美髯丹合二至丸加减。偏阳虚者，加淫羊藿、巴戟天、肉桂；偏阴虚者，合六味地黄丸加减；肾精不足者，加制黄精、沙苑子、金樱子；头晕耳鸣者，加天麻、益智仁、磁石；腰膝酸软者，加杜仲、续断、桑寄生。

2. 外治

（1）头发稀疏脱落，头皮不油腻者，用生发健发酊或10%补骨脂酊外搽，每天2~3次；或用制首乌、川芎、红花、补骨脂等养血活血、乌须生发的中药加白酒浸泡1周后涂搽，每天2~3次。

（2）脂溢明显，头发油腻，瘙痒者，用侧柏叶酊外搽，每天2~3次；或用茵陈、透骨草、苦参、侧柏叶、明矾等清热消炎、除湿去脂的中药煎水洗头，每周1~2次。

3. 针刺疗法
头三针：取2个固定穴，防老和健脑穴；配合1个机动穴：脂溢明显者取上星穴，瘙痒者取大椎穴。防老穴向前方斜刺，留针15~30分钟，每日或隔日1次，10

次为1个疗程。

二、西医治疗

1. 内用药物　用雄激素拮抗剂，如螺内酯，可竞争雄激素受体达到抑制雄激素的作用；或5α–还原酶抑制剂，如非那雄胺，可降低血清和头皮中二氢睾酮的水平而直接针对病因及发病机制治疗。脂溢明显，头皮瘙痒者，可加用B族维生素、锌制剂和止痒镇静剂。

2. 外用药物　目前以2~5%的米诺地尔酊或霜剂外用为主，可改善皮肤局部血循环，促进毛发生长。脂溢明显，头皮瘙痒者，可用硫化硒洗剂、复方硫黄洗剂洗头以抑制油脂分泌。

此外，对于严重影响美观者，可行头发移植术或使用假发。

三、中西医结合治疗思路

在中医辨证内服中药、外用，针灸治疗的同时，可配合西药5α–还原酶抑制剂、雄激素拮抗剂，或头发移植术等治法。

预防与调护

1. 合理饮食，戒烟忌酒及浓茶、咖啡，忌食辛辣刺激、油腻及高糖食物，增加富含维生素及微量元素的食物摄入。

2. 温水洗发，洗发不宜过勤，不用碱性太强的肥皂洗发，减少烫发、染发，经常按摩头皮。

3. 放松心态，劳逸结合，睡眠充足，忌过度焦虑、紧张及熬夜，保持大便通畅。

复习思考题

1. 试述异常痤疮的辨证分型、治法和代表方剂。

2. 简述寻常痤疮和酒渣鼻的鉴别要点。

3. 酒渣鼻的临床表现有哪些？

4. 什么是斑秃、全秃、普秃？斑秃怎样辨证论治？

5. 雄激素性脱发的中、西医治疗要点是什么？

第二十三章　皮肤肿瘤

要点导航

皮肤肿瘤分为良性肿瘤和恶性肿瘤两大类，病因复杂。良性肿瘤以破坏性治疗为主；恶性肿瘤采用手术、激光为主的综合治疗方法，中医辨证论治对减轻化疗、放疗的不良反应，促进手术创口的愈合，提高治疗效果作用明显。

第一节　痣细胞痣

痣细胞痣（nevus cell nevus）又称色素痣（nevus pigmentosus），属于黑素细胞系统的良性肿瘤，是人类皮肤最常见的良性肿瘤。可分为先天性和后天性两种。中医称之为"黑痣"、"黑子"、"黡子"等。临床特点：皮肤、黏膜上黑色或褐色的扁平、微隆起的斑疹、或半球状隆起，表面光滑，无自觉症状。

病因病理

西医病因及发病机制：病因不明，主要与黑色素细胞来源有关。

诊　断

一、临床表现

痣细胞痣可分为先天性和后天性两种。先天性痣细胞痣出生时即有，但常于两岁后开始出现，大多为混合痣和皮内痣。可发生于身体皮肤和黏膜的任何部位，数目可单一、数个或数十个。皮损可为扁平、微隆起的斑疹、半球状隆起、乳头瘤状或带蒂，表面光滑，可有或无毛发。痣细胞内所含色素的种类和数量不同，使皮损呈棕色、褐色、蓝黑色或黑色（图23-1）。无色素痣细胞痣呈肤色。本病进展缓

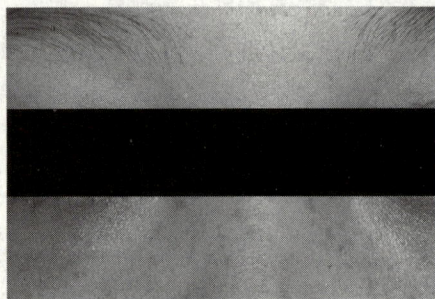

图23-1　痣细胞痣

慢，多无自觉症状。根据痣细胞在皮肤内位置的不同，可将其分为交界痣、混合痣和皮内痣。通常扁平皮损提示为交界痣，微高起的皮损为混合痣，乳头瘤状皮损和半球状、带蒂皮损为皮内痣。如体积突然增大，颜色加深，表面溃烂，出血或肿胀，周围出现卫星病灶，自觉疼痛或瘙痒，色素痣区域的淋巴结肿大等，考虑恶变可能。

鉴别诊断

数量较多时需与雀斑、炎症后的色素沉着、扁平疣等鉴别。

治疗

治疗原则：破坏性治疗为主。

一、中医治疗

外治为主，水晶膏、五妙水仙膏少许点痣上，或用去痣膏（将氢氧化钠3g放瓶中，加糯米26g，兑入蒸馏水10ml，静置数小时后呈糊状）挑少许点痣上。

二、西医治疗

直径小于1.5cm的先天性痣可长期观察。发生在掌趾、腰周、腋窝、腹股沟等易摩擦部位的交界痣、混合痣应考虑手术切除。有恶变体征的亦应手术切除。后天性痣影响美观时，采用CO_2激光、冷冻、高频电刀烧灼等方法治疗，但瘢痕体质的人慎用。先天性痣细胞痣有发展成恶性黑色素瘤的可能，以手术切除为好。

预防与调护

1. 摩擦部位的色素痣要减少刺激，以防恶变。
2. 点痣后，保持干燥，让其自然脱痂。
3. 注意防晒，以防色素沉着。

第二节　皮脂腺痣

皮脂腺痣（sebaceous nevus）是先天性、局限性表皮发育异常，以皮脂腺增生为特点的良性皮肤附属器肿瘤。临床特点：出生时既有或于幼儿期发病，好发于头皮、面部、颈部等部位，皮损呈蜡样外观，微高出皮面或呈瘤样增生，缓慢增大。

病因病机

西医病因及发病机制：源于先天性局限性表皮发育不良。

诊 断

临床表现

好发于头皮、面部及颈部。常发生于出生时或幼儿时期，多单发，偶见多发，有些呈线状排列或泛发。皮损呈局限性微隆起的斑块，淡黄色或黄褐色，边界清楚。发于头部的皮损，主要在颅骨缝处，以颞部和耳周围为多见。部分或全部无毛发生长。

本病的发育过程分为三期：第一期，婴儿儿童期，皮脂腺尚未发育完全，皮损隆起不明显，呈蜡样外观，缓慢增大；第二期，青春期，皮脂腺增大，皮损肥厚，呈或乳头瘤样隆起；第三期，老年期，皮损呈疣状、结节状增殖，可继发其他皮肤附属器肿瘤。

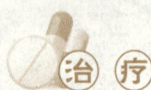

治 疗

皮损较小者采用冷冻、激光或电灼等治疗。影响美观、较大的皮损应在青春期前彻底手术切除，切除不彻底易复发。手术切除后可直接拉拢缝合或行植皮手术。

第三节　先天性血管瘤

先天性血管瘤（congenital hemangioma）为起源于中胚叶的先天性良性肿瘤，是常见的皮肤良性肿瘤。中医称之为"血瘤"、"血痣"、"赤疵"。临床特点：好发于婴幼儿，皮肤上红色、暗红色或青紫色斑片，可高出皮面，按压后颜色消失，放手后迅速恢复原状。

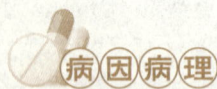

病 因 病 理

西医病因及发病机制：本病由胎儿期血管组织畸形或原有血管扩张所致。

诊 断

临床表现

1. 鲜红斑痣（nevus flammeus） 又称毛细血管扩张痣或葡萄酒样痣。全身任何部位均可发病，好发于面颈部。出生时既可存在，为不高出皮面的红斑，大小不定，颜色淡红或暗红，形状不规则，压之部分或完全褪色（图23-2）。面部皮损随年龄增大而颜色加深，亦

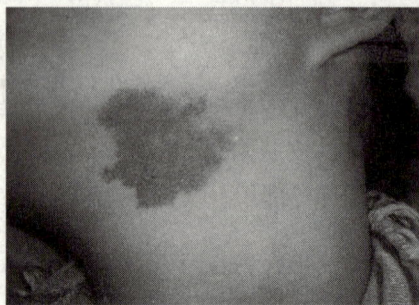

图23-2　鲜红斑痣

可高出皮面，或呈结节状。可伴有其他血管畸形，如出现脑蛛网膜血管瘤，结膜、虹膜或脉络膜血管瘤，导致青光眼或视网膜剥离。

2. 草莓状血管瘤（strawberry hemangioma） 又称毛细血管瘤（capillary hemangioma）。好发于面、肩、头部及颈部。皮损呈鲜红色，高出皮面，境界清楚，呈柔软分叶状肿块，单一或数个，大小不等，直径通常>1cm，偶见整个肢体受累。广泛性皮损的深部，常伴发海绵状血管瘤。该病出生时即有，但常在生后2~3个月内发生，且可逐渐增大，约1年后逐渐开始退化。约有70%~90%的患者在5~7岁时可自行消退。

3. 海绵状血管瘤（cavernous hemangioma） 好发于头颈部，亦可累及口腔或咽部黏膜等其他部位。皮损为单个或多个大而不规则的结节状或分叶状损害。浅表性损害颜色鲜红或深红，表面不规则；深在性损害颜色呈紫色，界限不清，表面光滑，柔软而有弹性，可压缩，状似海绵。其上方可伴发草莓状血管瘤。本病出生时即存在或出生数周后发病，在1年内迅速增大亦可能逐渐缓解，但难以消退。

两种血管瘤混合存在，而以一型为主，称为混合型血管瘤。

治 疗

治疗原则：激光治疗或放射治疗为主。
西医治疗：根据血管瘤的类别、部位等具体情况而定（表23-1）。

表23-1 先天性血管瘤西医治疗

分 型	治 疗 方 法
鲜红斑痣	治疗较困难，选用YAG：585nm脉冲染料激光或532nmQ开关激光，或用遮盖霜遮盖皮损
草莓状血管瘤	生长较快的可选用585nm或595nm的脉冲染料激光治疗，或用X射线、放射性核素^{32}P、^{90}Sr等照射治疗
海绵血管瘤	治疗基本同草莓状血管瘤，亦可采用尿素、消痔灵或硬化剂皮损内注射，偶尔需要手术切除

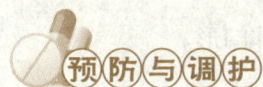

预防与调护

1. 尽量避免患儿啼哭、吵闹和烦躁，减少血液向瘤体灌注。
2. 注意保护好局部皮肤，防止外伤，避免出血不止。

第四节　瘢痕疙瘩

瘢痕疙瘩（keloid）为皮肤损伤后结缔组织过度增生和透明样变性而引起的良性皮肤肿瘤，有色人种较易发病。中医称之为"蟹足肿"、"黄瓜痈"。临床特点：好发于胸、肩、颈部，或见于皮肤外伤瘢痕处。高于皮面的肿块，色红或暗红，表面光滑发亮，时有疼痛。

病因病理

一、中医病因病机

先天禀赋不足，金创、水火烫伤、痈疽等伤愈，感受外邪导致气滞血瘀而发病。

二、西医病因及发病机制

1. 体质因素 属单基因遗传病，可有家族倾向。机体免疫修复功能失常，对创伤愈合发生超常反应所致，有色人种较多发病。

2. 外伤 皮肤损伤可诱发本病，机体在修复过程中，引起真皮内胶原纤维组织过度增生，但亦可自行发生。

诊断

一、临床表现

好发于胸骨区，亦可见于肩部、颈部、耳朵、上臂、腹部及面部等处。初期为损伤处出现小而坚硬的红色丘疹，缓慢增大，高出皮肤表面，出现圆形、椭圆形或不规则形的增生性瘢痕，往往超出原损伤区域，呈蟹足样向外伸展，表面光滑、发亮。早期进行性皮损，色红或暗红，有触痛或瘙痒，呈橡皮样硬度，表面有毛细血管扩张（图23-3）。静止期皮损颜色变淡，质地坚硬，多无自觉症状。皮损常多发，大小不

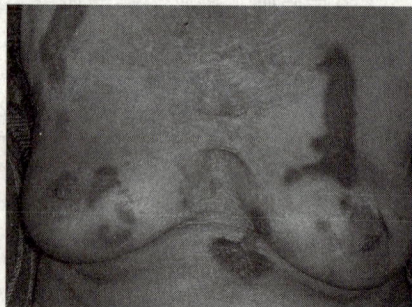

图23-3 瘢痕疙瘩

等。继发于烧、烫伤者，可形成大面积的瘢痕，严重的可造成肢体畸形。

二、组织病理

胶原纤维致密增生，纤维束增粗，可呈透明化；浅层胶原束与表皮平行排列，其下方胶原束则互相交织成漩涡状。真皮乳头受压变平，弹力纤维稀少；临近附属器萎缩或消失，被推向外周。

鉴别诊断

肥厚性瘢痕：无蟹足状伸展，皮损经一年或数年后可变平，而瘢痕疙瘩则持续存在，甚至超出原损害部位。

治 疗

治疗原则：减少损伤，活血化瘀，软坚散结。

一、中医治疗

1. 辨证论治

（1）毒蕴络阻证

证候：本病初起，皮损色红或呈紫红色，高起，质硬，可向四周呈蟹足样生长，时有瘙痒或触痛。舌红，苔白，脉弦滑。

治法：解毒散结，活血通络。

方药：解毒通络饮加减。瘢痕初起，色泽鲜红加茜草、鬼箭羽、忍冬藤等；色泽暗红加水蛭、全虫等；疼痛明显加穿山甲、蜈蚣；皮损质硬加三棱、莪术等。

（2）气滞血瘀证

证候：病程较久，肿块超出创口范围，质地硬韧，状如树根，边缘不规则向外扩展，其色紫暗，时有疼痛或不仁。舌质暗有瘀斑，脉涩。

治法：益气活血，软坚散结。

方药：复元活血汤加减。

中成药：大黄䗪虫丸。

2. 外用 黑布药膏、鸦胆子膏或疤痕软化膏。

二、西医治疗

早期病变可选用X线照射治疗或采用弹力绷带压力疗法；2%盐酸利多卡因注射液加等量醋酸曲安西龙混悬液或泼尼松龙混悬液皮损内注射有效，但要防止局部皮肤萎缩；局麻下切除瘢痕疙瘩，切除后配合局部注射糖皮质激素和X线照射治疗；外用糖皮质激素、维A酸霜等可缓解症状。

三、中西医结合治疗思路

主要是软化瘢痕或减轻症状。中医采用解毒化瘀，活血通络，软坚散结的方法使肿块软化、消散。根据瘢痕疙瘩形成机制，西医以抑制成纤维细胞的增生，减少胶原合成或增加胶原降解，抑制过剩胶原沉淀为主；避免破坏性治疗。

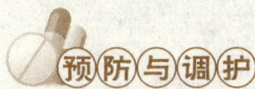

预防与调护

1. 瘢痕体质者应避免一切外伤、搔抓等刺激，以及皮肤继发感染。
2. 禁用单纯手术切除及腐蚀剂，以防扩大。

第五节 脂溢性角化病

脂溢性角化病（seborrheic keratosis） 又称老年疣（senile wart），是老年人常见的良性表皮增生性肿瘤。中医称之为"寿斑"。临床特点：常见于中老年人，好发于面部、躯干及上肢。皮损为淡褐色斑片或疣状物，边界清楚，表面有油腻性角化鳞屑，病程缓慢。

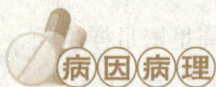

病因病理

西医病因及发病机制：病因不明，可能与日晒、慢性炎性刺激等有关。有些报告特别强调为家族显性遗传。

诊断

一、临床表现

好发于颜面、手背、胸及背部，除掌跖外，亦可见于四肢等其他部位。初起损害为单个或多个淡黄色、浅褐色的扁平丘疹，圆形、椭圆形或不规则形，界限清楚，大小在1cm左右。以后缓慢增大、变厚、数目增多，颜色加深，呈深褐色甚至黑色，表面呈疣状增生，常附着油腻性鳞屑（图23-4）。通常呈良性过程，难以消退，影响美观，恶变极少。

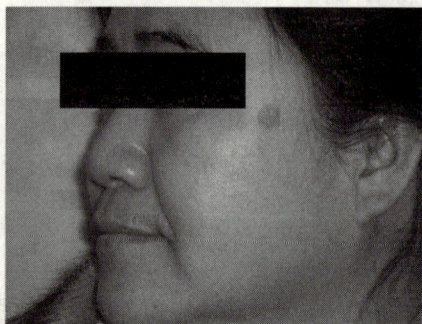

图23-4　脂溢性角化病

二、组织病理

组织相多样，主要有棘层肥厚型、角化过度型及网状型（腺样型）。所有类型都有角化过度、棘层肥厚和乳头瘤样增生。增生的瘤组织由鳞状细胞和基底细胞组成，其特点是瘤边界变平坦，且与两侧正常表皮位于同一平面上。

治疗

治疗原则：破坏性治疗方法为主。

一、中医治疗

外治　皮损消毒后，外用五妙水仙膏或水晶膏，反复点涂至疣体脱落。

二、西医治疗

影响美观时可采取冷冻、激光或电灼疗法。必要时可行手术切除。

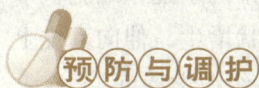

预防与调护

1. 避免过度日晒。
2. 注意局部清洁护理，避免搔抓、摩擦，以防感染。
3. 饮食宜清淡，忌食辛辣刺激食物。

第六节　日光角化病

日光角化病（solar keratosis） 又称光化性角化病（actinic keratosis）、老年角化病（keratosis senilis）是长期曝晒损伤皮肤所引起的皮肤癌前期病变，部分可发展为鳞癌。临床特点：多见于中老年人群，男性多于女性，好发于暴露部位。

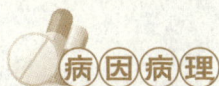

病因病理

一、中医病因病机

先天禀赋不足，后天脾胃失调，营血亏损，腠理不固，复因火毒侵犯，痰瘀互结肌肤而发。

二、西医病因及发病机制

尚不十分清楚，长期日光照射是主要致病原因，此外电离辐射、热辐射、沥青及煤焦油产物等均可引发本病。患者的易感性起决定作用。

诊断

一、临床表现

好发于经常曝晒在日光下的中老年人，男性多于女性，白种人发病率较高。以头部秃发区、面部、下唇、颈部、前臂及手背多见。呈淡红色、淡褐色或灰白色角化性扁平丘疹、结节，呈单发或多发。皮损微隆起，圆形或不规则形，境界清楚或周围有红晕，表面光亮或有轻微黏性鳞屑不易剥离。偶见表面疣状增生，质硬，可呈斑块状。日久皮损转为黄褐色或黑褐色，慢性过程，无自觉症状或轻痒。皮损处多有明显的日光损伤，表现为干燥、皱缩、萎缩和毛细血管扩张，也常伴发老年性雀斑样痣。部分患者可发展为鳞癌。一般认为后者极少转移，为非侵蚀性，预后良好。

二、组织病理

表皮广泛性角化过度伴界限明显的角化不全。该处表皮细胞排列紊乱，细胞核形态不规则，大而深染，可见核分裂。基底层为非典型细胞常呈芽状增生，伸向真皮上部。异常表皮与邻居的正常表皮相互交替存在，分界清楚为本病的组织学特点。

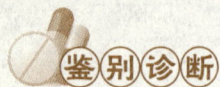

鉴别诊断

本病应与脂溢性角化病、盘状红斑狼疮、Bowen病、扁平苔藓等鉴别。

治 疗

治疗原则：破坏性治疗为主；中医以养血、活血、化痰为主。

一、中医治疗

1. 辨证论治

（1）血虚热蕴证

证候：皮损为红色或淡红色丘疹、结节，有干燥黏着性鳞屑，伴有瘙痒。舌质红，苔薄白，脉细数。

治法：养血活血，凉血祛风。

方药：当归饮子加减。

（2）痰瘀互结证

证候：皮损黄褐色或黑褐色，表面干燥，角化明显，呈疣状增生或有皮角，伴胸闷痰多。舌质暗红或有瘀点，苔腻，脉滑或弦滑。

治法：活血祛瘀，化痰软坚。

方药：桃红四物汤合二陈汤加减。

2. 外治 皮损较少时用五妙水仙膏、鸦胆子油点治。皮损较多时，以木贼、香附、生牡蛎、蜂房水煎外洗。

二、西医治疗

单一或较少的皮损可以冷冻、激光或电灼治疗。多发、大面积损害可采用局部药物外用，如0.1%维A酸霜、1%~5% 5-氟尿嘧啶软膏或溶液。口服阿维A酯亦有较好疗效。

三、中西医结合治疗思路

散在病变，采用药物、物理、手术祛除局部病灶；皮损广泛者，内外并举，辅以辨证论治。

预防与调护

1. 避免日光曝晒。
2. 忌食辛辣刺激、鱼腥发物及光敏性食物。

第七节　Bowen病

Bowen病（Bowen disease），也称原位鳞状细胞癌（squamous cell carcinoma in situ），为发生在皮肤和黏膜的表皮内鳞状细胞癌。中医称"翻花疮"。临床特点：多见于中老年人，好发于颜面、躯干及四肢远端。皮损以淡红色或暗红色大小不一的斑块、丘疹，表面有少许鳞屑或结痂，剥离痂皮后显露湿润的糜烂面为特征。

病因病理

一、中医病因病机

1. 情志内伤，肝郁化火，外感湿热，郁于肌肤而发病。
2. 年老体虚，气虚血瘀，肌肤失养而为患。
3. 肝肾阴虚，相火内灼，火邪郁结而发病。

二、西医病因及发病机制

尚不十分清楚。一般认为与长期接触砷剂和日光照射有关；可能与病毒感染有关；此外遗传和外伤亦可能与本病的发生有关。

诊　断

一、临床表现

发生于任何年龄，中老年人较多。好发于颜面、躯干及四肢远端，亦可累及口腔、鼻、咽、女阴及肛门等黏膜处。皮损为孤立性、界限清楚、暗红色斑片或斑块。圆形或不规则，大小不等，缓慢增大。表面常有渗出、结痂、鳞屑，除去鳞屑和结痂可露出暗红色颗粒状或肉芽状湿润面，很少出血或不出血（图23-5）。本病多单发，少数可多发或互相融

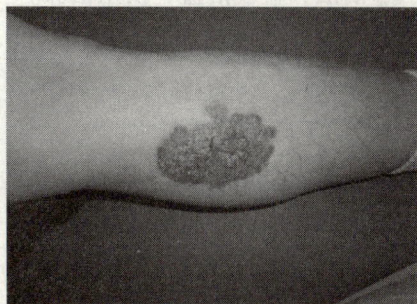

图23-5　Bowen病

合。一般无自觉症状，偶有瘙痒或疼痛。有时皮损呈不规则隆起或结节状，如形成溃疡则提示侵袭性生长，约5%的患者可演变成鳞癌。

二、组织病理

表皮角化过度、角化不全、棘层肥厚、表皮突增宽、真皮乳头被压缩呈细带状。表皮基底膜完整，真皮与表皮界限清楚，看不到癌细胞向真皮内侵袭性生长。癌细胞呈多形性，而且几乎累及表皮全层是本病病变特点。基底膜若有破坏则提示为鳞癌。病变局限于表皮时一般不发生转移，但一旦发生侵袭性生长后，则可能迅速发生转移。

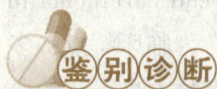

鉴别诊断

本病需与局限性神经性皮炎、银屑病、浅表型基底细胞癌、Paget病等相鉴别。

治疗

治疗原则：以手术治疗为主，内外结合；辅助中医治疗。

一、中医治疗

1. 辨证论治

（1）湿热毒盛证

证候：皮肤或黏膜持久性红斑，表面结痂，粗糙不平或糜烂流滋、或溃破流脓。伴大便秘结，小便黄。舌红，苔黄腻，脉滑数。

治法：清热利湿，解毒散结。

方药：五神汤合草薢渗湿汤加减。红斑隆起明显者，加半边莲，浙贝母、白花蛇舌草；斑块破溃流脓者，加皂角刺、白芷。

（2）气虚血瘀证

证候：病程日久，皮损暗红不鲜、痂皮干燥。伴面淡而暗，身倦乏力，少气懒言，口渴咽干。舌淡紫，或有瘀斑，脉沉涩无力。

治法：益气活血，扶正祛邪。

方药：八珍汤加减。皮损暗红、斑块较硬者，加三棱、莪术；皮损干燥、鳞屑多者，加玄参、麦冬。

（3）肝肾阴虚证

证候：病程日久，皮损结痂干燥。伴眩晕耳鸣，五心烦躁，低热颧红，腰膝酸软。舌红，少苔，脉细数。

治法：滋补肝肾，理气散结。

方药：六味地黄汤加减。

2. 外治 中药外洗：用生大黄、露蜂房、三棱、莪术、野菊花、蒲公英、桔梗、荆芥等煎汤外洗患处，每日1次。

二、西医治疗

手术切除是最有效的治疗方法。若皮损较小可采用电烧灼、冷冻或激光治疗。亦可外涂咪喹莫特霜或1%~5%氟尿嘧啶软膏或溶液。

三、中西医结合治疗思路

皮损泛发者，在局部治疗的同时配合辨证论治，以清热解毒散结，益气活血为治则，提高疗效。

预防与调护

1. 积极治疗慢性溃疡及慢性炎症，必要时行病理检查，及时发现恶变。
2. 避免过度曝晒及各种射线、化学药物的长期接触。
3. 保持局部清洁，防止继发感染。

第八节　Paget病

Paget病（Paget disease）又称湿疹样癌（eczematoid carcinoma），临床表现为湿疹样损害，病理表现以表皮内有大而淡染的异常细胞（Paget细胞）为特点的一种特殊型癌。中医称之为"乳疳"。临床特点：好发于中老年女性，以单侧乳头、乳晕或大汗腺区域出现境界清楚的红色斑片，表面有渗出、结痂、脱屑或角化，呈湿疹样外观为特征。

病因病理

一、中医病因病机

情志内伤，肝气郁结，气滞血瘀；饮食不节，脾失健运，痰湿内生；痰瘀互结，外溢肌肤而发。

二、西医病因及发病机制

病因不明，目前多认为本病是起源于乳腺导管及顶泌汗腺导管开口部的原位癌，并从该处向下沿乳腺导管及腺上皮扩展，最终可侵入结缔组织，向上则扩展到表皮内而形成Paget病。

诊 断

中老年人单侧乳房或顶泌汗腺分布区发生湿疹样斑片，界限清楚，基底有浸润，按湿疹治疗无效，病程缓慢，持久存在，均应怀疑本病，病理检查可确诊。

一、临床表现

1. 乳房Paget病 几乎均见于中老年女性，极少见男性发病。多单侧发病，以乳晕部为主。皮损初发为鳞屑性红斑或斑块，常伴有湿疹化、浅表糜烂、渗出、结痂，浸润明显，缓慢向周围扩大。微痒或不痒。可形成溃疡和乳头蚀损，伴局部淋巴结转移。

2. 乳房外Paget病 多见于女阴、阴囊、会阴、肛周，亦见于阴部以外的顶泌汗腺区（如腋窝）等。皮损与乳房Paget病相似，呈界限清楚的红色斑片或斑块，表面呈湿疹样，糜烂、渗出、结痂。较乳房Paget病的皮损大，且常有痛痒感。乳房外Paget病较乳房Paget病预后好，但可伴发真皮内侵袭性癌。由直肠腺癌扩展到肛周皮肤，或由宫颈癌扩展到外阴部者，则称为继发性乳房外Paget病，预后不良。

二、组织病理

在基底层或棘层下部有单个或呈巢状排列的Paget细胞，胞体大，圆形或椭圆形，无细胞间桥，细胞内含一个大的胞核，胞质丰富而淡染，甚至空泡状、无棘突。Paget细胞增多时可将周围表皮细胞挤压成网状，特别是常将基底细胞挤压成扁平细带状（即Paget样现象）。一般Paget细胞不直接侵入真皮，但可沿汗腺导管、汗腺、毛囊及皮脂腺蔓延。真皮内常有明显炎症反应。Paget细胞PAS反应阳性，耐淀粉酶。

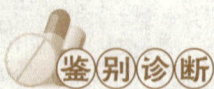

鉴别诊断

乳房湿疹通常对称发生，边界不清，倾向湿润，自觉瘙痒，反复发作。

治 疗

治疗原则：手术疗法配合辨证论治。

一、中医治疗

1. 辨证论治

（1）肝郁气滞证

证候：病变位于乳晕或腋窝，为局限性红色浸润斑块，境界清楚，或有渗液、糜烂、结痂等，舌质淡，苔黄腻，脉弦滑或弦数。

治法：疏肝解郁，清热解毒。

方药：逍遥散加减。

（2）痰瘀互结证

证候：皮损黄褐色或黑褐色，表面干燥，角化明显，呈疣状增生或有皮角，伴胸闷痰多。舌质暗红或有瘀点，苔腻，脉滑或弦滑。

治法：活血祛瘀，化痰软坚。

方药：桃红四物汤合二陈汤加减。

2. 外治 皮损较少时用五妙水仙膏、鸦胆子油点治。皮损较多时，以木贼、香附、生牡蛎、蜂房煎水外洗，每日1次。

二、西医治疗

乳房Paget病应进行乳房切除术，如伴有乳房内肿块，应行乳腺癌根治术。乳房外Paget病应进行广泛深切除，以免复发。

三、中西医结合治疗思路

早期手术切除，效果较好。复发或中晚期患者，中医以疏肝解郁、化痰散结为治疗原则。

预 防 与 调 护

1. 注意皮肤护理，及时清洁创面。
2. 注意加强营养，促进伤口愈合。
3. 定期复查，以防复发。

第九节　基底细胞上皮瘤

基底细胞上皮瘤（basal cell epithelioma）又称基底细胞癌（basal cell carcinoma），其生长缓慢，有破坏性，但极少转移。中医称之为"癌疮"。临床特点：好发于老年人的曝光部位，特别是颜面部。皮损常单发，皮肤出现浅表性、淡红色丘疹、斑块、少有角化或浅在糜烂、结痂、溃疡为特征。

病 因 病 机

一、中医病因病机

情志内伤，肝气郁结，肝木乘脾土，脾失健运，痰浊内生，气郁痰凝，结于肌肤而为患。

二、西医病因及发病机制

原因尚不明。可能与长期日晒密切相关，此外，如大剂量X线照射、烧伤、瘢痕、砷剂等与本病的发生、发展亦可能有关。

诊 断

一、临床表现

好发于老年人，多见于暴露部位，特别是面部。常单发，亦可散发或多发。

1. 结节溃疡型 最常见，好发于颜面部，特别是颊部、鼻部、前额等处。初起为灰白色或蜡样小结节，质较硬（图23-6），缓慢长大，常伴见少数扩张的毛细血管。可出现侵袭性溃疡，溃疡边缘绕以珍珠状向内卷曲的隆起。偶见皮损呈侵袭性扩大，或向深部生长，破坏眼、鼻、甚至穿透颅骨，侵及硬脑膜，造成患者死亡。

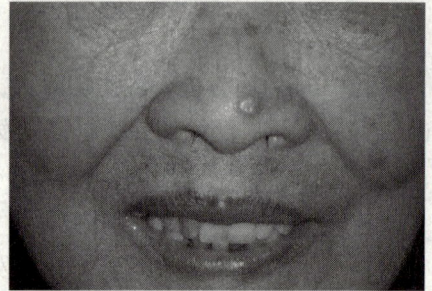
图23-6 基底细胞上皮瘤

2. 表浅型 常发生在躯干，特别是背部、胸部，皮损为一个或数个红斑鳞屑性红斑片，轻度浸润。向周围缓慢扩大，边界清楚，常绕以细线状珍珠样边缘。皮损表面可见小片浅在性溃疡和结痂，预后留有光滑萎缩性瘢痕。

3. 硬皮病样型或硬化型 罕见。常单发，好发于头面部。为扁平或轻度凹陷的黄白色蜡样硬化斑块，似局限性硬皮病，边缘不清，无卷边，亦无溃疡、结痂。进展缓慢。

4. 色素型 与结节溃疡型基底细胞上皮瘤相似，但皮损呈褐色或深黑色，边缘部分色较深，中央呈点状或网状，易误诊为恶性黑色素瘤。

5. 纤维上皮瘤型 好发于背部。为一个或数个高起的结节，略带蒂，触之中等硬度，表面光滑，轻度发红，临床上类似纤维瘤。

二、组织病理

基底细胞上皮瘤的特点是瘤细胞团位于真皮内与表皮相连；瘤细胞似表皮基底细胞，但瘤细胞核大，呈卵圆形或长形，胞浆相对较少，细胞境界不清，无细胞间桥，周边细胞成栅栏状排列，界限清楚；瘤细胞的核在大小、形态及染色上均一致，无间变；瘤团周围结缔组织增生，围绕瘤团排列成平行束，其中有许多幼稚成纤维细胞，并可见黏蛋白变性。瘤细胞团周围出现裂隙为本病的典型表现。

鉴别诊断

结节型基底细胞上皮瘤当与鳞状细胞癌相鉴别；色素型基底细胞上皮瘤当与恶性黑色素瘤相鉴别；浅表型基底细胞上皮瘤当与Bowen病相鉴别。

治　疗

治疗原则：手术切除为主；配合行气化痰散结。

一、中医治疗

1. 辨证论治

（1）肝郁气郁证

证候：肿块软而不坚，皮色如常，随喜怒消长，无寒无热。伴胸闷、善太息，舌质淡，苔薄白，脉弦。

治法：疏肝理气，行气散结。

方药：逍遥散加减。

（2）痰凝湿阻证

证候：肿块已成，不痛不痒，或软或硬。舌质淡，苔白腻，脉滑。

治法：化痰散结。

方药：二陈汤加减。

中成药：小金丸。

2. 外治　选用五虎丹、皮癌净等外用。

二、西医治疗

结合年龄、皮损大小及发生的部位选择治疗手段。

1. 手术切除　是治疗本病的理想办法，根据恶性程度一般在病灶外缘要扩大0.5~3cm切除，有条件的地方可结合术中冰冻切片病理检查，彻底祛除病灶。为最大限度保证组织器官功能及美容效果，可采用植皮或皮瓣转移术。

2. 放射疗法　对放疗敏感者，单纯放疗常能取得治愈的效果。但基底细胞上皮瘤的硬化型、纤维上皮瘤型及复发的患者因对放射线不敏感，不建议使用。

3. 其他　不能手术的患者，可行电灼、激光、冷冻及光动力疗法等。局部外涂5-氟尿嘧啶软膏、维A酸霜、咪喹莫特霜等。

三、中西医结合治疗思路

手术或放疗治疗为主，结合辨证论治，以行气化痰散结为主。

预防与调护

1. 日常生活中避免过度日光直射和曝晒，注意保护皮肤。

2. 鼓励病人战胜疾病的信心，调动病人的主观积极性，保持乐观的生活态度，避免紧张情绪。

3. 饮食宜富含维生素A和维生素C的水果食品。

第十节　鳞状细胞癌

鳞状细胞癌（squamous cell carcinoma）简称鳞癌，又称棘细胞癌（prickle cell carcinoma）。属于中医"翻花疮"、"恶疮"。临床特点：好发于老年人的曝光部位，早期初起皮损即形成溃疡，易出血，伴有恶臭、黏稠的分泌物，疮面高起，呈结节状、菜花状。

病因病理

一、中医病因病机

1. 疮感风毒　疮疡溃后，日久不敛，外感风邪，化热耗阴，阴血不能濡养肌肤，故疮色晦暗，状如菜花外翻。

2. 正气虚弱　疮疡溃后，久不收功，正气虚弱不能载毒外泄，或正虚邪盛所致，特别是年老体虚和先天不足者更为明显。

二、西医病因及发病机制

1. 长期紫外线照射，其次是放射线或热辐射伤。

2. 化学物质致癌，砷、多环芳香族碳氢化合物、煤焦油、木馏油、石蜡、蒽、烟草焦油、铬酸等。

3. 病毒感染，特别是人类乳头瘤病毒16、18、30和33型等的感染。

4. 继发于其他癌前期皮肤病如日光性角化病、黏膜白斑等，慢性皮肤病如慢性溃疡、慢性窦道、慢性骨髓炎、红斑狼疮、寻常狼疮、萎缩硬化性苔癣等。

5. 遗传因素，某些遗传性皮肤病如色素性干皮病、白化病等鳞癌发病率高。

诊　断

一、临床表现

多见于老年人，好发于颜面、耳部、下唇和手背等暴露部位。早期皮损常呈红色结节，边界不清，易演变为疣状或乳头瘤状。表面有鳞屑，中央易发生溃疡，溃疡表面呈颗粒状，易坏死、出血，溃疡边缘较宽、高起，呈菜花状，坚硬，伴恶臭（图23-7）。肿瘤可进行性扩大，进一步侵犯其下方肌肉、骨骼组织。继发于放射性皮炎、焦油性角化病、瘢痕、溃疡、窦道者，其转移性远高于日光损伤者，如日光性角化病。发生于口唇、阴茎、女阴和肛门处，易发生转移。

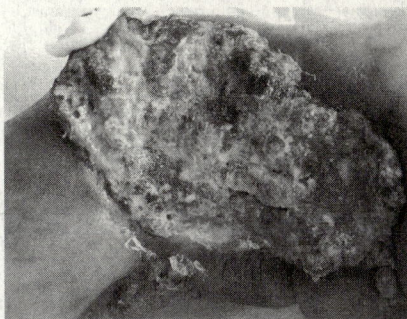

图23-7 鳞状细胞癌

二、组织病理

根据肿瘤细胞分化不同比率和细胞非典型性的程度，按Broders法，一般将鳞癌分为Ⅳ级：Ⅰ级鳞癌中，非典型鳞状细胞少（低于25%）。角珠数量多，绝大多数完全角化，真皮炎症反应明显，特别是在形成溃疡时更为明显；Ⅱ级鳞癌中，癌组织向下侵犯到真皮深层，非典型鳞状细胞较Ⅰ级为多（25%~50%），角化较轻，仅有少数角珠，中心多角化不全，周围炎症反应较Ⅰ级为轻；Ⅲ级鳞癌中，有大量的不典型鳞状细胞（50%~75%），角化不明显，核分裂显著。周围的炎症不明显；Ⅳ级鳞癌中，几乎整个癌组织均为不典型鳞状细胞。核分裂多，完全看不出角化。

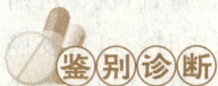

鉴别诊断

应与角化棘皮瘤、基底细胞上皮瘤及肉芽肿鉴别。

治疗

治疗原则：早期手术切除，中后期配合中医辨证论治，内外结合。

一、中医治疗

1. 辨证论治

（1）热毒蕴结证

证候：癌肿初起，正气未衰，或癌肿出现化热、溃烂、流脓血等症时。舌质红，苔薄黄，脉滑数。

治法：清热解毒。

方药：五味消毒饮或黄连解毒汤加减。

（2）气滞血瘀证

证候：肿块色青紫或微红，软硬间杂或质硬，时时牵痛，出血、瘀斑等。舌质暗紫，苔薄白，脉涩。

　　治法：散瘀消肿。

　　方药：桃红四物汤加减。

　　（3）气血亏虚

　　证候：病程日久，癌肿增大迅速或它处有新生肿块，肿块破溃呈菜花状，溃疡口如缸口外翻，血水、脓液不断流滋，疼痛剧烈，恶臭；伴神疲乏力、头晕目眩、少气声低、面色萎黄或㿠白；舌质淡，苔薄白，脉细弱。

　　治法：补益气血，解毒散结。

　　方药：八珍汤加减。

　　（4）脾胃虚弱

　　证候：肿瘤后期，肿块已手术切除，或放化疗之后，食欲不振，倦怠乏力，大便溏稀；舌淡，苔白腻，脉细无力。

　　治法：健脾益胃。

　　方药：参苓白术散加减。

　　2. 外治

　　（1）中药外洗　大黄、五倍子、紫草、枯矾、苦参、荆芥、丹皮、三棱、莪术水煎，外洗患处，可清洁创面。

　　（2）膏、丹、散外用　皮癌净、五虎丹、藜芦膏等外用，可促进解毒、溃疡腐肉脱落、破坏瘤体、缩小病变范围。初期选用藜芦膏外敷患处，每日1次，可缩小范围或有移毒由深出浅的功效；创面腐溃如菜花，时流污秽脓血时，可选皮癌净、五虎丹等直接外搽于创面上，或用植物油调成糊状，涂在创面上，每日1次或隔日1次。

二、西医治疗

　　1. 根据肿瘤大小、形态、部位、组织分化程度、年龄、身体状况等选择手术切除、光动力疗法、冷冻、激光等治疗方法。放疗对部分患者有效。

　　2. 已转移或晚期患者，可配合氟尿嘧啶、丝裂霉素、顺铂、博来霉素等药物行化学疗法。

三、中西医结合治疗思路

　　早期手术切除为主，结合中医辨证论治。改善病人的一般情况，预防和治疗手术后的并发症，减轻放疗、化疗的不良反应，巩固治疗效果，提高远期疗效。

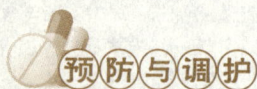

预防与调护

　　1. 加强个人卫生，避免强光的曝晒。

2. 积极治疗癌前期皮肤病，对长期不愈的慢性溃疡、慢性炎症和黏膜白斑等要定期检查，预防皮肤癌的发生，或及时发现恶变。

3. 加强对职业性危害的高危人群的防癌教育和定期普查，避免长期接触煤焦油物质、砷剂和化学致癌物质，职业接触者应注意在工作中加强防护，以预防皮肤癌的发生。

第十一节 恶性黑素瘤

恶性黑色素瘤（malignant melanoma，MM）简称恶黑，又称黑素瘤（melanoma），是来源于黑素细胞、恶性程度较高的恶性肿瘤；属中医"黑砂瘤"、"脚疽"范畴。临床特点：黑色肿物，多发生于皮肤、皮肤-黏膜交界处、眼脉络膜和软脑膜等处。

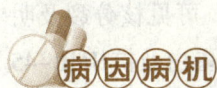

病因病机

一、中医病因病机

中医认为本病是由于七情内伤，脏腑功能失调，或皮肤受不良因素摩擦刺激，气血不和，血瘀痰凝所致。

二、西医病因及发病机制

1. 种族与遗传 白种人发病率比有色人种高，约有3%~10%有家族性。

2. 创伤与刺激 本病发生在容易摩擦部位，约有10%~60%的患者恶变前有创伤史。

3. 病毒 有人在田鼠和人的MM细胞中发现病毒颗粒，但在病因方面所起的作用尚难肯定。

4. 日光 本病与长期日光照射密切相关。

5. 部分患者由恶性雀斑样痣、发育不良性痣细胞痣、先天性痣细胞痣等演变而来。

诊断

一、临床表现

1. 肢端雀斑痣样黑素瘤 常见类型，占亚洲人黑素瘤的50%。多由肢端雀斑样痣发展而来，好发于掌跖、甲及甲周区。皮损表现为色素不均匀、边界不清楚的斑片；若位于甲母质、甲板及甲床可呈纵行带状色素条纹。此型发展快，常在短期内增大，发生溃疡和转移，存活率仅11%~15%。

2. 恶性雀斑痣样黑素瘤 好发于老年人的曝光部位，常由恶性雀斑样痣发展而来。皮损为淡褐色或褐色不均匀的色素性斑片，伴有暗褐色或黑色小点，边缘不规则，逐渐向周围扩大。此型生长缓慢，转移晚，最初仅局限在局部淋巴结转移。

3. 结节性黑素瘤　好发于头颈及躯干部、足底、外阴、下肢等处。皮损初起为蓝黑或暗褐色隆起性结节，沿水平和垂直方向迅速增大成乳头瘤状、蕈样，可形成溃疡。

4. 浅表扩散性黑素瘤　由表浅黑素瘤发展而来，好发于躯干和四肢。皮损比恶性雀斑样痣小，直径很少超过2.5cm，呈不规则斑片，部分呈弓形，棕黄色、褐色或黑色，亦可呈淡红色、蓝色或灰色。皮损出现丘疹、结节、硬化、溃疡则提示预后不良。

此外，恶性黑素瘤还可累及鼻腔、口腔、肛管黏膜等处，常导致破溃，并引起出血、疼痛、阻塞等表现。

二、组织病理

表皮和真皮内可见较多分散或巢状分布的黑素瘤细胞，沿水平方向和垂直方向扩展，深达真皮和皮下。黑素瘤细胞呈异型性，细胞核大，形态不一，可见核分裂及明显核仁，胞质内含色素颗粒，对多巴和酪氨酸酶呈强反应。抗S-100蛋白及抗HMB-45单抗进行免疫过氧化酶染色，有助于诊断。与预后相关的主要因素是黑素瘤细胞的浸润深度和厚度。

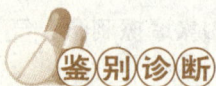

鉴别诊断

需与交界痣、混合痣、基底细胞上皮瘤、脂溢性角化病、化脓性肉芽肿等鉴别。

治疗

治疗原则： 早期发现、早期手术切除。

一、中医治疗

1. 辨证论治

（1）痰瘀互结证

证候： 此型多见于发病早期，皮肤出现黑色斑块或结节。饮食可，二便如常。舌质暗，有瘀点，脉弦或滑。

治法： 活血化瘀，化痰散结。

方药： 二陈汤合桃红四物汤加减。斑块、结节质硬者，加山慈菇、炮山甲；斑块、结节发黑者，加乳香、没药。

（2）气血两虚

证候： 多见于发病中后期，黑色斑块或结节破溃、出血，或形成溃疡，周围皮肤或它处出现黑色结节。形体消瘦，气短乏力，纳差便溏，双目无神。舌质淡暗，脉细涩无力。

治法： 补益气血。

方药：八珍汤加减。肿块破溃出血者，加紫草、茜草；神乏体瘦、舌质红绛、光亮无苔者，加西洋参、麦冬。

2. 外治　本病初起，用藜芦膏外涂，每日换药1次，有缩小病灶、移毒外出之功效。若创形腐溃，状若菜花，时流污秽脓血，用五虎丹外敷。先将五虎丹研细末，用浆糊调成糊状，可加斑蝥、红娘子、蟾蜍少许，根据创面大小，分次外敷创面；或用米饭赋形，搓成约0.3cm粗3~4cm长，两头尖的条，插入基底部，再用万应膏贴敷密封，2~4天换药1次，约1周，癌肿完全坏死脱落。

二、西医治疗

早期手术切除是治疗原发性恶黑的理想疗法，附近淋巴结一并清除。已转移者可采用化疗或联合化疗，肢端恶黑采用局部灌注化疗；放射治疗对缓解内脏及中枢神经系统转移灶的压迫症状有一定疗效，亦可缓解骨转移所致的疼痛。

三、中西医结合治疗思路

由于本病恶性程度高较高，易发生转移扩散，预后较差。早期手术，辨证论治，内外结合可提高生存率。

预防与调护

1. 特殊部位的色素痣应作预防性的切除。
2. 注意保护皮肤，雀斑、色素痣应避免搔抓等刺激，如在短期内色素加深，出现浸润、疼痛或出血等症状，应及时诊治。
3. 避免过度日晒和接触煤焦油类物质。

复习思考题

1. 瘢痕疙瘩形成的原因是什么？如何治疗？
2. 基底细胞癌的临床分哪几型、临床特点是什么？
3. 鳞状细胞癌的临床症状有哪些，如何治疗？
4. Paget病的临床特点有哪些？

第二十四章　性传播疾病

要点导航

性传播疾病是一组传染病，主要通过密切的性接触而传播，大多有潜伏期，有明确的病原体，根据临床表现及实验室检查一般容易确诊，除艾滋病外大多有比较好的治疗效果。性传播疾病是一种行为性疾病，既是医学问题又是社会问题，需要综合治理的防治策略。

第一节　概　论

性传播疾病（sexually transmitted disease, STD）指通过性接触、类似性行为及间接接触传播的一组传染性疾病，不仅可在泌尿生殖器官发生病变，而且还可通过淋巴系统侵犯泌尿生殖器官所属的淋巴结，甚至通过血行播散侵犯全身各重要组织和器官。STD严重危害患者身心健康，可导致不育症、生殖器畸形或缺损等特征性后遗症。

STD是在全世界范围内流行的一组常见的传染病，近年来呈现流行范围扩大、发病年龄降低、无症状或轻微症状患者增多和耐药菌株数增多的趋势，已成为全人类必须共同面对的公共健康问题，尤其是艾滋病的全球肆虐，已经给世界各国，特别是发展中国家和经济落后地区带来了巨大的社会生产力损失。

STD常见传播途径

1. 性接触传播　同性或异性性交是主要传播方式，占95%以上，其他类似性行为（口交、肛交、手淫、接吻、触摸等）可增加感染率。

2. 间接接触传播　通过接触被污染的衣服、公用物品或共用卫生器具等传染。

3. 血液和血液制品传播　输入受病原微生物污染的血液或血液制品，以及静脉成瘾者共用注射器或针头。

4. 母婴垂直传播　患病的母亲通过胎盘感染胎儿，分娩时胎儿通过产道时感染或通过母乳喂养感染婴儿。

5. 医源性传播　被污染的医疗器械感染他人；医务人员在医疗操作过程中因防护不严而自身感染。

6. 器官移植、人工授精等传播。

第二节 梅 毒

梅毒（syphilis）是由苍白（梅毒）螺旋体（TP）引起的慢性、系统性性传播疾病。中医称为"杨梅疮"、"广疮"等。早期以阴部糜烂，外发皮疹，晚期以筋骨疼痛，皮肤起核而溃烂，神情痴呆为主要表现的传染病。根据临床表现为一期梅毒、二期梅毒、三期梅毒和潜伏梅毒。

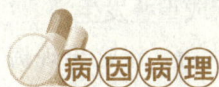

病因病理

一、中医病因病机

湿、热、风邪杂合或胎儿禀赋不足或房事不洁，感受疫毒，侵入人体，邪毒内蕴，蕴热化火，外攻肌肤而发本病。

二、西医病因及发病机制

梅毒的病原体是苍白螺旋体，亦称梅毒螺旋体（TP）。苍白螺旋体细长，（5~15）μm×（0.1~0.2）μm，形似细密的弹簧，螺旋弯曲规则，两端尖直，一般染料不易着色。梅毒螺旋体在体外不易生存，41~42℃环境中可存活1~2小时，干燥、阳光照射、肥皂水、一般消毒液均可于短时间内将其杀死。但在0℃可存活48小时，在低温中（−78℃）仍可保持活力及毒力。

梅毒螺旋体通过皮肤破损处侵入体内，经淋巴播散，达到局部淋巴结；然后侵入血液循环中，传播到全身。感染约2~4周后，出现硬下疳。硬下疳发生1周后，发生腹股沟横痃。硬下疳出现4~12周之后，出现全身症状及皮肤、黏膜损害，骨骼、眼睛及神经系统等症状，发展至二期梅毒阶段。由于机体免疫力增强，皮肤及黏膜损害也自愈。当机体抵抗力低下，未被机体消灭的梅毒螺旋体，仍然可以引起皮疹的再发，即二期复发性梅毒疹。感染时间超过2年的梅毒称为三期梅毒。梅毒螺旋体可经过胎盘脐静脉进入胎儿体内，发生胎传梅毒，累及胎儿的各器官。感染胎盘发生动脉内膜炎，形成多处梗死灶，导致胎盘功能严重障碍，造成流产、死胎、死产、新生儿死亡及先天性梅毒。约30%的感染者，不出现一、二期症状，成为潜伏梅毒。

诊 断

一、临床表现

梅毒分期：根据传播途径可分为先天梅毒（胎传梅毒）和获得性梅毒；根据感染时间，以2年为界，感染2年以内为早期梅毒，2年以上为晚期梅毒。早期梅毒又分一期梅毒、二期梅毒，晚期梅毒亦称为三期梅毒。

（一）获得性显性梅毒

1. 一期梅毒　标志性临床特征是硬下疳。好发于阴茎、龟头、冠状沟、包皮、尿道口;大小阴唇、阴蒂、宫颈;肛门、肛管等部位。也可见于唇、舌、乳房等处。初起为红斑或丘疹，后为硬结，很快糜烂或破溃，直径1~2cm，多为单发，不痛不痒，圆形或椭圆形、边界清晰的溃疡，高出皮面，疮面较清洁。触之软骨样硬度。持续时间为4~6周，可自行消退。

2. 二期梅毒　以二期梅毒疹为特征，硬下疳消退后出现全身症状或重叠发生。

全身症状可见发热、头痛、骨关节酸痛、肝脾肿大、淋巴结肿大等。继之出现梅毒疹，反复发生。

（1）皮肤梅毒疹　80%~95%的病人发生。特点为疹型多样、反复发生、广泛而对称、不痛不痒、愈后多不留瘢痕、驱梅治疗迅速消退、皮疹富含TP。主要疹型有斑疹样、丘疹样、脓疱性梅毒疹及扁平湿疣、掌跖梅毒疹等。

（2）复发性梅毒疹　原发性梅毒疹自行消退后，约20%的二期梅毒病人将于一年内复发，二期梅毒的任何症状均可重新出现，以环状丘疹最为多见。

（3）黏膜损害　约50%的病人出现黏膜损害。发生在唇、口腔各部位、扁桃体及喉，为黏膜斑或黏膜炎，有渗出或灰白膜，黏膜红肿。

（4）梅毒性脱发　约占病人的10%。多为稀疏性，边界不清，如虫蚀样;少数为弥漫样。

（5）骨关节损害　骨炎、骨膜炎、骨髓炎及关节炎。

（6）二期眼梅毒　梅毒性虹膜炎、虹膜睫状体炎、脉络膜炎、视网膜炎等，常为双侧。

（7）二期神经梅毒　多无明显症状，脑脊液异常，脑脊液RPR阳性。可有脑膜炎症状。关于神经梅毒的诊断，不能用任一单独试验确诊所有的神经梅毒。

（8）全身浅表淋巴结肿大。

3. 三期梅毒　1/3的显性TP感染发生三期梅毒。其中15%为良性晚期梅毒，15%~20%为恶性晚期梅毒。

（1）皮肤黏膜损害　结节性梅毒疹好发于头皮、肩胛、背部及四肢的伸侧。树胶样肿常发生在小腿部，为深溃疡形成，萎缩样瘢痕;发生在上部时，组织坏死，穿孔;发生于鼻中隔者则骨质破坏，形成马鞍鼻;发生在舌部者为穿凿性溃疡;阴道损害为出现溃疡，可形成膀胱阴道瘘或直肠阴道瘘等。

（2）近关节结节　是梅毒性纤维瘤缓慢生长的皮下纤维结节，对称性、大小不等、质硬、不活动、不破溃、表皮正常、无炎症、无痛、可自消。

（3）心血管梅毒　主要侵犯主动脉弓部位，发生主动脉瓣闭锁不全，即梅毒性心脏病。

（4）神经梅毒　发生率约10%，多发生于感染TP后10~20年。可无症状，也可发生梅毒性脑膜炎、脑血管梅毒、脑膜树胶样肿、麻痹性痴呆。脑膜树胶样肿为累及一侧大脑半球皮质下的病变，发生颅压增高，头痛及脑局部压迫症状。实质性神经梅毒系脑或脊髓的实质性病损，前者形成麻痹性痴呆，后者表现为脊髓后根及后索的退行性变，感觉异常，共济失调等多种病征，即脊髓痨。

（二）获得性隐性梅毒

潜伏梅毒感染梅毒后经过一定的活动期，由于机体免疫性增强或不规则治疗的影响，症状暂时消退，但未完全治愈，梅毒血清反应仍阳性，此阶段称为潜伏梅毒。感染2年以内者称早期潜伏梅毒，感染2年以上者称晚期潜伏梅毒，其传染性较小。

二、实验室检查

1. 梅毒螺旋体检查　适用于早期梅毒皮肤黏膜损害，如硬下疳、扁平湿疣等。可选用暗视野检查、直接荧光抗体检查法、涂片镀银染色法等。

2. 梅毒血清学试验　在硬下疳出现2~3周开始呈阳性，是诊断梅毒的必需方法，对潜伏梅毒尤为重要。

3. 脑脊液检查　适应于神经梅毒，项目可包括细胞计数、总蛋白测定、VDRL试验及胶体金曲线等。

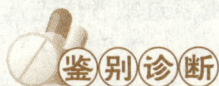

鉴别诊断

1. 硬下疳应与软下疳、固定性药疹和白塞病等进行鉴别。
2. 二期梅毒应与玫瑰糠疹、寻常型银屑病、病毒疹、股癣等进行鉴别。
3. 三期梅毒应与皮肤结核、麻风和皮肤肿瘤等进行鉴别。

治疗

治疗原则：早期、足量、正确完成疗程，西医治疗为主，硬下疳及二期梅毒疹中医辅助治疗。

一、中医治疗

辨证论治

（1）肝经湿热证

证候：外生殖器及肛门或乳房等处有单个质地坚韧的丘疹，四周焮肿，患处灼热，腹股沟出现色白坚硬之肿块如杏核或鸡卵大小，或于胸、腹、腰、四肢屈侧及颈部杨梅疹、杨梅痘或杨梅斑。伴口苦纳呆、尿短赤、大便秘结。苔黄腻，脉弦数。

治法：清肝解毒，利湿化斑。

方药：龙胆泻肝汤加减。

（2）痰瘀互结证

证候：疳疮呈紫红色，四周坚硬突起，或横痃质坚韧，或杨梅结呈紫色结节。或腹硬如砖，肝脾肿大。舌淡紫或黯，苔腻或滑润，脉滑或细涩。

治法：祛痰解毒，化痰散结。

方药：二陈汤合消疬丸加土茯苓、桃仁、红花、夏枯草。

（3）气血两虚证

证候：病程日久，结毒溃面肉芽苍白，脓水清稀，久不收口，面色萎黄，伴头晕、眼花、心悸怔忡、气短懒言。舌淡，苔薄，脉细无力。

治法：补气养血。

方药：十全大补汤。

二、西医治疗

1. 常用的驱梅药物

（1）青霉素类　为首选药物，血清浓度达0.03 IU/ml即有杀灭TP的作用，但血清浓度必须稳定维持10天以上方可彻底清除体内的TP。常用苄星青霉素G、普鲁卡因水剂青霉素G、水剂青霉素G；心血管梅毒不宜用苄星青霉素G。

（2）头孢曲松钠　近年来证实为高效的抗TP药物，可作为青霉素过敏者优先选择的替代治疗药物。

2. 治疗方案的选择

（1）早期梅毒　苄星青霉素G 240万U，分两侧臀部肌注，1次/周，连续2~3次；或普鲁卡因青霉素G 80万U/d肌注，连续10~15天。青霉素过敏者可选用头孢曲松钠1.0g/d静滴，连续10~14天，或连续口服四环素类药物（四环素2.0g/d；多西环素200mg/d；美满霉素200mg/d）15天。

（2）晚期梅毒　苄星青霉素G 240万U，分两侧臀部肌注，1次/周，连续3~4次；或普鲁卡因青霉素G 80万U/d肌注，连续20天。青霉素过敏者可用四环素类或红霉素类药物30天，剂量同上。

（3）心血管梅毒　并发心衰者，应控制心衰后再进行驱梅治疗。为避免吉-海反应，驱梅治疗前1天应开始口服泼尼松（20mg/d，分2次），连续3天。首先选用水剂青霉素G肌注，剂量第1天10万U，第2天20万U（分2次），第3天40万U（分2次）；第4天起肌注普鲁卡因青霉素G 80万U/d，连续15天为1个疗程，共2个疗程，间歇2周。

（4）神经梅毒　首先选用水剂青霉素G 1200~2400万U/d，分4~6次静滴，连续10~14天，继以苄星青霉素G 240万U肌注，1次/周，连续3次；或普鲁卡因青霉素G 240万U/d肌注，同时连续口服丙磺舒（2.0g/d，分4次）10~14天，继以苄星青霉素G 240万

U肌注，1次/周，连续3次。

（5）妊娠梅毒 根据孕妇梅毒的分期不同，采用相应的方案进行治疗，妊娠初3个月及妊娠末3个月各进行1个疗程的治疗。青霉素过敏者选用红霉素类药物口服。

（6）先天梅毒 早期先天梅毒 脑脊液异常者选用水剂青霉素G 10~15万U/kg·d，分2~3次静滴，连续10~14天；或普鲁卡因青霉素G 5万U/kg·d肌注，连续10~14天。脑脊液正常者选用苄星青霉素G 5万U/kg·d肌注。无条件检查脑脊液者按脑脊液异常者的方案进行治疗。

晚期先天梅毒 水剂青霉素G 20~30万U/kg·d，分4~6次静滴，连续10~14日；或普鲁卡因青霉素G 5万U/kg·d肌注，连续10~14日为1个疗程，可用1~2个疗程。

三、中西医结合治疗思路

早期、足量、规则治疗，尽可能避免心血管梅毒、神经梅毒及严重并发症的发生。首选青霉素治疗，配合中医辨证论治。

预防与调护

1. 净化社会风气，禁止卖淫嫖娼，加强性病防治。
2. 早诊断、早治疗，规范用药，坚持疗程，并建立追踪随访制度。
3. 孕妇胎前检查，必要时中止妊娠。
4. 夫妇双方共同防治。

第三节 淋 病

淋病（gonorrhea）是由淋病双球菌（gonococcus）或奈瑟淋球菌（Neisseria gonorrhoeae）引起的泌尿生殖系统的化脓性感染。属中医"花柳毒淋"范畴。潜伏期短，传染性强，可导致多种并发症和后遗症。

病因病理

一、中医病因病机

触染邪毒，致湿热之邪由前阴窍口入侵，阻滞于尿道、精道、膀胱、精室等，使局部气血运行不畅，气化失司，湿热熏蒸，精败肉腐所致。湿热之邪，伤津耗气，阻滞气血，久病及肾，导致肾虚阴亏，瘀热内结，病程日久，形成本虚标实或虚实夹杂之证。

二、西医病因及发病机制

病原体是淋病双球菌，革兰染色呈阴性，呈卵圆形或肾形，无鞭毛及芽孢，常成对排列，接触面平坦或稍凹陷，直径约0.6~0.8μm。淋病双球菌适宜在温度为35~36℃，pH 7.2~7.5，含5%~7%CO_2的潮湿条件下生长。淋球菌对理化因素的抵抗力较弱，一般消毒剂容易将淋病双球菌杀死。

淋球菌借助其外膜上的菌毛和蛋白Ⅱ黏附到男性前尿道、女性尿道及宫颈黏膜上等处的单层柱状上皮细胞和移行上皮细胞，进入上皮细胞增殖，并使上皮细胞溶解，进入黏膜下，引起黏膜下感染。淋病双球菌内毒素及外膜脂多糖与补体结合后产生的化学毒素，能诱导中性粒细胞聚集和吞噬，引起局部急性炎症如充血、水肿、化脓和疼痛；进入尿道腺体和隐窝，成为慢性病灶。近年来研究表明淋病双球菌的菌毛和外膜主要蛋白具有抑制中性粒细胞、巨噬细胞的杀伤作用的能力。

诊 断

一、临床表现

淋病发生于任何年龄，多发于性活跃的中青年，潜伏期一般为2~10天，平均3~5天。

1. 单纯性淋病

（1）男性淋病　早期症状有尿频、尿急、尿痛，出现尿道口红肿，有稀薄的黏液流出，24小时后病情加重，分泌物变为黄色脓性，且量增多，可有尿道刺激症状，有时可伴发腹股沟淋巴结炎。后尿道受累时可出现终末血尿、血精、会阴部轻度坠胀等，夜间常有阴茎痛性勃起。一般全身症状较轻，少数可有发热、全身不适、食欲不振等。

（2）女性淋病　女性感染的主要部位是宫颈内膜和尿道，70%的女性患者无症状或症状轻微。最常见症状是阴道分泌物增多，尿痛，非经期子宫出血，经血过多等。淋菌性宫颈炎的分泌物初为黏液性，后转为脓性，体检可见宫颈口红肿，触痛、脓性分泌物；淋菌性尿道炎、尿道旁腺炎表现为尿道口红肿，有压痛及脓性分泌物。淋菌性前庭大腺炎表现为单侧前庭大腺红肿、疼痛，严重时形成脓肿，可有发热等全身症状。

女童淋病多为与患淋病的父母密切接触和共用浴室用具而感染，少数因性虐待所致。常见弥漫性阴道炎继发外阴炎，有时累及肛门和直肠。

（3）淋菌性肛门直肠炎　主要见于男性同性恋者。轻者仅有肛门瘙痒、烧灼感，排出黏液和脓性分泌物，重者有里急后重，可排出大量脓性和血性分泌物。

（4）淋菌性咽炎　主要见于口交者，约80%咽部淋病双球菌感染者无症状，表现为轻度咽炎或扁桃体炎。

（5）淋菌性眼结膜炎　成人多因自我接种或接触被分泌物污染的物品所感染，

多为单侧；新生儿多为母亲产道感染引起，多为双侧；表现为眼结膜充血水肿，大量脓性分泌物，体检可见角膜呈云雾状，严重时角膜发生溃疡，引起穿孔，甚至导致失明。

2. 淋病并发症　男性淋病性尿道炎可引起后尿道炎、前列腺炎、精囊炎、附睾炎等；炎症反复发作形成瘢痕后引起尿道狭窄，部分发生输精管狭窄或梗阻，导致不育。

女性淋病的主要并发症为淋菌性盆腔炎（包括子宫内膜炎、急性输卵管炎、继发输卵管卵巢囊肿及破裂后所致的盆腔脓肿、腹膜炎等）。反复发作可造成导致输卵管狭窄或闭塞，可引起异位妊娠、不孕等。

3. 播散性淋病双球菌感染　约占淋病患者的1%~3%，常见于月经期或妊娠妇女。淋病双球菌通过血管、淋巴管播散全身，病情严重，若不及时治疗可危及生命。临床表现有发热、寒战、全身不适，常在四肢关节附近出现皮损，可见红斑、脓疱、血疱或中心坏死，散在分布；可发生关节炎、腱鞘炎、心内膜炎、心包炎、胸膜炎、肝周炎及肺炎等。

二、实验室检查

1. 涂片检查

取材于尿道或宫颈分泌物，做革兰染色，高倍镜下可见多形核白细胞内有革兰阴性的淋病双球菌。

2. 细菌培养及药敏试验

淋病双球菌培养是诊断淋病的重要佐证，药敏试验可指导抗生素选择。

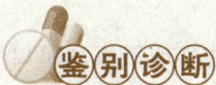

（鉴别诊断）

需与生殖道衣原体感染鉴别，女性患者还应与念珠菌、滴虫等所致阴道炎等鉴别。

（治疗）

治疗原则：及时、足量、合理使用抗生素；根据病情、药敏试验选用抗生素的种类、用量和疗程。中西辨证论治对慢性淋病和有合并症淋病更具优势。

一、中医治疗

1. 辨证论治

（1）湿热毒蕴证（急性淋病）

证候：尿道口红肿溢脓，尿急，尿频，尿痛，淋沥不止，尿液混浊如脂；女性出现宫颈充血、触痛，有脓性分泌物，前庭大腺红肿热痛，伴发热等全身症状；舌红，苔黄腻，脉滑数。

治法：清热利湿，解毒化浊。

方药：龙胆泻肝汤加减。

（2）**正虚毒恋证（慢性淋病）**

证候：小便短涩，淋漓不尽；女性带下多；食少纳差，腰酸腿软，五心烦热；酒后或疲劳易发；舌红，苔薄，脉沉细弱。

治法：滋阴降火，利湿祛浊。

方药：知柏地黄汤加减。

（3）**毒邪流窜证**

证候：前列腺肿痛、拒按，小便溢浊或点滴淋沥，有腰酸下坠感；女性有下腹部隐痛、压痛；外阴瘙痒，白带多，可有低热；舌红，苔黄，脉滑数。

治法：清热利湿，解毒化浊。

方药：五味消毒饮合龙胆泻肝汤加减。

（4）**热毒入络证**

证候：小便灼热刺痛，尿液赤涩，下腹痛，头痛高热，或寒热往来，心悸烦闷，或神情淡漠，面目浮肿，四肢关节酸痛；舌红绛，苔黄燥，脉滑数。

治法：清热解毒，凉血化浊。

方药：清营汤加减。

2. 针灸治疗　取心俞、白环俞。平补平泻法，针刺得气后，留针30分钟，每日一次；脾募、曲泉，直接灸，每次5~10分钟或隔姜灸，用于虚症。

二、西医治疗

1. 淋菌性尿道炎、宫颈炎、直肠炎　头孢曲松、大观霉素，肌注，或氧氟沙星口服；后者禁用于肝肾功能障碍者、孕妇及18岁以下少年、儿童。

2. 淋菌性咽炎　头孢曲松肌注，或环丙沙星口服，或氧氟沙星口服。

3. 淋菌性眼炎　头孢曲松静脉点滴或肌注，或大观霉素肌注，连续7天。同时用生理盐水冲洗眼部，冲洗后用0.5%红霉素眼膏或1%硝酸银液滴眼。

4. 儿童淋病　头孢曲松125mg，或大观霉素40mg/kg，一次肌内注射。

5. 妊娠期淋病　头孢曲松250mg，一次肌内注射或大观霉素4.0g，一次肌注。禁用氟喹诺酮类和四环素类药物。

6. 播散性淋病　头孢曲松肌注或静脉注射，或大观霉素4.0g/d，连续10天以上。淋菌性脑膜炎疗程约2周，心内膜炎疗程要4周以上。

治愈标准为全部症状与体征消失，停药4~7天从患病部位取材涂片或培养检查2次均为阴性者，治愈。

三、中西医结合治疗思路

及时、足量、合理使用抗生素；对慢性淋病或并发症出现者，结合中医辨证论治疗效显著。

预防与调护

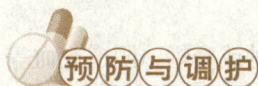

1. 洁身自爱，杜绝性乱，严禁卖淫嫖娼。
2. 性伴侣同时检查和治疗。
3. 执行新生儿硝酸银溶液或其他抗生素滴眼的制度，防止发生淋菌性眼炎。
4. 治疗期间忌烟酒及辛辣刺激之品。

第四节 生殖道衣原体感染

生殖道衣原体感染（chlamydial trachomatis genital infection）是一种由衣原体引起的泌尿生殖道系统感染，本病属于中医的"淋证"、"淋浊"等范畴。

主要通过性接触传染，临床过程隐匿、迁延、症状轻微，常并发上生殖道感染。

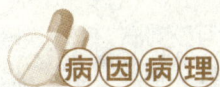

病因病理

一、中医病因病机

湿热下注，肝郁气滞，脾肾亏虚导致膀胱功能失调，三焦水道通调不利为本病的主要病因病机。

二、西医病因与发病机制

主要通过性接触传染，性活跃人群及多性伴侣者均为本病的易感者。沙眼衣原体是引起本病的主要病原体。衣原体对热敏感，在56~60℃可存活5~10分钟，但在-70℃可存活达数年之久，常用消毒剂（如0.1%甲醛液、0.5%苯酚和75%乙醇等）均可将其杀死。

诊 断

一、临床表现

本病多由于性接触而传染，男女均可发病，新生儿科经产道分娩时感染，潜伏期约1~3周，但大约有一半以上无症状，有症状者男性主要表现为尿道炎，女性则为泌尿生殖道炎。

1. 男性尿道炎 主要表现为尿道刺痒、刺痛、烧灼感或坠胀感，少数出现尿频或尿痛，体检可见尿道口轻度红肿，分泌物稀薄呈浆液性，量少，有些患者长时间不排尿或晨起时见尿道口有少量分泌物结成痂封住了尿道口（又称糊口现象）或内裤有污渍等。

未经治疗的尿道炎经常上行感染引起并发症①附睾炎，②前列腺炎，③Reiter综合征（又称尿道—眼—滑膜综合征）：主要发生在具有HLA-B$_{27}$遗传素质的男性，临床上以尿道炎、双侧眼结膜炎、关节炎病变为特点。

2. 女性黏液性宫颈炎　主要表现为白带增多，体检时宫颈水肿或糜烂，阴道充血等症状。上行感染可引起输卵管炎、子宫内膜炎，甚至可造成宫外孕、流产、宫内死胎、不孕等，或肝周围炎。如尿道内感染，则出现尿道炎症状。此外还可出现外阴瘙痒，小腹不适等症状。

3. 新生儿感染　新生儿衣原体感染，经产道感染1~2周后发生结膜炎，损害视力，4~12周后可出现间质性肺炎。

二、实验室检查

1. 显微镜检查　涂片吉姆萨染色、碘染色或帕氏染色直接镜检可发现沙眼衣原体包涵体。只适用于新生儿眼结膜刮片的检查。

2. 细胞培养法　沙眼衣原体细胞培养阳性。

3. 抗原检测　酶联免疫吸附试验、直接免疫荧光法或免疫扩散试验检测沙眼衣原体抗原阳性。

4. 抗体检测　血清抗体升高（1∶64），见于沙眼衣原体性附睾炎、输卵管炎。

5. 核酸检测　聚合酶链反应法等检测沙眼衣原体核酸阳性。

治疗

治疗原则：早期诊断、早期治疗。及时、足量、规则用药、治疗方案个体化。性伴侣应同时接受治疗。对于顽固的患者，在使用抗生素的基础上，配合辨证论治。

一、中医治疗

1. 辨证论治

（1）湿热下注证

证候：尿道外口或宫颈口微红肿，分泌物色黄而少，小便短赤，灼热刺痛；舌质红，苔黄或腻，脉数。

治法：清利湿热，分清泌浊。

方药：萆薢分清饮加减。

（2）肝郁气滞证

证候：小便涩痛，排尿不畅；小腹或胸胁胀满，隐痛不适，情志抑郁，或多烦善怒，口苦；舌质红，苔薄，脉弦。

治法：疏肝解郁，理气通淋。

方药：丹栀逍遥散加减。

（3）脾肾亏虚证

证候： 久病缠绵，小便淋漓不尽，分泌物清稀；伴遇劳即发，神疲纳呆，面色无华，形寒肢冷；舌质淡，边有齿痕，苔白，脉沉细无力。

治法： 健脾温肾，利湿化浊。

方药： 金匮肾气丸加减。

2. 针灸治疗　选用肾俞、关元、三阴交、阴陵泉、太溪等为主穴，再辨证配穴，实证施泻法，虚证施补法，留针30分钟，每日1次，亦可施灸法。

二、西医治疗

1. 推荐方案　阿奇霉素1g饭前1小时或饭后2小时一次顿服或多西环素200mg/d，分2次口服，连服7~10天。

2. 替代方案　米诺环素100mg，每日2次，共10天或罗红霉素0.15g口服，每日2次，共10天；或盐酸四环素500mg，口服，每日4次，连服7~10天；或克拉霉素0.25g，口服，每日2次，共7~10天。或氧氟沙星0.3g，口服，每日2次，连续7~10天。司帕沙星0.2g，口服，每日1次，连续10天。

3. 妊娠期　红霉素500mg，口服，每日4次，共7天。或阿奇霉素1g一次顿服。不宜用四环素类药物。

4. 新生儿衣原体眼结膜炎　红霉素干糖浆粉剂50mg/（kg·d），分4次口服，连服14天；如有效再延长1~2周。0.5%红霉素眼膏或1%四环素眼膏出生后立即滴入眼中对衣原体感染有一定预防作用。

第五节　尖锐湿疣

尖锐湿疣（condyloma acuminatum）是由人类乳头瘤病毒引起的性传播疾病。中医称为"臊疣"、"瘙瘊"等。临床特点：外阴、肛周等皮肤黏膜交界处出现淡红色柔软的良性赘生物，大小不一，单个或群集分布。

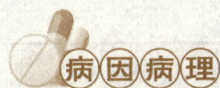

病因病理

一、中医病因病机

中医病因病机见表24-1。

表24-1　中医病因病机

湿毒聚结	脾虚毒蕴
房事不洁、滥交或间接接触污秽物品，感受湿热淫毒，下注侵袭皮肤黏膜，湿毒搏结而成臊疣	素体体质虚弱，脾虚运湿无力，易沾染感受湿热淫毒，内外湿合邪为患，而成臊疣

二、西医病因及发病机制

人类乳头瘤病毒，经局部细微损伤的皮肤黏膜感染，病毒长期潜伏在损伤的皮肤黏膜处，当机体抵抗力下降时，局部出现乳头瘤样增生，棘层增厚，棘层上部和颗粒层出现凹空细胞，形成赘生物。

诊 断

一、临床表现

多有不洁性交或生活接触史。潜伏期约1~12个月，平均3个月。

发于男性时，皮损多在龟头、包皮、冠状沟、尿道口、阴茎系带附近；发于女性时，皮损多在大小阴唇、阴蒂、阴道、前庭区、宫颈；同性恋者皮损常见于肛门和直肠。

皮损初起多为淡红色、污灰色、柔软的表皮赘生物。赘生物大小不一，单个或群集分布，渐渐增大、增多，融合成乳头状、菜花状或鸡冠状。一般无自觉症状，少数病人可出现局部疼痛或瘙痒，或伴有性交疼痛、白带增多。疣体易擦烂出血，若继发感染，分泌物增多，伴有恶臭。少数病例疣体过度增生，成为巨大尖锐湿疣。尖锐湿疣生长快，突然增大，可能癌变。

二、辅助检查

醋酸白试验：用3%~5%的醋酸液外涂或湿敷皮损后3~5分钟，局部可呈现乳白色，即所谓"醋酸白现象"。在放大镜下观察更为明显。

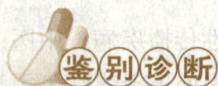

鉴别诊断

尖锐湿疣与相关疾病鉴别诊断（表24-2）。

表24-2 尖锐湿疣与相关疾病鉴别诊断

病名	假性湿疣	扁平湿疣	生殖器癌	珍珠状丘疹
鉴别要点	多发于女性外阴，皮损局限，呈淡红色或红色，触之有颗粒感，无自觉症状	扁平湿润的丘疹，表面光滑，不痛不痒，梅毒血清检测呈阳性反应	浸润性的结节肿块，易溃烂，分泌物恶臭，易出血，活检可确诊	冠状沟部珍珠样半透明小丘疹，色白淡黄或淡红，无自觉症状

治 疗

治疗原则：除疣解毒，清热燥湿，健脾益气。

一、中医治疗

1. 辨证论治

（1）湿毒聚结

证候： 外阴或肛门等处出现疣状赘生物，色呈灰白或粉红，表面秽浊潮湿，有大量分泌物，色淡黄，恶臭，或伴有瘙痒，女性可见白带增多。伴见口干口苦，小便色黄量少，大便干燥或溏稀不畅。舌红，苔黄腻，脉滑数或濡。

治法： 清热解毒，燥湿散结。

方药： 黄连解毒汤加减。热毒盛者，加板蓝根、紫草等；瘙痒明显者加苦参、萆薢、土茯苓；疼痛明显者加元胡、郁金、乳香、没药。

（2）脾虚毒蕴

证候： 外阴或肛门等处出现尖锐湿疣，反复发作，伴有肢体倦怠，少气懒言，纳呆便溏，小便清长，女性则可见白带清稀量多。舌质淡胖，苔白，脉细弱。

治法： 健脾益气，解毒化湿。

方药： 萆薢渗湿汤加减。湿热较盛者，加龙胆草、栀子；瘙痒难忍者，加白蒺藜、浮萍。

2. 外治 外涂鸦胆子油，直接点涂疣体使之枯萎脱落；或用中药洗剂，如马齿苋、大青叶、苦参、黄柏，煎水熏洗局部。

3. 针刺治疗 于疣体中央垂直部位刺入，至基底部，提插捻转；再于疣底部平行进针，出针后放少量血。每周1次，4次为1疗程。

二、西医治疗

1. 内用药物 免疫增强剂：用免疫调节剂如转移因子、胸腺肽等通过调节免疫功能，从而达到抗病毒的作用。

2. 外用药物 根据病情选用0.5%足叶草毒素溶液、2.5%氟尿嘧啶软膏、3%~5%的酞丁安、咪喹莫特乳剂等涂敷于疣体表面，注意保护正常皮肤黏膜。

3. 物理治疗 采用CO_2激光、液氮冷冻、电灼、微波、β射线等，应注意保护正常皮肤黏膜，避免损害正常皮肤黏膜，形成疤痕，预防感染。

4. 手术疗法 疣体较大者，可行手术切除。

三、中西医结合治疗思路

尖锐湿疣要本着早期发现、早期诊断、早期治疗的思路，以中医辨证和西医辨病相结合，选择清热解毒利湿，健脾益气的中药；配合应用转移因子、胸腺肽等免疫调节剂，效果更好。

🔖 预 防 与 调 护

1. 保持外生殖器部位清洁干燥。
2. 禁止不洁性交。
3. 性伴侣同时治疗，避免交叉感染。

第六节　生殖器疱疹

生殖器疱疹（genital herpes，GH）是由单纯疱疹病毒（HSV）感染所致的性传播疾病。属中医"阴疮"、"疳疮"的范畴。临床特点：外生殖器皮肤黏膜处出现水泡、糜烂、溃疡，自觉灼痛，反复发作。

🔖 病 因 病 理

一、中医病因病机

中医病因病机（表24-3）。

表24-3　中医病因病机

湿毒浸淫	正虚邪恋
不洁性交，感染湿热毒邪，侵及肝经，下注阴部，热炽湿盛，湿热郁蒸而外发疱疹	素体阴虚，或房劳过度，损伤阴精湿热久恋，正气不足，邪气缠绵，正虚邪恋而致疱疹反复发作，经久难愈

二、西医病因及发病机制

由于不洁性行为，感染单纯疱疹病毒（90%由HSV-Ⅱ引起，10%由HSV-Ⅰ引起），从皮肤黏膜或破损处进入体内，在表皮或真皮细胞内充分复制，感染感觉神经末梢或自主神经末梢，由轴索运送到骶神经细胞中长期潜伏。各种原因导致机体抵抗力下降，潜伏的病毒被激活，复制增生，移行至外阴生殖器的皮肤黏膜，形成疱疹。

🔖 诊 断

临床表现

1. 原发性生殖器疱疹　常有不洁性交史，潜伏期2~10天，平均3~5天。原发性损害为在外阴生殖器和肛周部位出现红斑、丘疹、水疱，疱液清，易溃破形成浅表糜烂，约1周内结痂，伴有疼痛及腹股沟淋巴结肿大，病情重者伴有发热和全身不适。男性好发于包皮、龟头、冠状沟、阴茎、尿道；女性好发于外阴、大小阴唇、阴道、阴蒂、宫颈等处。若病变发生在尿道，可有尿急、尿痛等症状；若病变发生在阴道、宫颈，可有外阴痒痛、白带增多、阴道炎、宫颈炎的症状。绝大部分原发性生殖器疱疹会复发。

2. 复发性生殖器疱疹　多在原发性生殖器疱疹后1年内复发。常见的复发因素有感染、皮肤创伤、月经、寒冷、日晒、疲劳、饮酒等。发生前多有前驱症状，如发作前有臀部、大腿和髋部的放射性疼痛，或局部皮肤有烧灼感等。复发性生殖器疱疹一般于原发部位发生，临床表现类似原发性生殖器疱疹，且较原发性者无论局部还是全身症状都轻。少数病人因屡屡复发，导致精神抑郁或性欲异常。

鉴别诊断

生殖器疱疹与硬下疳、软下疳、接触性皮炎鉴别（表24-4）。

表24-4　生殖器疱疹与硬下疳、软下疳、接触性皮炎鉴别

病名	硬下疳	软下疳	接触性皮炎
鉴别要点	皮损多为单个质硬的溃疡，一般不疼痛，不复发，溃疡可检到梅毒螺旋体，梅毒血清反应阳性	溃疡较深，质软，疼痛，溃疡分泌物量较多，呈灰黄色或脓样，溃疡可检测到致病细菌	有接触史，无不洁性交史，接触部位有红肿、丘疹、水疱等，自觉瘙痒

治疗

治疗原则：西医抗病毒治疗，中医清热解毒利湿，健脾益气养阴为治则。

一、中医治疗

1. 辨证论治

（1）肝经湿热

证候：阴部出现群集小水疱，或有糜烂、溃疡，甚至出现脓疱，自觉灼热痒痛。伴有口干口苦，大便秘结，小便短赤。或伴腹股沟淋巴结肿痛。舌质红，苔黄腻，脉弦数。

治法：清肝利湿，泻火解毒。

方药：龙胆泻肝汤加减。皮疹色鲜红者，加赤芍、丹皮；瘙痒难忍者，加苦参、白鲜皮；糜烂者，加茵陈；水疱大者，加马齿苋、板蓝根。

（2）阴虚邪恋

证候：疱疹反复发作，局部潮红、糜烂、溃疡、灼痛，遇劳即复发或加重；伴有腰膝酸软，神疲乏力，心烦口干，五心烦热，失眠多梦；舌质红，苔少或薄腻，脉细数或细弱。

治法：滋阴降火，解毒除湿。

方药：知柏地黄汤加减。乏力明显者，加人参、生黄芪；失眠多梦者，加酸枣

仁、柏子仁、合欢皮。

2. 外治 皮疹未溃破者，用青黛散适量加麻油调涂患处；皮疹糜烂者，用地榆、苦参、马齿苋、野菊花等，水煎湿敷，或用紫草油外涂。

3. 针刺治疗 发作期可选用会阴、长强等穴位，采取泻法；非发作期，选足三里、三阴交等穴位，用补法。

二、西医治疗

1. 内用药物 选用阿昔洛韦，或泛昔洛韦；亦可选用胸腺肽、转移因子、左旋咪唑、聚肌胞等药物。

2. 外用药物 炎症反应明显者，用3%硼酸溶液、1%~3%醋酸铅溶液等进行清洁和湿敷。可用5%阿昔洛韦霜、0.25%~1%疱疹净软膏、0.5%~3%酞丁安溶液等外用。

三、中西医结合治疗思路

生殖器疱疹复发率较高。中医清热解毒，利湿祛邪配合运用阿昔洛韦、伐昔洛韦、万乃洛韦等抗病毒药物效果明显；配合胸腺肽、转移因子等可减少复发。

第七节 软 下 疳

软下疳是由杜克雷嗜血杆菌引起的一种急性性传播疾病。属中医"妒精疮"、"阴疮"等范畴。临床特点：主要通过性交传染，生殖器部位出现红色丘疹，水疱或脓疱，溃疡，质软，疼痛。

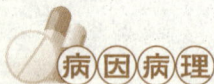

病因病理

一、中医病因病机

房事不洁，淫毒浊邪蕴于外阴，腐肌溃脓，发为下疳。

二、西医病因及发病机制

不洁性交，感染杜克雷嗜血杆菌，通过破损的皮肤或黏膜侵入人体而发病。

诊 断

一、临床表现

潜伏期3~4天，不洁性交后，细菌入侵部位出现红斑、丘疹或小结节样损害，继而发展成脓疱，破溃而成溃疡，由于自身接种，波及邻近组织而发展成为多发性的溃疡。溃疡形状多为圆形或椭圆形，边缘不整齐，呈锯齿状，周围有炎性红晕，溃疡面有污秽脓液，或覆以黄白色脂样苔，剥之出血且疼痛。触之柔软，触痛。全身伴有发热、寒战、乏力、纳差等。愈合后遗留疤痕。软下疳常合并有淋巴结炎，包皮炎及嵌顿包茎，阴茎及阴唇象皮病，尿道瘘等。

二、辅助检查

1. 镜检　渗出液或病变淋巴结穿刺液，涂片后革兰染色镜检约有半数可检出杜克雷嗜血杆菌。

2. 细菌培养　采集标本接种于巧克力血琼脂，培养后检查病原体阳性。

三、组织病理

软下疳溃疡可见肉芽肿反应和特征性血管变化。溃疡底部有嗜中性白细胞、纤维蛋白、红细胞渗出及坏死组织，下方为水肿组织，其间含有较多的新生毛细血管，内皮细胞显著增生，以至管腔常被堵塞，血栓形成，血管壁发生变性。深层大量浆细胞和淋巴细胞浸润。

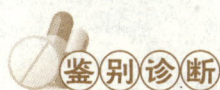

鉴别诊断

硬下疳应与生殖器疱疹形成的溃疡相鉴别。

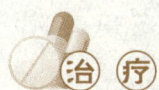

治疗

治疗原则：西医抗感染治疗；中医清热解毒，消肿排脓，健脾生肌为治则。

一、中医治疗

1. 辨证论治

（1）邪毒浸淫

证候：起病急，外阴等处初起为红斑丘疹，或水疱脓疱，继而溃疡糜烂，灼热疼痛，伴有发热恶寒，小便涩痛，舌红，苔黄，脉数。

治法：清热泻火解毒。

方药：黄连解毒汤合五味消毒饮加减。壮热加生石膏、知母；便秘加大黄；灼痛加归尾、元胡

（2）脾虚气陷

证候：横痃破溃，久不收口，疮色滞暗，脓血清稀，新肉不生，迟迟难愈。伴有神疲乏力，倦怠懒言，自汗，舌质淡，苔白，脉沉濡。

治法：健脾益气，托毒生肌。

方药：托里消毒散加减。余毒未清加黄连、栀子；脓水清稀加肉桂、鹿角片。

2. 外治　中药外洗，外敷生肌玉红膏或白玉膏。

二、西医治疗

1. 内用药物　头孢三嗪（菌必治）单次肌注；或阿奇霉素单次口服；或红霉素口服。

2. 外用药物　局部可先用1∶5000高锰酸钾液或3%过氧化氢冲洗。

第八节　性病性淋巴肉芽肿

性病性淋巴肉芽肿又称腹股沟淋巴肉芽肿，是由沙眼衣原体引起的性传播疾病，又称第四性病。属中医"横痃"、"鱼口"、"便毒"、"骑马痈"等范畴。临床特点：生殖器单发或多发的丘疱疹，糜烂，可很快消退，不久可出现腹股沟淋巴结肿大，疼痛，互相粘连、融合，最后化脓、破溃，形成多个瘘管。

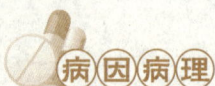

病因病理

一、中医病因病机

房事不洁，湿热下注，引起气血凝滞，经路阻塞，脏腑功能失调而发病。

二、西医病因及发病机制

通过性接触，感染沙眼衣原体血清型L_1、L_2、L_3，衣原体侵入外生殖器，感染部位出现丘疹和小溃疡，侵犯腹股沟淋巴结，形成化脓性淋巴结炎、慢性肉芽肿、溃疡等。

诊断

一、临床表现

本病潜伏期5~21天，平均10天左右。发病时可伴有发热、寒战、倦怠、头痛、关节痛、肝脾肿大等全身症状，少数人可并发关节炎、脑炎、脑膜炎、肺炎等。病程可分为三期。

1. 初疮期　在外阴部感染处发生红斑、丘疹或水疱，破溃后形成小片糜烂或浅溃疡。常无自觉症状，约1~2周内痊愈。男性患者好发于龟头、包皮、冠状沟，女性好发于阴道、阴蒂、阴唇、宫颈等部位，少数患者可发生在舌部、口唇、手指等生殖器以外的部位。

2. 淋巴结脓肿期 初疮期后不久，局部淋巴结肿大，疼痛，粘连，融合，皮肤溃破而形成瘘管，流脓，日久可形成瘢痕。男性患者往往腹股沟淋巴结开始肿胀，单侧或双侧发生，质硬，疼痛；女性患者随外阴淋巴管走向引流到肛门直肠周围和髂部，引起阴唇、会阴浮肿，形成肛门直肠周围炎。可伴有局部红肿、疼痛、肿块、瘘管、流脓、全身发热等症状。

3. 象皮肿期 由于肠壁的进行性溃疡、挛缩、瘢痕形成，晚期引起直肠、肛门狭窄或瘘，由于淋巴管循环障碍，部分病人形成外生殖器和肛门周围的象皮肿。

二、辅助检查

1. 采集淋巴结脓液，接种于卵黄囊或小鼠脑组织，可分离出病原体。

2. 病人血清与本病衣原体抗原补体结合试验呈阳性。

3. 弗莱（Frei）试验：用本病衣原体抗原0.1毫升皮内注射，2~3日间出现红肿硬结或红色疹，大于7毫米以上者，为阳性。

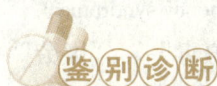

鉴别诊断

与其他相关疾病鉴别（表24-5）。

表24-5 与其他相关疾病鉴别

病名	软下疳	硬下疳	直肠癌	腹股沟肉芽肿
鉴别要点	横痃疼痛明显，脓液较多，可发现杜克雷嗜血杆菌	质硬，且无触痛，也不溃破。暗视野检查，可发现梅毒螺旋体	弗莱试验阴性，病理组织检查可以确诊	皮损巨大且持久，其中有Donovan小体，腹股沟淋巴结变化不显著

治疗

治疗原则：西医抗感染治疗；中医清热解毒，利湿透脓。

一、中医治疗

1. 辨证论治

湿热下注

证候：阴部热痒生疹，随之起疱溃烂，胯下结肿渐大，坚硬不痛，微热不红，伴有寒热往来，头痛，口苦心烦，少腹拘急，或里急后重，便脓血，肛门灼热，女性则可见外阴肿痛，白带增多，色黄而稠，肛门窘迫，或腹中结块，小腹疲闷，小便涩滞等，舌质红，苔黄腻，脉弦数。

治则：清肝泻火，利湿解毒。

方药：龙胆泻肝汤加减。横痃肿硬加夏枯草、生牡蛎；尿道痒涩加蚤休、车前子；胃纳不佳加焦三仙。

2. 外治

（1）**外洗法** 生槐花、防风、连翘、僵蚕、炙山甲、荆芥、双花、甘草、炙乳、没药，水煎外洗患处。

（2）**横痃** 金黄膏或太乙膏外贴。

（3）祛腐生肌散取适量撒于鱼口疮面上，或制成药捻纳入瘘管换药。

二、西医治疗

1. 内服药物治疗 选用多环西素、或四环素、红霉素等口服，疗程2~3周。

2. 药物外治 外涂红霉素软膏、四环素软膏等。

3. 手术 直肠狭窄，轻者可用直肠扩张器扩张，重者外科手术矫治或直肠切除术。

第九节 艾 滋 病

艾滋病（AIDS）又称获得性免疫缺陷综合征（acquired immunodeficiency syndrome），是由人类免疫缺陷病毒（简称HIV）感染所致的传染病。属中医"瘟毒"、"虚劳"的范畴。主要传播途径为血液传播、性传播和母婴传播，其特点是淋巴结肿大，慢性腹泻，发热，各种条件致病性感染，继发恶性肿瘤。目前尚缺乏有效的治愈方法。

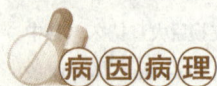

病因病理

西医病因及发病机制：人类免疫缺陷病毒（HIV）进入血液与多种靶细胞结合，不断杀伤宿主细胞，外周血中CD4$^+$T细胞计数进行性下降，免疫功能遭到严重破坏，导致免疫缺陷，发生条件性感染和继发性恶性肿瘤。

诊 断

一、临床表现

潜伏期长短不一，由数月至5年或更久。

1. 急性HIV感染期 在感染HIV后6天至6周内，大部分患者出现急性症状。主要临床症状似一过性传染性单核细胞增多症，可有流感样表现和急性HIV脑膜炎症状，出现发热、淋巴结肿大、皮疹、咽痛、头痛、恶心、呕吐等。血清HIV抗体呈阳性。

2. 无症状HIV感染期 即HIV阳性的无症状期。

3. 艾滋病 患者有一定程度的T细胞免疫功能缺陷所致的临床症状和慢性淋巴结综合征，表现为发热、腹泻、盗汗、乏力等，两个以上的非腹股沟部位的淋巴结肿大，体重下降，同时常有非致命性的真菌、病毒或细菌性感染和恶性肿瘤，如卡波西肉瘤及非霍奇金病。

二、辅助检查

1. 免疫学检查　CD4$^+$T淋巴细胞减少；外周血淋巴细胞显著减少，低于1×10^9/L；CD4$^+$/CD8$^+$T淋巴细胞<1；自然杀伤细胞活性降低，B淋巴细胞功能失调。

2. HIV检测　常用的包括：细胞培养分离病毒；检测HIV抗原；检测逆转录酶；检测病毒核酶等。

3. HIV抗体检测　是确定有无HIV病毒感染的最简便方法。

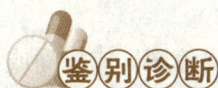

鉴别诊断

艾滋病与其他原发性或继发性免疫缺陷病；其他原因引起的中枢神经系统疾病；急性HIV感染期需与传染性单核细胞增多症相鉴别。

治疗

治疗原则：西医抗病毒，对症处理；中医补益正气，清热解毒。

一、中医治疗

1. 辨证论治

（1）肺肾阴虚

证候：发热，咳嗽，无痰或少量黏痰，或痰中带血，胸痛，气短，乏力，消瘦，盗汗，口干咽痛，全身皮肤可有淡红色皮疹，伴轻度瘙痒，舌质红，少苔，脉沉细数。

治法：滋补肺肾，解毒化痰。

方药：百合固金汤合贝母瓜蒌散加减。干咳少痰者，加百部、款冬花；头面部脂溢性皮炎样损害，加苦参、白鲜皮、侧柏叶。

（2）脾胃虚损

证候：腹泻久治不愈，泄泻呈稀水状，少数挟有脓血和黏液，伴有腹痛，里急后重；并见发热，消瘦，乏力，纳差，恶心呕吐，吞咽困难，或腹胀肠鸣；舌质淡，苔白腻，脉濡细。

治法：健脾和胃，益气止泻。

方药：参苓白术散加减。伴有腹痛者，加高良姜、香附；胃脘胀满者，加枳壳、大腹皮。

（3）脾肾两亏

证候：发热或低热，形体极度消瘦，神情倦怠，心悸气短，头晕目眩，腰膝酸痛，四肢厥逆，纳果，恶心，呃逆，剧烈腹泻，五更泄泻，毛发枯槁，面色苍白，舌质淡，苔白，脉沉细无力。

治法：温补脾肾，益气回阳。

方药：肾气丸合四神丸加减。大便溏泻者，加白术、芡实。

（4）气虚血瘀

证候：四肢躯干出现多发性肿瘤，瘤色紫暗，易于出血，淋巴结肿大，伴有全身乏力，气短懒言，面色苍白，饮食不香，舌质暗，脉沉细无力。

治法：益气活血。

方药：补阳还五汤加减。疼痛较重者，加五灵脂；气虚明显者，可加人参、党参。

（5）痰蒙窍闭

证候：发热，头痛，恶心，呕吐，神志不清，或神昏谵语，项强惊厥，或癫痫或痴呆，舌质暗，苔黄腻，脉细数或滑。

治法：清热化痰，开窍通闭。

方药：清营汤合安宫牛黄丸加减。

2. 针刺治疗　调动机体的免疫系统，提高抗病能力。可选命门、关元、腰俞、脾俞、足三里、合谷、曲池、百会、阴陵泉、阳陵泉、风池、委中等穴位。

二、西医治疗

目前没有特效药物。主要运用抗HIV病毒药物、免疫调节药物等联合治疗。积极治疗继发感染和恶性肿瘤；合理采用支持疗法和对症处理。

三、中西医结合治疗思路

中医辨证施治对艾滋病、艾滋病继发感染有一定效果。补益正气可提高机体抗HIV病毒能力；西医抗HIV病毒药物的合理运用有一定疗效。

复习思考题

1. 常见的性病有哪些？致病微生物是什么？传染途径如何？
2. 性病的预防措施如何？

附录　中医方剂索引

内 服 方 剂

一　画

一号扫风丸（经验方）

大枫子1750g　薏苡仁240g　荆芥240g　苦参、白蒺藜、小胡麻、苍耳子、防风各120g　白花蛇30g　苍术、白附子、桂枝、当归、秦艽、白芷、草乌、威灵仙、川芎、钩藤、木瓜、菟丝子、肉桂、天麻、川牛膝、何首乌、千年健、青礞石、川乌、知母、栀子各60g　共研细末，水泛成小丸，干燥后待用。

功用：祛风，利湿，杀虫。用于初期结核杆菌型麻风及晚期麻风。

用法：成人初用6g，每日2次；3日后如无呕吐、恶心等反应，可每次加服1.5g；至第8日后，每日服3次，并不用增加剂量。

一贯煎（《续名医类案》）

北沙参　麦冬　干地黄　当归　枸杞子　川楝子

功用：滋阴疏肝。

用法：水煎服。

二　画

二陈汤（《太平惠民和剂局方》）

陈皮　半夏　茯苓　甘草

功用：燥湿化痰。用于湿浊凝结之皮肤病。

用法：水煎服。

二至丸（《证治准绳》）

女贞子　旱莲草

功用：滋补肝肾。用于肝肾两虚证。

用法：水煎服。

二妙散（《丹溪心法》）

黄柏　苍术

功用：清热化湿。用于湿疮、臁疮等属湿热内盛者。

用法：水煎服。

十全大补汤（《医学发明》）

人参　白术　茯苓　甘草　当归　白芍　熟地　川芎　黄芪　肉桂

功用：大补气血。用于皮肤病气血两虚者。

用法：水煎服。

七宝美髯丹（《本草纲目》）

何首乌　牛膝　补骨脂　赤茯苓　菟丝子　当归　枸杞

功用：滋补肝肾，益气养血。用于肝肾不足、气血两虚证脱发者。

用法：水煎，饭后温服。

八珍汤（《正体类要》）

人参　白术　茯苓　甘草　当归　白芍　地黄　川芎

功用：补益气血。用于皮肤病属气血两虚者。

用法：水煎服。

八珍丸（《中国药典》）（2000年版）

党参100g　白术（炒）100g　茯苓100g　甘草50g　当归150g　白芍100g　川芎75g　熟地黄150g　以上八味，粉碎成细粉，过筛，混匀。每100g粉末用炼蜜40~50g加适量的水泛丸，干燥，制成水蜜丸；或加炼蜜110~140g制成大蜜丸，即得。

功用：补气益血。用于气血两虚，面色萎黄，食欲不振，四肢乏力，月经过多。

用法：大蜜丸每丸重9g，每服1丸，水蜜丸每服6g，每日2次。

三　画

三妙丸（《医学正传》）

黄柏120g（酒炒）　苍术180g（米泔水浸）　牛膝60g　研极细末，水煮面糊为丸，如梧桐子大。

功用：利湿退肿，引达下焦。用于湿热下注，足趾湿烂，小溲赤浊。

用法：每服9g，用淡盐汤送下。

三仁汤（《温病条辨》）

杏仁　滑石　通草　竹叶　厚朴　薏苡仁　半夏　白蔻仁

功用：宣化畅中，清热利湿。用于湿温初起，邪气逗留气分，及暑温挟湿，头痛身重，面色淡黄，胸闷不饥。

用法：水煎服。

三子养亲汤（《韩氏医通》）

紫苏子　白芥子　莱菔子

功用：顺气降逆，化痰消食。用于咳嗽气逆，痰多胸痞，食欲不振。

用法：水煎服。

万灵丹（《医宗金鉴》）

茅术240g　何首乌、羌活、荆芥、川乌、乌药、川芎、甘草、川石斛、全蝎（炙）、防风、细辛、当归、麻黄、天麻各30g　雄黄18g　共研细末，炼蜜为丸，朱砂为衣，每丸重9g。

功用：解表发汗，祛风理湿，温通经络。用于附骨疽风寒湿邪型初起，恶寒发热，筋骨疼痛，以及麻风初起，麻木不仁等证。

用法：每服1丸，葱头、豆豉煎汤或温酒送下。

大黄䗪虫丸（《金匮要略》）

大黄　黄芩　甘草　桃仁　杏仁　芍药　干地黄　干漆　虻虫　水蛭　蛴螬　䗪虫

功用：祛瘀生新。用于皮肤肿瘤。

用法：共为细末，炼蜜为丸，或作汤剂水煎服。

马齿苋合剂（经验方）

马齿苋　紫草　败酱草　大青叶

功用：清化湿热，祛瘀解毒。用于疣湿热血瘀证。

用法：水煎服。

四　画

天麻钩藤饮（《杂病证治新义》）

天麻　钩藤　石决明　山栀　黄芩　川牛膝　杜仲　益母草　桑寄生　夜交藤

功用：平肝熄风，清热活血，补益肝肾。用于皮肤病肝阳偏亢，肝风上扰证者。

用法：水煎服。

贝母瓜蒌散（《医学心悟》）

贝母　瓜蒌　花粉　茯苓　橘红　桔梗

功用：润肺清热，理气化痰。

用法：水煎服。

牛黄解毒片

牛黄　雄黄　石膏　大黄　黄芩　桔梗　冰片　甘草

功用：清热解毒。用于火热内盛，咽喉肿痛，牙龈肿痛，口鼻生疮，目赤肿痛等。

用法：每服3片，日2~3次。

牛黄清心丸（《太平惠民和剂局方》）

牛黄　当归　川芎　甘草　山药　黄芩　苦杏仁（炒）　大豆黄卷　大枣（去核）　白术（炒）　茯苓　桔梗　防风　柴胡　阿胶　干姜　白芍　人参　六神曲（炒）　肉桂　麦冬　白薇　蒲黄（炒）　麝香　冰片　水牛角浓缩粉　羚羊角　朱砂　雄黄

功用：益气养血，镇静安神，化痰熄风。用于气血不足，痰热上扰，胸中郁热，惊悸虚烦，头目眩晕，中风不语，口眼歪斜，半身不遂，言语不清，痰涎壅盛。

用法：每服1丸，病重者每服2丸，日2次。

五味消毒饮（《医宗金鉴》）

金银花　紫花地丁　天葵子　蒲公英　野菊花

功用：清热解毒。用于急性化脓性皮肤病，如脓疱病、毛囊炎及疖等。

用法：水煎服。

五神汤（《外科真诠》）

茯苓　车前子　金银花　牛膝　紫花地丁

功用：清热利湿。用于湿热蕴结所致的皮肤病。

用法：水煎服。

五苓散（《伤寒论》）

猪苓　泽泻　白术　茯苓　桂枝

功用：利水渗湿，温阳化气。用于皮肤病属水湿内停者。

用法：水煎服。

化斑解毒汤（《医宗金鉴》）

升麻　石膏　连翘（去心）　牛蒡子（研炒）　人中黄　黄连　知母　玄参

功用：清热解毒。用于内发丹毒。

用法：加竹叶20片，水煎服。

化虫丸（《太平惠民和剂局方》）

苦楝皮、槟榔、鹤虱、胡粉各1.5kg　白矾375g　上药为末，以面糊为丸，如麻子大。

功用：杀肠中诸虫。

用法：一岁儿服5丸，温浆水人生麻油1～2点，调匀下之；温米饮下亦得。不拘时候。

化癌汤（《疡医大全》）

人参　黄芪　忍冬藤　当归　白术　茜草根　白芥子　茯苓

功用：补益气血，健脾化痰散结。用于皮肤癌属气血不足者。

用法：水煎服。

六味地黄丸（《小儿药证直诀》）

熟地　山萸肉　淮山药　丹皮　泽泻　茯苓

功用：滋肾养阴。用于脱发、黄褐斑、痤疮、红斑狼疮、老年性皮肤瘙痒症等属肾阴虚者。

用法：水煎服。

丹栀逍遥散（《薛氏医案》）

柴胡　当归　白芍　白术　茯苓　炙甘草　生姜　薄荷　丹皮　栀子

功用：疏肝解郁。用于肝郁气滞证。

用法：水煎服。

乌蛇搜风汤（《朱仁康临床经验集》）

乌蛇　羌活　独活　防风　炙僵蚕　生地　丹皮　丹参　赤芍　黄芩　银花

功用：清热解毒，祛风止痒。用于荨麻疹、皮肤瘙痒症等。

用法：水煎服。

五 画

龙胆泻肝汤（《兰室秘藏》）

龙胆草 黄芩 栀子 泽泻 木通 车前子 当归 生地 柴胡 甘草

功用： 清肝火，利湿热。用于湿疹、带状疱疹、淋病、外阴瘙痒、丹毒、白塞病等属肝胆湿热者。

用法： 水煎服。

甘露消毒丹（《温热经纬》）

滑石450g 茵陈330g 黄芩300g 石菖蒲180g 川贝母、木通各150g 藿香、射干、连翘、薄荷、白豆蔻各120g 生研细末。

功用： 利湿化浊，清热解毒。用于湿温、时疫之邪留恋气分、湿热并重之症。

用法： 每服9g，开水调服，日2次。

生脉饮（《医学启源》）

人参 麦冬 五味子

功用： 益气养阴，敛汗生脉。用于皮肤病气阴两虚证者。

用法： 水煎服。

四物汤（《仙授理伤续断秘方》）

熟地 当归 白芍 川芎

功用： 养血补血。用于皮肤病血虚证者。

用法： 水煎服。

四君子汤（《太平惠民和剂局方》）

人参 白术 茯苓 甘草

功用： 补气健脾。用于皮肤病属脾气虚弱者。

用法： 水煎服。

四妙汤（《外科说约》）

黄芪 当归 银花 甘草

功用： 扶正托毒。

用法： 水煎服。

四物消风饮（《医宗金鉴》）

生地黄 当归 荆芥 防风 赤芍 川芎 白鲜皮 蝉蜕 薄荷 独活 柴胡 红枣

功用： 养血祛风。用于瘾疹、牛皮癣等血虚风燥者。

用法： 水煎服。

四神丸（《证治准绳》）

肉豆蔻 补骨脂 五味子 吴茱萸 大枣 生姜

功用： 温肾暖脾，涩肠止泻。

用法： 水煎服。

归脾汤（《济生方》）

人参　白术　黄芪　当归身　炙甘草　茯神　龙眼肉　远志　酸枣仁　青木香　生姜　大枣

功用：养心健脾，益气补血。用于皮肤瘙痒病、慢性荨麻疹、红斑狼疮、皮肌炎、过敏性紫癜等属心脾气血不足者。

用法：水煎服。

玉屏风散（《医方类聚》）

黄芪　白术　防风

功用：补气，固表，止汗。治气虚自汗，易于感冒。

用法：原为散剂，现做汤剂，加水煎服。

左归丸（《景岳全书》）

熟地　山茱萸　山药　菟丝子　枸杞子　怀牛膝　鹿角胶　龟板胶

功用：滋阴补肾，填精益髓。用于皮肤病真阴不足证者。

用法：水煎服。

右归丸（《景岳全书》）

熟地　山茱萸　山药　枸杞子　杜仲　菟丝子　制附子　肉桂　当归　鹿角胶

功用：温肾填精。用于皮肤病肾阳虚证者。

用法：水煎服。

仙方活命饮（《校注妇人良方》）

白芷　贝母　防风　赤芍药　当归尾　甘草　皂角刺　穿山甲　天花粉　乳香　没药　金银花　陈皮

功用：清热散风，行瘀活血。用于一切痈疽肿疡、溃疡者。

用法：水煎服。

六　画

百合固金汤（《医方集解》引赵蕺庵方）

熟地黄　麦冬　贝母　百合　当归　炒芍药　甘草　玄参　桔梗

功用：滋肾保肺，止咳化痰。用于肾水不足，虚火上炎，肺阴受伤，喘嗽痰血者。

用法：水煎服。

竹叶石膏汤（《伤寒论》）

竹叶　石膏　麦冬　人参（党参）　半夏　粳米　甘草

功用：清热养胃，生津止渴。

用法：水煎服。

当归饮子（《济生方》）

当归　川芎　白芍　生地　白蒺藜　荆芥　防风　黄芪　何首乌　甘草

功用：养血润燥，祛风止痒。用于各种皮肤病血虚致痒者。

用法：水煎服。

当归四逆汤（《伤寒论》）

当归　桂枝　芍药　细辛　通草　大枣　炙甘草

功用：温经散寒，养血通脉。用于各种皮肤病血虚寒厥者。

用法：水煎服。

托里消毒散（《医宗金鉴》）

人参　川芎　当归　白芍　白术　白芷　银花　茯苓　皂角刺　黄芪　桔梗　甘草

功用：补益气血，托毒消肿。用于疮疡体虚邪盛、脓毒不易外达者。

用法：水煎服。

防风通圣散（《宣明论方》）

荆芥　防风　麻黄　薄荷　连翘　川芎　当归　白芍　白术　栀子　大黄　芒硝各15g　黄芩　桔梗　石膏各30g　滑石9g　甘草6g　共研细末。

功用：解表通里，疏风清热，化湿解毒。用于内郁湿热，外感风邪，表里同病，属于气血实者。

用法：每服6g，开水送下。或用饮片，水煎服（剂量可用近代常用量）。

阳和汤（《外科证治全生集》）

熟地　肉桂　麻黄　鹿角胶　白芥子　炮姜炭　生甘草

功用：温阳通脉，散寒化痰。用于皮肤结核、小腿溃疡、变应性皮肤血管炎等。

用法：水煎服。

血府逐瘀汤（《医林改错》）

当归　生地　赤芍　川芎　桃仁　红花　柴胡　枳壳　桔梗　牛膝　甘草

功用：行气活血化瘀。用于气滞血瘀证。

用法：水煎，饭后温服。

安宫牛黄丸（《温病条辨》）

牛黄、郁金、水牛角、黄芩、黄连、栀子、雄黄、朱砂各30g　冰片、麝香各7.5g　珠粉15g　研极细末，炼蜜和丸，每丸3g，金箔为衣，以蜡护之。

功用：清热解毒，化秽开窍，安神宁心。用于邪热内陷心包证。

用法：每服1丸，脉虚者，人参汤送下；脉实者，银花薄荷汤送下。病重体实者，每日3服。

全虫方（《赵炳南临床经验集》）

全虫　皂刺　猪牙皂角　刺蒺藜　炒槐花　威灵仙　苦参　白鲜皮　黄柏

功用：熄风止痒，除湿解毒。用于慢性湿疹，神经性皮炎，结节性痒疹等慢性顽固瘙痒性皮肤病。

用法：水煎服。

红花散瘀汤（《外科正宗》）

归尾　皂刺　红花　苏木　僵蚕　连翘　石决明　穿山甲　乳香　贝母　大黄　牵牛子

功用：活血化瘀，解毒通便。

用法：水煎服。

七　画

辛夷清肺饮（《外科正宗》）

辛夷　生甘草　石膏（煅）　知母　栀子（生研）　黄芩　枇杷叶　升麻　百合　麦冬

功用：清肺胃，解热毒。用于热疮等。

用法：水煎服。

补中益气汤（《脾胃论》）

黄芪　人参　白术　炙甘草　当归　陈皮　升麻　柴胡

功用：补中益气。

用法：水煎服。

补阳还五汤（《医林改错》）

黄芪　归尾　赤芍　地龙　川芎　桃仁　红花

功用：补气，活血，通络。用于下肢痿废、静脉炎等。

用法：水煎服。

苍耳草膏（《中国麻风病学》）

鲜苍耳草2500g　将苍耳草去根须切断，约二寸长，晒干后，放大锅内，水7500g，由早晨7时，熬至午后，将汁滤净，再将外熬至晚7时，成为膏后，不加糖质。

功用：杀虫祛风。用于麻风及一切风湿之病。

用法：每次1匙，每天3次，开水冲下。

何首乌酒（《医宗金鉴》）

何首乌120g　当归身、当归尾、穿山甲（炙）、生地黄、熟地黄、虾蟆各30g　侧柏叶、松针、五加皮、生川乌、生草乌各12g，黄酒10 000ml，将前12味捣碎，入布袋，置容器中，加入黄酒，密封，隔水煮3炷香，取出待冷，埋入地下7日，取出过滤去渣，即成。

功用：滋阴活血，祛风湿，解毒。用于麻风。

用法：口服。时时饮之，常令酒气相续。作汗。避风。

附子理中汤（《三因极一病证方论》）

附子　人参　干姜　白术　炙甘草

功用：温补脾肾。用于皮肤病属脾肾阳虚者。

用法：水煎服。

羌活胜湿汤（《内外伤辨惑论》）

羌活　独活（酒洗）　藁本（酒洗）　防风　甘草　川芎　蔓荆子　生姜

功用：疏风，胜湿，解表。

用法：水煎服。

八　画

枇杷清肺饮（《医宗金鉴》）

人参　枇杷叶　生甘草　黄连　桑白皮　黄柏

功用：清肺泻热。用于肺胃热盛证痤疮等。

用法：水煎服。

治瘰方（经验方）

熟地黄　何首乌　杜仲　赤芍　白芍　牛膝　桃仁　红花　赤小豆　白术　穿山甲

功用：养血活血。

用法：水煎服。

治疣汤（经验方）

柴胡、桃仁、红花、熟地黄、川芎、穿山甲、牛膝各10g　当归、夏枯草各15g　生龙骨、生牡蛎各30g

功用：疏肝解郁，化痰散结。

用法：水煎服。

参苓白术散（《太平惠民和剂局方》）

白扁豆（姜汁浸，去皮，微炒）450g　人参（或党参）、白术、白茯苓、炙甘草、山药各600g　莲子肉、薏苡仁、缩砂仁、桔梗（炒令深黄色）各300g　共研极细末。

功用：健脾补气，和胃渗湿。用于脾胃虚弱，饭食不消，或吐或泻，形体虚羸等证。

用法：用枣汤调服，每服6g，每日3次。

板蓝根冲剂

板蓝根

功用：清热解毒，凉血消肿。

用法：成人每服2袋，儿童每服1袋，每4小时1次，温开水送服或冲服。

和营解毒汤（经验方）

防风、白术、大枣、熟地黄、生地黄、蚤休各15g　鱼腥草、土茯苓各20g　苍耳子、紫草各12g　甘草5g

功用：解毒祛风，调和营卫，扶正祛邪。

用法：水煎服。

知柏地黄汤（《医宗金鉴》）

熟地　山萸肉　山药　泽泻　茯苓　牡丹皮　知母　黄柏

功用：滋阴降火。用于复发性口疮、红斑狼疮阴虚内热证。

用法：水煎服。

金匮肾气丸（又名肾气丸，《金匮要略》）

熟地250g　山萸肉、山药各125g　牡丹皮、茯苓、泽泻各90g　附子1枚（炮）　桂枝30g　共研细末，炼蜜为丸，如梧桐子大。

功用：温补肾阳。用于肾阳不足证。

用法：每服6g，每日2次。

九　画

神应消风散（《医宗金鉴》）

全蝎　白芷　人参各30g　共研细末。

功用：扶正散风。用于早期麻风。

用法：每天6g，早晨空腹温酒送下。

神应养真丹（《外科正宗》）

羌活　木瓜　天麻　当归　白芍　菟丝子　熟地　川芎

功用：养血祛风生发。用于风盛血燥证脱发者。

用法：水煎，饭后温服。

祛疣活血汤（经验方）

当归、郁金、赤芍、牛膝、鸡血藤各9g　红花6g　磁石、穿山甲各10g　陈皮12g　生龙骨、生牡蛎各30g

功用：活血化瘀，行气散结。

用法：水煎服。

祛湿健发汤（《赵炳南临床经验集》）

炒白术　泽泻　猪苓　川芎　车前子　萆薢　赤石脂　白鲜皮　桑椹　熟地　生地　首乌藤

功用：健脾除湿，乌须健发。用于脾虚湿蕴证脱发者。

用法：水煎，饭后温服。

独活寄生汤（《备急千金要方》）

独活　桑寄生　杜仲　牛膝　细辛　秦艽　茯苓　桂心　防风　川芎　人参　甘草　当归　芍药　生地

功用：祛风湿，止痹痛，益肝肾，补气血。用于皮肤病肝肾两虚，气血不足证者。

用法：水煎服。

除湿胃苓汤（《医宗金鉴》）

苍术（炒）　厚朴（姜炒）　陈皮　猪苓　赤茯苓　泽泻　白术（土炒）滑石　防风　栀子　木通　肉桂　甘草（生）　灯心草

功用：清热除湿，理气和中。用于脾虚湿蕴证。

用法：水煎服。

除湿解毒汤（《赵炳南临床经验集》）

白花蛇舌草　薏苡仁　土茯苓　仙鹤草　半枝莲　白鲜皮　栀子　牡丹皮　连翘　紫花地丁　金银花　生甘草

功用：清热凉血，除湿解毒。

用法：水煎服。

养血润肤饮（《外科证治全书》）

当归 熟地 生地 黄芪 天冬 麦冬 升麻 黄芩 桃仁 红花 天花粉

功用：养血润燥，滋阴生津。用于皮肤瘙痒症、红皮病、银屑病、色素性紫癜性皮肤病等属血燥伤阴者。

用法：水煎服。

复元活血汤（《医学发明》）

柴胡 栝楼根 花粉 当归 红花 甘草 桃仁（酒浸去皮尖） 大黄（酒浸） 炮穿山甲

功用：活血化瘀，散结消肿。用于瘢痕疙瘩、结节性痒疹等。

用法：水酒同煎，去煎，饭后服。

活血逐瘀汤（《赵炳南临床经验集》）

丹参 乌药 三棱 白僵蚕 白芥子 莪术 厚朴 橘红 土贝母 沉香

功用：活血逐瘀。用于瘀血流注、瘢痕疙瘩及委中毒等。

用法：水煎服。

茵陈蒿汤（《伤寒论》）

茵陈 栀子 大黄

功用：清热除湿。用于胃肠湿热证。

用法：水煎，饭后温服。

十 画

柴胡疏肝散（《景岳全书》）

陈皮 柴胡 川芎 枳壳 芍药 甘草 香附

功用：疏肝理气。用于肝气郁结证。

用法：水煎服。

桃红四物汤（《医宗金鉴》）

当归 赤芍 生地 川芎 桃仁 红花

功用：养血活血。用于结节性红斑、扁平苔癣、神经性皮炎、慢性湿疹、结节性痒疹、银屑病等属血瘀者。

用法：水煎服。

透疹凉解汤（经验方）

桑叶 菊花 薄荷 连翘 牛蒡子 赤芍 蝉蜕 紫花地丁 黄连 藏红花

功用：清热解毒。

用法：水煎服。

桂枝汤（《伤寒论》）

桂枝 芍药 生姜 大枣 甘草

功用：解肌发表，调和营卫。用于风疹块等因风寒外袭、营卫不和所致者。

用法：水煎服。

凉血五根汤（《张志礼皮肤病医案选萃》）

白茅根　栝楼根　茜草根　紫草根　板蓝根

功用：凉血活血，解毒化斑。用于结节性红斑、过敏性紫癜、色素性紫癜性皮肤病、银屑病等病变在身体下部者。

用法：水煎服。

凉血四物汤（《医宗金鉴》）

当归　生地　赤芍　川芎　黄芩（酒炒）　赤茯苓　陈皮　红花（酒洗）　甘草

功用：凉血活血。用于血热夹瘀证。

用法：水煎，饭后温服。

凉血消风散（《朱仁康临床经验集》）

生地　当归　荆芥　蝉蜕　苦参　刺蒺藜　知母　生石膏　生甘草

功用：清热凉血祛风。用于血热风燥证。

用法：水煎，饭后温服。

逍遥散（《和剂局方》）

柴胡　白芍　当归　白术　茯苓　甘草　生姜　薄荷

功用：疏肝解郁，调和气血。用于肝郁不舒所致皮肤病。

用法：水煎服。

消风散（《医宗金鉴》）

荆芥　防风　当归　生地　苦参　苍术（炒）　蝉蜕　胡麻仁　牛蒡子（炒研）　知母　石膏（煅）　甘草（生）　木通

功用：清热祛风、凉血除湿。用于风湿血热证。

用法：水煎，饭后温服。

消瘰丸（《许履和外科医案医话集》）

玄参　生牡蛎　川贝母　夏枯草

功用：滋阴降火，化痰软坚。用于体表良性肿瘤性皮肤病。

用法：水煎服。

通窍活血汤（《医林改错》）

赤芍　桃仁　川芎　老葱　生姜　红枣　麝香

功用：活血化瘀通窍。用于瘀血阻于清窍者。

用法：水煎，饭后温服。

益胃汤（《温病条辨》）

沙参　麦冬　细生地　玉竹　冰糖

功用：养阴益胃。用于皮肤病胃阴不足者。

用法：水煎服。

海藻玉壶汤（《医宗金鉴》）

海藻　陈皮　贝母　连翘　昆布　半夏（制）　青皮　独活　川芎　当归　甘草　海带

功用：化痰，消坚，开郁。

用法：水煎，食前后服之。

十一画

清营汤（《温病条辨》）

水牛角（磨粉冲服） 生地黄 玄参 银花 连翘 丹参 麦冬 黄连 竹叶心

功用：清营解毒，泄热养阴。用于痈、丹毒等属于热入营分者。

用法：水煎服。

清暑汤（《外科全生集》）

连翘 花粉 赤芍 甘草 车前子 滑石 银花 泽泻 淡竹叶

功用：清暑利湿，利尿解毒。用于夏季皮炎、暑疖、脓疱疮等。

用法：水煎服。

清瘟败毒饮（《疫疹一得》）

生石膏 生地黄 犀角 川连 生栀子 桔梗 黄芩 知母 赤芍 玄参
连翘 竹叶 甘草 丹皮

功用：泻火解毒，凉血救阴。用于一切火热之证，表里俱盛者。

用法：水煎服。

清脾除湿饮（《外科正宗》）

栀子 黄芩 白茯苓 白术 苍术 茵陈 泽泻 麦冬 生地 枳壳 连翘 元明粉 甘草

功用：清热除湿。用于脾经湿热郁遏所致天疱疮，下体多而疼痛者。

用法：用水400ml，加竹叶20片，灯心20根，煎至320ml，空腹时服。

银翘散（《温病条辨》）

银花 连翘 牛蒡子 桔梗 薄荷 鲜竹叶 荆芥 淡豆豉 生甘草 鲜芦根

功用：辛凉透表，清热解毒。

用法：水煎服。

黄连解毒汤（《外科秘要》引崔氏方）

黄连 黄芩 黄柏 山栀

功用：泻火解毒。用于治疗疖、痈及其他感染性皮肤病。

用法：水煎服。

萆薢渗湿汤（《疡科心得集》）

萆薢 黄柏 赤茯苓 丹皮 薏苡仁 泽泻 滑石 通草

功用：清热利湿。用于足癣、下肢丹毒、湿疹、结节性红斑等。

用法：水煎服。

萆薢分清饮（《医学心悟》）

萆薢 石菖蒲 黄柏 茯苓 车前子 莲子心 白术

功用：清心利湿。用于膏淋、白浊等。

用法：水煎服。

菊藻丸（《中医皮肤病学简编》）

菊花　海藻　三棱　蚤休　制马钱子　银花　漏芦　马蔺子　山慈菇　蜈蚣　首乌

功用：清热解毒，软坚散结。

用法：每克生药约做10丸，每次30丸，温开水送服，每日2次。

麻黄桂枝各半汤（《伤寒论》）

桂枝　白芍　生姜　大枣　甘草　麻黄　杏仁

功用：散风祛寒，调和营卫。

用法：水煎服。

黄芪桂枝五物汤（《金匮要略》）

黄芪　芍药　桂枝　生姜　大枣

功用：益气温经，和营通痹。

用法：水煎服。

十二画

紫雪丹（《太平惠民和剂局方》）

石膏　寒水石　滑石　磁石　升麻　玄参　甘草　犀角　羚羊角　沉香　丁香　朴硝　硝石　青木香　麝香　辰砂

功用：清心开窍，镇静安神。用于内外烦热不解，发斑，瘴毒，疫毒，以及小儿惊痫，疮疡内陷，疔毒走黄，神志昏迷等。

用法：每服0.9～1.5g，每日3服。病重者每服可增至3g。

普济消毒饮（《东垣试效方》）

黄芩　黄连　陈皮　甘草　玄参　柴胡　桔梗　连翘　板蓝根　马勃　牛蒡子　薄荷　僵蚕　升麻

功用：散风温，清三焦，解热毒。

用法：水煎服。

滋阴除湿汤（《外科正宗》）

川芎　当归　白芍　熟地　柴胡　黄芩　陈皮　知母　贝母　泽泻　地骨皮　甘草

功用：滋阴除湿，养血润燥。用于皮肤病阴虚兼夹湿邪者。

用法：水煎服。

犀角地黄汤（《备急千金要方》）

水牛角屑（水磨更佳）　生地（捣烂）　丹皮　芍药

功用：凉血清热解毒。用于一切疮疡热毒内攻，热在血分者。

用法：水煎服。

疏风解毒散（《直指》）

白芷　细辛　蒺藜　麻黄　鸡心槟榔　当归须　生干地黄　川芎　赤芍　川独活　牵

牛 苍术 桑白皮 枳壳 甘草

功用：清热解毒，祛风止痒。用于恶疮顽癣烘热，及妇人血风，遍身红斑圆点，斑中渐发疹痱，开烂成疮痒痛者。

用法：水煎服。

十三画

解毒搜风化瘀汤（经验方）

苦参、穿心莲、赤芍、丹参各15g 金银花、蒲公英、鸡血藤各20g 苍耳子、防风、僵蚕、丹皮各12g 甘草5g

功用：清热解毒，祛风化瘀。

用法：水煎服。

解毒扶正汤（经验方）

黄芪、蒲公英各20g 党参、白术、茯苓、丹参各15g 薏苡仁、白花蛇舌草各30g 川芎、穿山甲各12g 甘草5g

功用：益气养血，化瘀通络。

用法：水煎服。

十五画

增液汤（《温病条辨》）

玄参 莲心 麦冬 细生地

功用：增液生津。用于津液耗损者。

用法：水煎服。

十六画

磨风丸（《医宗金鉴》）

豨莶草 牛蒡子（炒） 麻黄 苍耳草 川芎 当归 荆芥 蔓荆子 防风 车前子 威灵仙 天麻 何首乌 羌活 独活 细辛 共研细末，酒打面糊为丸。

功用：祛风，利湿，杀虫。用于早期麻风。

用法：每服9g，每日2次，温酒送下。

外用方剂

一　画

一扫光（《外科正宗》）

苦参、黄柏各500g　烟胶500g　木鳖肉、蛇床子、点红椒、明矾、枯矾、硫黄、大枫子肉、樟脑、水银、轻粉各90g　白砒15g　共研细末，熟猪油1120g，化开，入药搅匀，做丸如龙眼大，瓷瓶收贮。

功用：杀虫止痒。用于白秃疮、疥疮、白屑风等病。

用法：搽擦疮上。

一号癣药水（经验方）

土槿皮300g　大枫子肉300g　地肤子300g　蛇床子300g　硫黄150g　白鲜皮300g　枯矾150g　苦参300g　樟脑150g　50%酒精20 000ml　将土槿皮打成粗末，大枫子肉捣碎，硫黄研细，枯矾打松，用50%酒精温浸，第1次加8000ml，浸2天后，倾取清液，第2次再加6000ml，再浸2天，倾取清液，第3次加6000ml，去渣取液，将3次浸出之药液混和，再把樟脑用50%酒精溶解后，加入药液中，俟药液澄清，倾取上层清液备用。

功用：杀虫止痒。用于鹅掌风、脚湿气、圆癣等病。

用法：搽擦患处，每日3~4次。有糜烂者禁用。

二　画

二号癣药水（经验方）

米醋1000g　百部、蛇床子、硫黄各240g　土槿皮300g　白砒6g　斑蝥60g　白国樟36g　轻粉36g（或加水杨酸330g　冰醋酸100ml　醋酸铝60g）　先将白砒、硫黄、轻粉各研细末，再同其余药物和米醋浸在瓶中或缸中，俟1周后使用。

功用：解毒杀虫。用于鹅掌风、脚湿气等证。

用法：外搽，每日1~2次。亦可浸用，约浸20分钟，有糜烂者禁用。

七三丹（经验方）

熟石膏7份　升丹3份　共研细末。

功用：提脓祛腐。用于急性蜂窝织炎、痈等溃后腐肉难脱、脓水不尽者。

用法：掺于疮口上，或用药线蘸药插入疮中，外用膏药或油膏盖贴。

三　画

三黄洗剂（经验方）

大黄、黄柏、黄芩、苦参片各等份　共研细末。上药10～15g，加入蒸馏水100ml，医用石炭酸1ml。

功用： 清热，止痒，收涩。用于一切急性皮肤病及疖病有红肿焮热痒出水者。

用法： 临用时摇匀，以棉花蘸药汁搽患处，每日4～5次。如用于皮肤病瘙痒剧烈者，可加入薄荷脑1g（即1%薄荷三黄洗剂）。

10%土槿皮酊

土槿皮粗末10g　80%乙醇100ml　按渗漉法制成即可。

功用： 杀虫止痒。用于鹅掌风、脚湿气、紫白癜风等病。

用法： 搽擦患处，每日3～4次；手足部糜烂或皲裂者禁用。

四　画

升丹（《医宗金鉴》）

水银30g　火硝120g　白矾30g　雄黄、朱砂各15g　皂矾18g　用升华方法制成，主要成分是氧化汞。

功用： 提脓祛腐。

用法： 掺疮口中，也可用药线蘸药插入，一般用熟石膏稀释成九一丹、八二丹、七三丹、五五丹应用。

水晶膏（《医宗金鉴》）

矿石灰（水化开，取末）15g　浓碱水75ml　将浓碱水浸于石灰末内，以碱水高出石灰2指为度，再以糯米50粒撒于灰上，如碱水渗下，陆续添之，泡1日1夜，冬季2日1夜，将米取出，捣烂成膏。

功用： 腐蚀疣赘。用于色素痣、疣、鸡眼等。

用法： 先用针挑破患处，挑少许膏直接点涂。注意保护好周围正常皮肤，不可太过，恐伤好肉。

五虎丹（《疡医大全》）

水银62g　白矾62g　牙硝62g　青矾62g　食盐31g　先将水银与白矾磨研，以不见水银为度，再将余药加入共研细末。将上药末置入小铁锅内，盖大碗1只，用泥土密糊封闭，文火炼2～3小时，待冷却，轻轻除去泥土，将碗取出，碗底附着如霜之白色结晶，即为五虎丹。

功用： 祛腐，拔毒，生新。

用法： 糊剂：五虎丹结晶体18g，熔炼0.5g，红娘子0.5g，斑蝥0.5g，羊金花粉1g，用浆糊调成糊状，粘涂肿块上，以普通膏药贴之；钉剂：用米饭赋形，搓成约0.3cm粗，2～3cm长，重0.65g，两头尖的梭状条，阴干。用时插入癌组织基底部，癌肿坏死脱落后，改用红升丹细粉撒布，贴膏药至创面愈合。

五妙水仙膏（经验方）

五倍子　石碱　生石灰等　制成软膏剂。

功用： 消炎解毒，祛腐生新，收敛杀菌。用于色素痣、疣等良性肿物。

用法： 外用。直接点于痣、疣表面。有特发性瘢痕疙瘩者慎用或忌用。

五　画

生肌玉红膏（《外科正宗》）

当归60g　白芷15g　白蜡60g　轻粉12g　甘草36g　紫草6g　血竭12g　麻油500g　先将当归、白芷、紫草、甘草四味入油内浸3日，大勺内熬微枯，细细滤清，复入勺内煎滚，入血竭化尽，次入白蜡，微火化开。用茶盅4个，预放水中，将膏分作4处，倾入盅内，候片刻，下研细轻粉，每盅投3g，搅匀。

功用： 活血祛腐，解毒镇痛，润肤生肌。用于皮肤溃烂创面脓腐不脱，疼痛不止，新肌难生者。

用法： 将膏匀涂纱布上，敷贴患处。并依溃疡局部情况，可掺提脓祛腐药于膏上同用，效果更佳。

生肌散（经验方）

制炉甘石15g　滴乳石9g　滑石30g　血珀9g　朱砂3g　冰片0.3g　研极细末。

功用： 生肌收口。用于痈、急性蜂窝织炎等溃后脓水将尽者。

用法： 掺疮口中，外盖膏药或药膏。

玉露散（《药蔹启秘》）

芙蓉叶不拘多少，去梗茎，研成极细末。

功用： 凉血，清热，退肿。用于疖、丹毒、急性蜂窝织炎、结节性红斑等红肿疼痛皮损。

用法： 可用麻油、菊花露或凡士林调敷患处。

玉露膏

凡士林8/10　玉露散2/10　调匀成膏。

功用： 清热解毒。用于疖、丹毒、急性蜂窝织炎、结节性红斑等红肿疼痛皮损。

用法： 将膏匀涂纱布上，敷贴患处。

玉枢丹（即紫金锭）（《鹤亭集》）

山慈菇　五倍子　大戟　朱砂　雄黄　麝香

功用： 消肿解毒。

用法： 用麻油或饴糖，或醋，或蜂蜜，调成糊状，外敷。

玉容散（《种福堂方》）

白僵蚕、白附子、白芷、山奈、硼砂各9g　石膏、滑石各15g　白丁香1g　冰片1g　上为细末。

功用： 消斑润肤。

用法： 临睡前用少许水和，搽面，人乳调搽更妙。

白玉膏（亦名生肌白玉膏）（经验方）

尿浸石膏90%　制炉甘石10%　石膏必须尿浸半年（或用熟石膏），洗净，再漂净2月，然后煅熟研粉，再加入制炉甘石粉和匀，以麻油少许调成药膏，再加入黄凡士林（配制此膏时，用药物约3/10，油类药物7/10）。

功用：润肤，生肌，收敛。用于溃疡腐肉已尽，疮口不敛者。

用法：将膏少许匀涂纱布上，敷贴患处，并可掺其他生肌药粉于药膏上同用，效果更佳。

白屑风酊（经验方）

蛇床子40g　苦参40g　土槿皮20g　共研粗末，先用75%的酒精80ml将药粉浸透，放置6小时后，加入75%的酒精920ml，依照渗漉分次加入法，取得酊剂约1000ml，最后加入薄荷10g即成。

功用：祛风除湿止痒。用于脂溢性皮炎。

用法：涂擦患处，每日2～3次，糜烂处禁用。

四黄膏（经验方）

黄连、大黄、黄柏、黄芩、乳香、没药各等量　共研细末，以药末20%加80%凡士林调匀成膏。

功用：清热解毒，活血清肿。用于丹毒、急性蜂窝织炎、结节性红斑等。

用法：将膏匀涂纱布上，敷贴患处。

皮癌净（《经验方》）

红砒3g　指甲1.5g　头发1.5g　大枣去核1枚　碱发面30g　将砒石研细末，再与指甲、头发同放入去核枣内，用碱发面包好，放入桑木炭中，煅烧成灰，研细末备用。注意：煅烧时必须细心观察，轻轻翻动面团，使其煅烧均匀，但不可用力过大，以免破碎；煅烧时见面团冒出白烟、臭气，烟过后，药团表面出现黄色小点，为正常现象；煅成的药团，当轻松如炭，轻巧辄碎，其色乌黑。如敲开药团，见枣内有红赤色指甲、头发未分开，非易破碎者，为未煅好。

功用：祛腐解毒。用于鳞状细胞癌。

用法：将药面直接撒于瘤体创面上，或用麻油调成50%的糊剂，涂于瘤体疮面，每日1次或隔日1次。

六　画

冰硼散（《外科正宗》）

冰片1.5g　朱砂1.8g　玄明粉1.5g　硼砂1.5g　研极细末。

功用：清热解毒，消肿止痛。用于咽喉疼痛，牙龈肿痛，口舌生疮，舌肿木硬，小儿鹅口白斑。

用法：吹搽患处，甚者日5～6次。

冲和膏（《外科正宗》）

紫荆皮（炒）150g　独活90g　赤芍60g　白芷30g　石菖蒲45g　研成细末。

功用：疏风、活血、定痛、消肿、祛寒、软坚。用于皮肤病半阴半阳证。

用法：葱汤、热酒俱可调敷。

阳和解凝膏（《外科正宗》）

鲜牛蒡子根叶梗1500g　鲜白凤仙梗120g　川芎120g　川附、桂枝、大黄、当归、川乌、肉桂、草乌、地龙、僵蚕、赤芍、白芷、白蔹、白及、乳香、没药各60g　续断、防风、荆芥、五灵脂、木香、香橼、陈皮各30g　苏合油120g　麝香30g　菜油5000g　白凤仙熬枯去渣，次日除乳香、没药、麝香、苏合油外余药俱入锅煎枯。去渣滤净，秤准斤两，每油500g加黄丹（烘透）210g熬至滴水成珠、不粘指为度，撤下锅来，将乳香、没药、麝香、苏合油入膏搅和，半月后可用。

功用：温经和阳，祛风散寒，调气活血，化痰通络。用于一切皮肤病阴证。

用法：摊贴患处。

红油膏（经验方）

凡士林300g　九一丹30g　东丹（广丹）4.5g　先将凡士林烊化冷却，再将药粉徐徐调入，和匀成膏。

功用：防腐生肌。用于溃疡不敛。

用法：将药膏匀涂纱布上，敷贴患处。

百部酊（《赵炳南临床经验集》）

百部180g　75%酒精360ml　将百部碾碎置酒精内，浸泡7昼夜，过滤去滓备用。

功用：杀虫止痒。用于瘙痒性皮肤病。

用法：以棉签蘸涂。

七　画

补骨脂酊（《赵炳南临床经验集》）

补骨脂180g碾碎，置于75%酒精360ml内，浸泡7昼夜，过滤去渣即成。

功用：活血通络。用于脱发、白癜风。

用法：涂擦患处，并摩擦5~10分钟，每日1~2次，糜烂处禁用。

八　画

炉甘石洗剂

炉甘石粉10g　氧化锌5g　石炭酸1g　甘油5g　水加至100ml。

功用：燥湿止痒。用于瘙痒性皮肤病。

用法：用前必须摇匀，每天至少搽5~6次。

金黄散（《医宗金鉴》）

大黄、黄柏、姜黄、白芷各2500g　苍术、厚朴、天南星、陈皮、甘草各1000g　天花粉5000g　共研细末。

功用：清热除湿，散瘀化痰，消肿止痛。用于疖、丹毒、急性蜂窝织炎、结节性红斑等红肿疼痛皮损。

用法：可用葱汁、酒、醋、麻油、蜜、菊花露、银花露、丝瓜叶捣汁调敷。

金黄膏

凡士林8/10　金黄散1/20　调匀成膏。

功用：清热除湿，散瘀化痰，消肿止痛。用于疖、丹毒、急性蜂窝织炎、结节性红斑等红肿疼痛皮损。

用法：将药膏摊敷料上，贴患处，或涂患处。

青黛散（经验方）

青黛60g　黄柏60g　石膏120g　滑石120g　研极细末。

功用：收湿止痒，清热解毒。用于皮肤病焮肿痒痛出水者。

用法：干掺，或麻油调敷患处。

青黛膏

青黛散75g　凡士林300g　先将凡士林烊化冷却，再将药粉徐徐调入即成。

功用：同青黛散，兼有润肤作用。

用法：将药膏涂于纱布上贴之，或蘸药搽擦患处，或再加热烘疗法，疗效更好。

苦参汤（《疡科心得集》）

苦参60g　蛇床子30g　白芷15g　金银花30g　菊花60g　黄柏15g　地肤子15g　大菖蒲9g

功用：祛风除湿，杀虫止痒。用于瘙痒性皮肤病。

用法：水煎去渣，临用亦可加猪胆汁4～5滴，一般洗2～3次即可。

苦参酒（《朱仁康临床经验集》）

苦参310g　百部90g　野菊花90g　凤眼草90g　樟脑125g　将前四味药装入大口瓶内，加入75%乙醇（或白酒）5000ml，泡7天后去渣，加樟脑溶化后，备用。

功用：灭菌止痒。用于脂溢性皮炎，皮肤瘙痒症，单纯糠疹，玫瑰糠疹等。

用法：用毛笔刷外涂，每日1～2次。

侧柏叶酊（经验方）

二甲亚砜100g，侧柏叶酒精浸出液（生侧柏叶2500g，用60%酒精渗漉）加到1000ml即成。

功用：清热凉血止痒。用于脂溢性皮炎。

用法：涂擦患处，每日2～3次，糜烂处禁用。

九　画

复方土槿皮酊（经验方）

10%土槿皮酊40ml，苯甲酸12g，水杨酸6g，75%酒精加至100ml（将苯甲酸、水杨酸加酒精适量溶解，再加入10%土槿皮酊混匀，最后将酒精加至尽量）。

功用：杀虫止痒。用于鹅掌风、脚湿气等病。

用法：搽擦患处，每日3～4次。手足部糜烂或皲裂者禁用。

疤痕软化膏（经验方）

氧化锌、明胶、甘油各500g加水500～1000ml制成膏；另用五倍子800g，蜈蚣10条，冰片、樟脑适量，共研成细末备用。

功用：软化瘢痕。

用法：取少量中药粉加入氧化锌膏中混匀，外敷患处，3~4天换药1次。

疯油膏（经验方）

轻粉4.5g　铅丹3g　飞朱砂3g　上药研细末，先以麻油120g煎微滚，入黄蜡30g再煎，以无黄沫为度，取起离火，再将药末渐渐投入，调匀成膏。

功用：润燥，杀虫，止痒。用于鹅掌风、牛皮癣、慢性湿疹等皮肤皲裂、干燥作痒者。

用法：涂擦患处，或加热烘疗法，疗效更好。

十 画

桃花散（《先醒斋医学广笔记》）

白石灰500g　大黄片45g　先将大黄煎汁，白石灰用大黄汁泼成末，再炒，以石灰变成红色为度，将石灰筛细备用。

功用：止血。用于疮口出血。

用法：掺于患处，纱布紧扎。

润肌膏（《疡医大全》）

当归身45g　甘草30g　白芷24g　血竭18g　紫草15g　白蜡（切片）60g　用真麻油240毫升，先将当归身、白芷、甘草熬深黄色、滤去滓；再入血竭熬化，又滤清；再入紫草、白蜡片略沸十数滚，即起火，滤去紫草滓即成。

功用：凉血活血润肤。用于干性脂溢性皮炎。

用法：涂擦患处，每日2~3次。

十一画

黄连膏（《医宗金鉴》）

黄连9g　当归15g　生地30g　黄柏9g　姜黄9g　麻油360g　黄蜡120g　上药除黄蜡外，浸入麻油内，1天后用文火熬煎至药枯，再加入黄蜡，文火徐徐收膏。

功用：润燥，清热，解毒，止痛。用于疖、丹毒、急性蜂窝织炎、结节性红斑等红肿疼痛皮损。

用法：将膏匀涂于纱布上，敷贴患处。

密陀僧散（《医宗金鉴》）

雄黄、硫黄、蛇床子各6g　密陀僧、石黄各3g　轻粉1.5g　共研细末。

功用：祛风杀虫。用于白驳风，紫白癜风及狐臭等。

用法：醋调搽，或干扑患处。

十二画

硫黄膏（5%~10%）（经验方）

硫黄5~10g　凡士林90~95g　将硫黄研细，与凡士林调匀即成。

功用：杀虫止痒。用于疥疮、玫瑰糠疹、白秃疮、肥疮等。

用法：搽擦患处。

雄黄膏（经验方）

雄黄30g　氧化锌30g　凡士林300g　先将凡士林烊化，冷却，再将药粉徐徐调入即成。

功用：解毒杀虫。用于白秃疮、肥疮、鹅掌风、脚湿气等。

用法：搽擦患处。敷药后宜包扎或戴帽子。

鹅掌风浸泡方（经验方）

大枫子肉9g　烟膏9g　花椒9g　五加皮9g　皂荚1条　地骨皮9g　龙衣1条　明矾12g　鲜凤仙花9g　米醋500~750g　将上药均浸入米醋内1昼夜。

功用：疏通气血，杀虫止痒。用于鹅掌风、灰指甲。

用法：上药与醋放在砂锅内先浸1夜，次日煮沸待温，用塑料袋1只，将药汁倾入，患手伸入袋中，扎住，浸6~12小时或每天浸1~2小时左右，每日1~2次，连续7天。

黑退消（经验方）

生川乌、生草乌、生南星、生半夏、生磁石、公丁香、肉桂、制乳没各15g　炒甘松、硇砂各9g　冰片、麝香各6g　上药除冰片、麝香外，各药研细末后和匀，再将冰片、麝香研细后加入和匀，用瓶装，不使出气。

功用：行气活血，祛风逐寒，消肿破坚，舒筋活络。用于一切阴证疮疡未溃者。

用法：将药粉撒于膏药或油膏上敷贴患处。

黑布药膏（《赵炳南临床经验集》）

黑醋2500g　五倍子78.5g　蜈蚣10条　蜂蜜187.5g　梅花冰片3g　将药和蜂蜜、黑醋放入砂锅内，置于炭火上煎，熬成黑色稠膏，熬膏时须用棒搅匀，不可放于金属容器内。

功用：收敛止痒，散结软坚。用于瘢痕疙瘩。

用法：先将患处用茶水洗净，将药膏涂于患处，用黑布或厚布盖上，2~3天换药1次。

斑蝥酊（经验方）

斑蝥10g　75%酒精100ml浸泡2周，过滤澄清即成。

功用：攻毒活血生发。用于脱发。

用法：涂擦患处，每日1~2次，糜烂处禁用。

紫草油

紫草50g　香油250g

功用：活血化瘀，润肤生肌。用于轻度烫伤、慢性溃疡。

用法：外敷患处。

十三画以上

颠倒散洗剂（经验方）

硫黄、生大黄各7.5g　石灰水100ml　硫黄、生大黄研极细末后，加入石灰水（将石灰与水搅浑，待澄清后，取中间清水）100ml混合即成。

功用：清热散瘀，杀虫止痒。用于酒糟鼻、痤疮等。

用法：在应用时，先将药水充分振荡，再搽擦患处，每日3～4次。

薄荷三黄洗剂（经验方）

三黄洗剂100ml中加入薄荷脑1g。

功用：清热，止痒，收涩。用于一切急性皮肤病，凡红肿热剧痒出水者。

用法：临用摇匀。涂患处，每日4～5次。